Médecine physique et de réadaptation

Chez le même éditeur

Dans la même collection

Anatomie pathologique, par le Collège français des pathologistes (CoPath). 2013, 416 pages.

Cardiologie, par le Collège national des enseignants de cardiologie – Société française de cardiologie (CNEC-SFC). 2e édition, 2014, 464 pages.

Chirurgie maxillo-faciale et stomatologie, par le Collège hospitalo-universitaire français de chirurgie maxillofaciale et stomatologie. 3e édition, 2014, 384 pages.

Dermatologie, par le Collège des enseignants en dermatologie de France (CEDEF). 6e édition, 2014, 528 pages.

Endocrinologie, diabétologie et maladies métaboliques, par le CEEDMM (Collège des enseignants d'endocrinologie, diabète et maladies métaboliques). 3e édition, à paraître.

Gériatrie, par le Collège national des enseignants de gériatrie (CNEG). 3e édition, 2014, 276 pages.

Gynécologie – Obstétrique, par le Collège national des gynécologues et obstétriciens français (CNGOF). 3e édition, 2014, 504 pages.

Hématologie, par la Société française d'hématologie. 2e édition, 2014, 384 pages.

Hépato-gastro-entérologie, par la Collégiale des universitaires en hépato-gastro-entérologie (CDU-HGE). 3e édition, 2015, 512 pages.

Imagerie médicale - Radiologie et médecine nucléaire, par le CERF (Collège des enseignants de radiologie de France) et le Collège National des Enseignants de Biophysique et de Médecine Nucléaire (CNEBMN). 2e édition, 2015, 632 pages.

Neurologie, par le Collège français des enseignants en neurologie (CEN). 3e édition, 2012, 464 pages.

Nutrition, par le Collège des enseignants de nutrition. 2e édition, 2015, 256 pages.

Ophtalmologie, par le Collège des ophtalmologistes universitaires de France (COUF). 2e édition, 2013, 304 pages.

ORL, par le Collège français d'ORL et de chirurgie cervico-faciale. 3e édition, 2014, 392 pages.

Parasitoses et mycoses des régions tempérées et tropicales, par l'Association française des enseignants de parasitologie et mycologie (ANOFEL). 3e édition, 2013, 504 pages.

Pédiatrie, par A. Bourrillon, G. Benoist, le Collège national des professeurs de pédiatrie. 6e édition, 2014, 1064 pages.

Réanimation et urgences, par le Collège national des enseignants de réanimation (CNER). 4e édition, 2012, 676 pages.

Rhumatologie, par le Collège français des enseignants en rhumatologie (COFER), 2015, 560 pages

Santé publique, par le Collège universitaire des enseignants de santé publique (CUESP). 2013, 336 pages.

Urologie, par le Collège universitaire de France (CFU). 3e édition, 2015, 440 pages.

Médecine physique et de réadaptation

Sous l'égide du

Collège français des enseignants universitaires de médecine physique et de réadaptation

5e édition

ELSEVIER
MASSON

Les figures 5.1,8.1, 8.2, 8.3,8.4, 91, 9.2 ont été réalisées par Carole Fumat.

ISBN : 978-2-294-74284-2
e-ISBN : 978-2-294-74425-9

Elsevier Masson SAS, 62, rue Camille-Desmoulins, 92442 Issy-les-Moulineaux CEDEX
www.elsevier-masson.fr

Préface

Les enseignants de médecine physique et de réadaptation proposent dans cet ouvrage un ensemble d'éléments de formation concernant l'analyse, la quantification et les modifications que l'on peut proposer à un individu. Qu'il soit handicapé, sans déficience ou sportif, la problématique est toujours d'évaluer l'individu dans son intégralité, d'écouter son projet de vie et d'y apporter les ressources médicales et médico-techniques à notre disposition. Cette action doit toujours intégrer la prévention des complications des situations pathologiques et des actions thérapeutiques dans le but de préserver les acquis et développer de nouvelles capacités dans la perspective d'une meilleure qualité de vie et d'une participation plus intense à la vie sociale. Les items de ce livre sont donc centrés sur cette perspective bien particulière.

Ce travail bien spécifique de la prise en charge du handicap est pluri-professionnel. Après avoir pris connaissance d'éléments épidémiologiques (item 19) il nécessite donc de connaître les différents auxiliaires médicaux qui concourent à cet objectif et d'acquérir les méthodes pour les mobiliser (item 118). Prendre en charge ces personnes nécessite de connaître les moyens spécifiques d'évaluation de leurs limitations d'activité et de leurs restrictions de participation (item 115). Dès la prise en charge il est essentiel d'intégrer la dimension de prévention des complications, limitée ici à celles secondaires au décubitus (item 116). L'enfant handicapé (item 54) constitue un domaine tout à fait particulier de la prise en charge pédiatrique. Et la prise en charge adulte et pédiatrique nécessite de maitriser aussi la prescription des thérapeutiques non médicamenteuses et des dispositifs médicaux (item 324).

Différents items nous ont semblé nécessiter une approche spécifique tenant compte des principes ci-dessus. Ainsi, les complications non traumatiques et syndromes de la queue de cheval (item 91), les troubles de la miction et incontinence urinaire de l'adulte et du sujet âgé (item 121), l'évaluation des troubles de la marche et de l'équilibre (item 107), le syndrome douloureux régional complexe (item 195) nous ont semblé nécessiter des compléments.

Deux items (253 Aptitude au sport chez l'adulte et l'enfant ; besoins nutritionnels chez le sportif et 247 Modifications thérapeutiques du mode de vie chez l'adulte et l'enfant) sont aussi dans ce traité. Ils feront l'objet dans les prochains mois d'un document inter-collège.

Enfin tout ceci doit être fait dans des principes éthiques dont certains aspects spécifiques ont été précisés (item 8)

Ce traité du Collège Français des Enseignants de médecine physique et de réadaptation est illustré de nombreux QCM et cas cliniques. L'ensemble de ces éléments constitue une base de référence importante pour les étudiants de deuxième cycle afin d'associer certaines compétences d'analyse et de prise en charge des maladies chroniques invalidantes à celles qu'ils acquièrent dans d'autres domaines.

Pr Olivier Remy-Neris

Président du collège français des enseignants universitaires
de médecine physique et de réadaptation

Les auteurs

Cet ouvrage a été rédigé sous l'égide du Collège français des enseignants universitaires de médecine physique et de réadaptation.

Coordination

Pr Françoise Beuret-Blanquart, Pr Patrick Dehail, Pr Dominic Perennou

Groupe de relecture

Pr Pierre-Alain Joseph, Pr Olivier Remy-Neris, Pr Alain Yelnik

Auteurs et collaborateurs

Pr Philippe Azouvi, pôle de médecine physique et de réadaptation, hôpital Raymond-Poincaré, Garches.

Pr Johann Beaudreuil, service de médecine physique et de réadaptation et service de rhumatologie, hôpital Lariboisière, Paris.

Pr Charles Benaim, pôle de rééducation-réadaptation, CHU le Bocage, Dijon.

Pr Laurent Bensoussan, pôle de médecine physique et de réadaptation. CHU de la Timone, Marseille.

Pr Françoise Beuret-Blanquart, centre de médecine physique et de réadaptation, Les Herbiers, Bois Guillaume.

Pr Isabelle Bonan, service de médecine physique et de réadaptation, CHU de Rennes, hôpital Pontchaillou, Rennes.

Pr Benjamin Bouillet, service d'endocrinologie, diabétologie et maladies métaboliques, CHU de Dijon.

Laura Boutevillain, service de médecine physique et de réadaptation, CHU de Clermont-Ferrand, hôpital Nord, Cébazat.

Pr Sylvain Brochard, service de médecine physique et de réadaptation, CHU hôpital Morvan, Brest.

Pr Emmanuel Coudeyre, service de médecine physique et de réadaptation, CHU de Clermont-Ferrand, hôpital Nord, Cébazat.

Pr Sophie Jacquin-Courtois, Hospices Civils de Lyon, hôpital Henry-Gabrielle, Saint-Genis-Laval.

Pr Jean-Christophe Daviet, service de rééducation, hôpital Jean-Rebeyrol, Limoges.

Pr Patrick Dehail, service de médecine physique et de réadaptation, hôpital Tastet-Girard, CHU groupe hospitalier Pellegrin, Bordeaux.

Pr Mickael Dinomais, service de rééducation pédiatrique, centre de soins de suite et de réadaptation les Capucins, Angers.

Pr Pierre-Louis Doutrellot, service de médecine physique et de réadaptation, centre Saint-Vincent-de-Paul, groupe hospitalier Sud, CHU d'Amiens.

Pr Arnaud Dupeyron, fédération de médecine physique et de réadaptation, université Montpellier 1, CHU Carémeau, Nîmes.

Dr Pascal Édouard, service de physiologie clinique et de l'exercice, unité de médecine du sport, hôpital de Bellevue, CHU de Saint-Étienne.

Dr François Fromont, pôle rééducation-réadaptation, CHU de Dijon.

Pr Vincent Gautheron, service de médecine physique et de réadaptation, hôpital Bellevue, CHU de Saint-Étienne.

Pr Pascal Giraux, service de médecine physique et de réadaptation, CHU de Saint-Étienne, hôpital Bellevue, Saint-Étienne.

Pr Vincent Gremeaux, pôle de rééducation-réadaptation, CHU le Bocage, Dijon.

Pr Christian Hérisson, département de médecine physique et de réadaptation, CHU hôpital Lapeyronie, Montpellier.

Dr Laetitia Houx, service de médecine physique et de réadaptation, CHU hôpital Morvan, Brest.

Dr David Hupin, service de physiologie clinique et de l'exercice, centre VISAS, hôpital de Bellevue, CHU de Saint-Étienne.

Dr Claire Jourdan, pôle de médecine physique et de réadaptation, hôpital Raymond Poincaré, Garches

Pr Jacques Luaute, Hospices Civils de Lyon, hôpital Henry-Gabrielle, Saint-Genis-Laval.

Pr Philippe Marque, service de médecine physique et de réadaptation, CHU Rangueil, Toulouse.

Pr Jean-Michel Mazaux, service de médecine physique et de réadaptation, hôpital Tastet-Girard, CHU groupe hospitalier Pellegrin, Bordeaux.

Pr Jean Paysant, institut régional de médecine physique et de réadaptation, Nancy.

Pr Dominic Pérennou, clinique de médecine physique et réadaptation, pôle rééducation et physiologie, CHU hôpital Nord, Grenoble.

Pr Brigitte Perrouin-Verbe, service de médecine physique et de réadaptation, hôpital Saint-Jacques, CHU de Nantes.

Dr Claire Pourtier-Potte, maison départementale des personnes handicapées, Clermont-Ferrand.

Pr François Rannou, service de rééducation et de réadaptation de l'appareil locomoteur et des pathologies du rachis, hôpital Cochin, Paris.

Pr Isabelle Richard, centre régional de rééducation et réadaptation fonctionnelle, Angers.

Pr Gilberte Robain, service de médecine physique et de réadaptation, hôpital Rothschild, Paris.

Pr Frédéric Roche, service de physiologie clinique et de l'exercice, centre VISAS, hôpital de Bellevue, CHU de Saint-Étienne.

Dr Marion Roquet, service de médecine physique et de réadaptation, CHRU Morvan, Brest.

Dr Alexis Schnitzler, pôle de médecine physique et de réadaptation, hôpital Raymond-Poincaré, Garches.

Pr André Thevenon, service de médecine physique et de réadaptation, hôpital P. Swynghedauw, Lille.

Pr Philippe Thoumie, service de médecine physique et de réadaptation, hôpital Rothschild, Paris.

Pr Alain Yelnik, service de médecine physique et de réadaptation, hôpital Fernand-Widal, groupe hospitalier Lariboisière – Fernand-Widal, Paris.

Remerciements

Les auteurs des chapitres 12 et 13 remercient les professeurs Pierre Rochcongar, Xavier Bigard et Daniel Rivière qui ont collaboré à la rédaction de ces deux chapitres.

Les auteurs du chapitre 2 remercient le Dr Rinaldo, MCU médecine du travail, qui a collaboré à la rédaction de ce chapitre.

Les auteurs du chapitre 4 remercient Sébastien Houx pour ses dessins.

Table des matières

Table des compléments en ligne

Des compléments numériques sont associés à cet ouvrage. Ils sont indiqués dans le texte par un picto et des flashcodes. Ils proposent des vidéos d'une sélection de troubles de la marche (chapitre 8). Pour voir ces compléments, connectez-vous sur http://www.em-consulte/e-complement/474284 et suivez les instructions.

Abréviations

AAH	Allocation aux adultes handicapés
ADH	Hormone antidiurétique
AEEH	Allocation d'éducation de l'enfant handicapé
AETQ	Apport énergétique total quotidien
AGEFIPH	Association de gestion du fonds pour l'insertion professionnelle des personnes handicapées
AGGIR	Autonomie Gérontologie Groupes Iso-Ressources
AIS	*ASIA Impairment Scale*
AJPP	Allocation journalière de présence parentale
ALD	Affection longue durée
AP	Activité physique
APA	Activité physique adaptée
APS	Activités physiques et sportives
AQM	Analyse quantifiée de la marche
ASIA	*American Spinal Injury Association*
AVC	Accident vasculaire cérébral
AVS	Auxiliaire de vie scolaire
BBQ	*Back Beliefs Questionnaire*
BDAE	*Boston Diagnostic Aphasia Evaluation*
BMR	Bactéries multirésistantes
BPCO	Bronchopneumopathie chronique obstructive
BREF	Batterie rapide d'évaluation frontale
BUD	Bilan urodynamique
CAMSP	Centre d'action médico-sociale précoce
CDAPH	Commission des droits et de l'autonomie des personnes handicapées
CHUP	Chaussage à usage prolongé
CHUT	Chaussage à usage temporaire
CIDIH	Classification internationale des déficiences, incapacités, handicap
CIF	Classification internationale du fonctionnement, du handicap et de la santé
CIM	Classification internationale des maladies
CLIS	Classe pour l'inclusion scolaire
CMP	Centre médico-psychologique
CMPP	Centre médico-psycho-pédagogique
CNED	Centre national d'enseignement à distance
CNSA	Caisse nationale de solidarité pour l'autonomie
CRPS	*Complex Regional Pain Syndrome*
DALYs	*Disability Adjusted Life Years*
DIM	Dérangement intervertébral mineur
ECVB	Échelle de communication verbale de Bordeaux
EFR	Épreuves fonctionnelles respiratoires
EHPAD	Établissement d'hébergement pour personnes âgées dépendantes
EMG	Électromyogramme
EREA	Établissement régional d'enseignement adapté
ESAT	Établissements et services d'aide par le travail

ESS Équipe de suivi de scolarisation
ETP Éducation thérapeutique du patient
EVA Échelle visuelle analogique
EVS Échelle verbale simple
FABQ *Fear Avoidance Belief Questionnaire*
FAC *Functional Ambulation Classification*
FIPHFP Fonds pour l'insertion professionnelle des personnes handicapées dans la fonction publique
FRE Fauteuil roulant électrique
FRM Fauteuil roulant manuel
HAD Hospitalisation à domicile
HAQ *Health Assessement Questionnaire*
HAS Haute Autorité de Santé
HBPM Héparine de bas poids moléculaire
HID Handicaps-Incapacités-Dépendance
HRA Hyperréflexie autonome
HS Handicap-Santé
HTA Hypertension artérielle
IADL *Instrumental Activities of Daily Living*
IASP *International Association for the Study of Pain*
IEM Institut d'éducation motrice
IES Institut d'éducation sensoriel
IFMC Indice fonctionnel de la main de Cochin
IME Institut médico-éducatif
IPDE5 Inhibiteur de la phosphodiestérase de type 5
ISNCSCI *International Standards for Neurological Classification of Spinal Cord Injury*
ITEP Institut thérapeutique éducatif et pédagogique
LPPR Liste des prestations et produits remboursables
LSVT *Lee Silverman Voice Therapy*
MDPH Maison départementale des personnes handicapées
MIF Mesure d'indépendance fonctionnelle
MMSE *Mini Mental State Examination*
MPR Médecine physique et de réadaptation
MRC *Medical research Council*
NIHSS *National Institute of Health Stroke Score*
NLI *Neurologic Level of Injury*
PACE *Promoting Aphasic's Communication Effectiveness*
PAI Projet d'accueil individualisé
PCH Prestation de compensation du handicap
PEM Potentiels évoqués moteurs
PNNS Programme national Nutrition Santé
PPS Projet personnalisé de scolarisation
QdV Qualité de vie
QUEST *Quebec User Evaluation of Satisfaction with assistive Technology*
RQTH Reconnaissance de la qualité de travailleur handicapé
SAAIS Service d'aide à l'acquisition de l'autonomie et à l'intégration scolaire
SAF Syndrome d'alcoolisation fœtale
SAFEP Service d'accompagnement familial et d'éducation précoce
SAMSAH Service d'accompagnement médico-social pour adultes handicapés
SAVS Service d'accompagnement à la vie sociale
SDRC Syndrome douloureux régional complexe
SEGPA Section d'enseignement général et professionnel adapté

SESSAD Service d'éducation et de soins spécialisés à domicile
SF36 *Medical Outcome Study Short Form 36*
SSAD Service de soins et d'aide à domicile
SSFIS Service de soutien à l'éducation familiale et à l'intégration scolaire
SSR Soins de suite et de réadaptation
TDM6 Test de marche de 6 minutes
TED Troubles envahissants du développement
TENS Neurostimulation électrique transcutanée, *Transcutaneous Electrical Nerve Stimulation*
TLC Test lillois de communication
ULIS Unité localisée pour l'inclusion scolaire
USP *Urinary Symptom Profile*
VAC *Vacuum-Assisted Closure*
VNI Ventilation non invasive
VPPB Vertige paroxystique positionnel bénin
WHOQOL *World Health Organization Quality of Life*
WISC *Wechsler Intelligence Scale for Children*
WPPSI *Wechsler Preschool and Primary Scale of Intelligence*
YLD *Years Lived With Disability*

I

Connaissances

CHAPITRE

1

Épidémiologie du handicap

Alexis Schnitzler, Claire Jourdon, Philippe Azouvi, Alain Yelnik

Item 19 Mesure de l'état de santé de la population.

Objectifs pédagogiques

- Préciser les principales données épidémiologiques et médico-économiques des grandes causes de handicap chez l'adulte et chez l'enfant.
- Définir la notion de vie sans incapacité.

I. Notion de vie sans handicap

Le handicap fait partie de la condition humaine — pratiquement tout le monde, à un moment ou l'autre de la vie, aura une déficience temporaire ou permanente, et ceux qui parviendront à un âge avancé connaîtront des difficultés fonctionnelles croissantes. Le handicap est complexe et les interventions pour en surmonter les inconvénients sont multiples et générales, variant avec le contexte.

La **classification internationale du fonctionnement, du handicap et de la santé** (CIF), prise comme cadre conceptuel de cet item, définit le handicap comme un terme générique désignant les déficiences, les limitations d'activité et les restrictions de participation (cf. item 115 au chapitre 2). Il renvoie aux aspects négatifs de l'interaction entre un individu atteint d'un problème de santé et les facteurs personnels et environnementaux (comme les attitudes négatives, l'inaccessibilité des transports et des bâtiments publics et des soutiens sociaux limités).

Le handicap étant multifactoriel et dépendant du pays où se trouvent les populations étudiées, cette synthèse comporte deux parties : une première assez généraliste sur le handicap dans le monde, puis une partie plus spécifique concernant la population française (adulte et enfant).

II. Le handicap dans le monde

A. Prévalence

On estime que plus d'un milliard de personnes vivent avec un handicap, sous une forme ou une autre, soit environ 15 % de la population mondiale (sur la base des estimations démographiques pour 2010, tableau 1.1). Ce chiffre est en augmentation par rapport à celui de 1970 qui était de 10 %.

Médecine physique et de réadaptation

Tableau 1.1. Prévalence du handicap dans le monde en fonction de l'âge (Enquête sur la santé dans le monde)

Personnes âgées de 15 ans et plus vivant avec un handicap	785 millions
Personnes ayant de très grandes difficultés fonctionnelles	110 millions
Handicap chez les enfants (0–14 ans)	95 millions
Handicap sévère chez l'enfant	13 millions

Dans les prochaines années, le handicap deviendra une préoccupation encore plus grande du fait de l'augmentation de sa prévalence, qui s'explique par le vieillissement des populations et le risque plus élevé de handicap chez les personnes âgées, mais aussi par l'accroissement mondial des problèmes de santé chroniques comme le diabète, les maladies cardiovasculaires, le cancer, les maladies ostéoarticulaires et les troubles de la santé mentale.

Ainsi, dans les pays où l'espérance de vie est de plus de 70 ans, chaque individu passera en moyenne huit ans ou 11,5 % de sa vie à vivre avec un handicap.

B. Pathologies à l'origine d'un handicap dans le monde

Dans la littérature internationale, l'impact des maladies et leurs poids en termes de handicap sont souvent exprimés sous la forme d'un indice composite appelé DALYs (*Disability-Adjusted Life Years*, années de vie ajustées sur l'incapacité).

DALYs = Somme de deux composantes :
Années de vie perdues par mortalité prématurée + Années vécues avec handicap

L'origine des principales pathologies en cause est dépendante de l'environnement et des politiques de santé des pays (Murray, 2013). Ainsi, dans les pays en voie de développement, ce sont les pathologies infectieuses et infantiles qui sont les principales causes de diminution des DALYs. Dans les pays développés, ce sont des pathologies dues au vieillissement, en particulier les pathologies cardio-neuro-vasculaires, qui sont le plus souvent à l'origine d'une situation de handicap (tableau 1.2).

Un autre modèle proche des DALYs a été développé. Il a été, par exemple, utilisé dans la *Global Burden of Disease study* (Vos, 2012). Cette étude rapporte des chiffres très intéressants à partir d'une analyse portant sur le nombre d'années de vie avec limitation d'activités pour 100 000 habitants dans le monde. Dans ce modèle (les *Years Lived With Disability*, YLD), le nombre d'années de vie perdues n'est plus pris en compte. Seules les années de vie « en situation de handicap » sont étudiées — le modèle étant pondéré en fonction de la gravité de ce dernier. Il apparaît ainsi que la première cause de limitations d'activités est représentée par les lombalgies, la deuxième cause étant le syndrome dépressif majeur, tous deux très largement devant les maladies neurologiques. L'AVC par exemple est classé en 14e position des pathologies invalidantes (juste avant l'asthme). Cela illustre bien les difficultés rencontrées pour « quantifier » le handicap et l'impact des pathologies en termes de restrictions d'activités.

III. Principales données épidémiologiques et médico-économiques chez l'adulte et chez l'enfant en France

A. Généralités

L'enquête Handicap-Santé (HS) 2008–2009 succède aux enquêtes Décennale Santé 2003 et Handicaps-Incapacités-Dépendance (HID) 1998. Pour la première fois, les thèmes de la santé et du handicap sont associés.

Tableau 1.2. **Pathologies et handicap dans le monde, impact en termes des DALYs (*Disability Adjusted Life Years*)**

	Pays en voie de développement			Pays développés	
	DALYs (millions/an)	% du totaldes DALYs		DALYs (millions/an)	% du totaldes DALYs
Infections périnatales	89,07	6,4 %	Cardiopathies ischémiques	12,39	8,3 %
Infections respiratoires	83,61	6,0 %	Pathologies cérébrovasculaires	9,35	6,3 %
Cardiopathie ischémique	71,88	5,3 %	Pathologies dépressives unipolaires	8,41	5,6 %
Sida	70,80	5,1 %	Alzheimer et autres démences	7,47	5,0 %
Pathologies cérébrovasculaires	62,67	4,5 %	Cancers bronchopulmonaires	5,40	3,6 %
Diarrhée	58,70	4,2 %	Perte audition	5,39	3,6 %
Pathologies dépressives unipolaires	43,43	3,1 %	BPCO	5,28	3,5 %
Malaria	39,96	2,9 %	Diabète	4,19	2,8 %
Tuberculose	35,87	2,6 %	Alcoolisme chronique	4,17	2,8 %
BPCO	33,45	2,4 %	Pathologies ostéoarticulaires	3,79	2,5 %

Si l'exploitation de l'enquête HS est encore en cours, celle de l'enquête HID a permis d'obtenir de solides informations qui sont largement reprises dans la présente synthèse.

Il ressort de l'enquête HS, chez les hommes ou chez les femmes, qu'une personne sur dix indique être fortement limitée depuis au moins 6 mois dans les activités quotidiennes en raison d'un problème de santé. Jusqu'à 40 ans, seules 5 % des personnes interrogées se déclarent fortement limitées. Dans la deuxième moitié de la vie active, de 40 à 65 ans, cette proportion double, mais reste faible. En revanche, à partir de 65 ans, elle s'accroît nettement, chez les hommes comme chez les femmes : une personne sur quatre à 75 ans se déclare fortement limitée dans ses activités quotidiennes. Se considérer en mauvaise santé va généralement de pair avec le fait de déclarer un problème de santé chronique. Parmi les personnes qui ne se considèrent ni en bonne ni en très bonne santé, 80 % des femmes et 82 % des hommes déclarent une maladie ou un problème de santé chronique ou durable, ce qui peut recouvrir des pathologies très diverses (asthme, séquelle permanente d'accident, diabète, cancer…).

B. Déficiences

Près de 40 % des personnes vivant en domicile ordinaire déclarent vivre avec une déficience, qu'elle soit physique, sensorielle, intellectuelle ou mentale. Cependant, toutes les déficiences n'entraînent pas une limitation d'activité (cf. item 115 au chapitre 2).

Les origines les plus fréquentes des déficiences sont :

- les maladies (environ un quart de la population handicapée souffre d'une déficience due à une maladie) ;
- les problèmes socio-familiaux (13 %) ;
- la vieillesse (11 %).

Les déficiences dues aux maladies augmentent régulièrement avec l'âge et subissent une forte hausse entre 50 et 60 ans (passant de 28 % à 52 %). L'origine accidentelle du handicap des personnes jeunes est finalement assez rare puisqu'ils sont moins de 1 % jusqu'à 20 ans.

Bien qu'il soit à ce jour impossible de l'affirmer, l'accident vasculaire cérébral, les démences, les pathologies de l'appareil locomoteur (arthrose, lombalgie chronique…) et certaines pathologies évolutives, telles que les maladies endocriniennes ou les cancers, semblent être les principales pathologies entraînant des déficiences invalidantes.

De manière générale, les déficiences qui affectent le plus la population sont :

- les déficiences motrices et intellectuelles (16 % de la population française) ;
- les déficiences dites viscérales ou métaboliques (15 %).

Dans l'ensemble, les femmes sont plus touchées que les hommes.

On remarque que les courbes de prévalence des déficiences ont toutes le même profil, à savoir qu'elles augmentent avec l'âge et particulièrement à partir de 50 ans (tableau 1.3).

Exception faite pour les déficiences liées au langage, on constate dans l'enquête HID que :

- les problèmes **sensoriels** se développent nettement avec l'âge, en particulier les déficiences auditives qui croissent extrêmement vite avec l'âge (21 % des personnes de 60 ans et 65 % des personnes de 90 ans se déclarent atteintes d'une déficience auditive) ;
- les déficiences d'**origine motrice**, **intellectuelle**, **mentale ou métabolique** apparaissent dès le plus jeune âge et se développent plus tôt dans la vie adulte que les déficiences sensorielles. Par exemple les déficiences motrices des enfants ou des adolescents sont rares (respectivement 1 % et 3 %) mais ces déficiences se développent rapidement dès la trentaine (13 %) pour atteindre un tiers des sexagénaires et 69 % des nonagénaires. En ce qui concerne les déficiences intellectuelles ou mentales, les difficultés touchent les personnes dès le plus jeune âge (10 % des enfants et 15 % des adolescents), augmentent ensuite modérément en fréquence (18 % des sexagénaires), pour finalement toucher pratiquement une personne sur deux de 90 ans ;
- les déficiences **viscérales ou métaboliques** apparaissent dès les premières années (6 % des enfants), se maintiennent entre 6 et 10 % jusqu'à 50 ans et augmentent après 50 ans assez régulièrement.

De manière générale, on peut constater que les jeunes souffrent plutôt de mono-déficience et les sujets âgés de pluri-déficiences.

C. Limitations d'activités

Les déficiences peuvent entraîner des limitations d'activités — anciennement dénommées des incapacités —, c'est-à-dire des difficultés à accomplir certains actes de la vie quotidienne (cf. item 115 au chapitre 2).

L'incapacité à réaliser des **activités liées à l'effort** (comme celles liées aux déplacements lointains) est celle la plus souvent rapportée au sein de la population française.

En termes de prévalence, les incapacités à réaliser seul les activités de vie quotidienne se distribuent de la manière suivante :

Tableau 1.3. Déficience et limitations d'activités par tranches d'âge

Tranches d'âge	Limitation physique absolue	Limitation cognitive grave	Limitations pour les activités simples de vie quotidienne	Limitations pour les activités instrumentales de vie quotidienne
20–39 ans	2,0 %	7,9 %	0,4 %	1,7 %
40–59 ans	6,8 %	9,0 %	0,5 %	3,5 %
60–79 ans	17,8 %	11,0 %	1,9 %	11,9 %
80 ans et plus	51,6 %	26,2 %	11,9 %	44,1 %
Ensemble (à partir de 20 ans)	10,2 %	10 %	1,4 %	7,1 %

- 2,11 % de la population est en difficulté pour faire sa toilette, 1,75 % pour s'habiller et se déshabiller, 0,34 % pour manger et boire un repas prêt ;
- 0,79 % de la population rapporte une incontinence urinaire ou fécale ;
- concernant les activités motrices, 5 % de la population rapporte des difficultés pour sortir seul de son domicile et 1,8 % pour monter ou descendre un étage.

Globalement, plus les personnes vieillissent plus les difficultés pour réaliser les activités simples de vie quotidienne apparaissent (tableau 1.3).

Dans l'ensemble de la population, les **aides techniques** (cf. item 324 au chapitre 11) le plus fréquemment employées sont celles utilisées pour le déplacement (3,7 % de la population) : 3,3 % de la population interrogées utilisent une canne ou des cannes anglaises pour se déplacer et 0,7 % se servent d'un fauteuil roulant (manuel ou électrique). Ces moyens sont plutôt utilisés par les personnes de plus de 60 ans. La moitié des utilisateurs de ces fauteuils a 80 ans ou plus.

D. Restrictions de participation

Le fait d'avoir une déficience handicapante entraîne, au-delà des limitations d'activité pour les actes simples de vie quotidienne, des difficultés de participation à la vie sociale (restrictions de participation). Selon l'enquête HID, ces restrictions de participation concernent en premier lieu :

- les loisirs :
  - vacances : il ressort que 25 % des personnes déclarant au moins une déficience ne partent presque jamais ou jamais en vacances (contre 11,6 % dans la population française ne déclarant pas de déficience) ;
  - spectacles : 25 % ne vont jamais voir de spectacle (contre 13 %) ;
  - sport : 66 % ne font pas de sport (contre 51 %) ;
- l'insertion professionnelle (cf. item 115 au chapitre 2) :
  - les personnes de moins de 60 ans qui déclarent un handicap ont un taux d'emploi nettement diminué comparé au reste de la population. En 2009, il y avait 322 300 travailleurs handicapés travaillant en milieu ordinaire de travail ; ils étaient majoritairement sur des emplois de type ouvrier et deux fois plus souvent en CDI à temps partiel que le reste de la population. Les demandeurs d'emploi ayant une reconnaissance de la qualité de travailleur handicapé représentent 6 % de la totalité des demandeurs d'emploi et sont majoritairement des chômeurs de longue durée (de plus d'un an) ;
  - le taux de chômage des personnes ayant une reconnaissance administrative du handicap, s'établit à 22 %, soit plus du double de celui atteint pour l'ensemble des personnes de 15 à 64 ans.

E. Données médico-économiques

Les prestations de protection sociale liées au handicap représentent 6,6 % de l'ensemble des prestations sociales en 2007 (Bourgeois, 2010). Entre 1990 et 2007, elles sont passées de 17,8 à 36,1 milliards d'euros. Les pensions d'invalidité (y compris militaires) demeurent le principal poste de dépenses : 26,1 % du total. Entre 2000 et 2007, leur croissance a été soutenue par l'augmentation du nombre de bénéficiaires, liée au vieillissement de la population active. Les régimes de Sécurité sociale versent la majorité des prestations liées au handicap (figure 1.1).

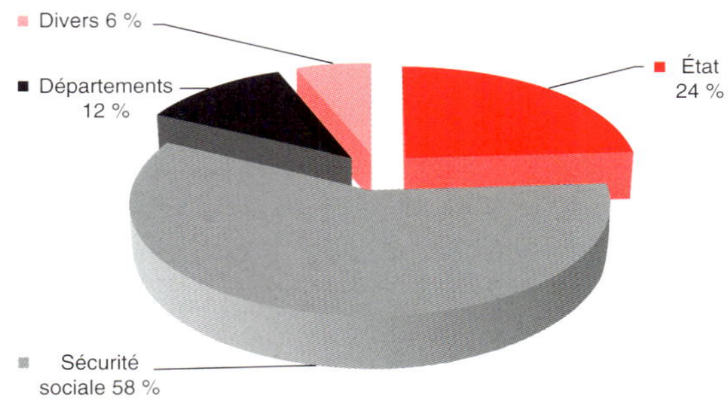

Compte social du handicap
34,193 milliards en 2006

Fig. 1.1. Répartition de la charge du coût du handicap en France.

IV. Particularités épidémiologiques du handicap de l'enfant en France

Les enquêtes précédemment citées incluent le plus souvent les personnes âgées de moins de 18 ans.

La prévalence du handicap chez l'enfant est faible et elle est souvent mal évaluée, voire sous-estimée. En France, quelques travaux ont été réalisés pour le préciser (Arnaud, 2010). Ils reposent à la fois sur des registres de population et des enquêtes transversales ainsi que des suivis prospectifs à long terme de cohortes, caractérisés par la survenue d'un événement périnatal, qui permettent de préciser le devenir en termes de handicap de ces enfants.

En population générale, les malformations congénitales touchent 2 à 3 % des naissances vivantes ; une part minoritaire de ces enfants (environ 20 %) seront porteurs d'une déficience sévère (soit moins de 1 % de la totalité des naissances). En extrapolant ce résultat à la France, on peut considérer que ce sont 7000 enfants par génération qui présenteront au moins une déficience sévère, soit environ 140000 enfants âgés de 0 à 20 ans, en supposant une mortalité nulle ou très faible avant 20 ans.

Le taux de prévalence du handicap sévère dans la huitième année de vie est estimé entre 6,2 et 6,6 pour 1000 enfants. La prévalence de la paralysie cérébrale serait de 2 pour 1000, des déficiences motrices hors paralysie cérébrale de 1 pour 1000, de la trisomie 21 de 1 pour 1000, des déficiences intellectuelles sévères (hors trisomie 21) de 2,2 pour 1000. Les déficiences visuelles ou auditives sévères toucheraient quant à elles entre 0,5 et 0,8 enfant pour 1000.

La paralysie cérébrale (PC) est le plus fréquent des handicaps moteurs de l'enfant. Une étude européenne, SPARCLE, a permis de mieux caractériser cette population d'enfants. Les principales déficiences rapportées pour les enfants atteints de paralysie cérébrale sont : la présence de douleurs (71 %), les difficultés motrices (69 %), les déficiences intellectuelles (53 %) et les difficultés de communication (43 %). On peut noter que 20 % de ces enfants ont eu une crise d'épilepsie au moins dans l'année écoulée (cf. item 54 au chapitre 4).

En moyenne, les enfants PC capables de s'exprimer rapportaient une qualité de vie (QdV) similaire à celle d'enfants en population générale. Les déficiences expliqueraient une part importante de la variation des scores de QdV ; la douleur était toujours associée à une dégradation de la QdV. La concordance entre les réponses des enfants et des parents d'une part, des parents et des professionnels d'autre part, était faible, soulignant des différences de perspectives.

Pour en savoir plus

Murray CJL, Vos T, Lozano R, Naghavi M, Flaxman AD, Michaud C, et al. Disability-adjusted life years (DALYs) for 291 diseases and injuries in 21 regions, 1990–2010 : a systematic analysis for the Global Burden of Disease Study 2010. Lancet 2013 ; 380 : 2197–223.

Vos T, Flaxman AD, Naghavi M, Lozano R, Michaud C, Ezzati M, et al. Years lived with disability (YLDs) for 1160 sequelae of 289 diseases and injuries 1990–2010 : a systematic analysis for the Global Burden of Disease Study 2010. Lancet 2012 ; 380 :2163–96.

Goillot C, Mormiche P. Enquête handicaps-incapacités-dépendance en institution en 1998 : résultats détaillés. INSEE ; 2001.

Montaut A. Santé et recours aux soins des femmes et des hommes. Premiers résultats de l'enquête Handicap. Drees 2008 ; 1–8.

Arnaud C, et al. Numéro thématique – Handicaps de l'enfant. Bulletin épidémiologique mensuel ; 4 mai 2010. p. 173–200.

Bourgeois A, Caicedo E, Duée M, Lebourg N, Levrey P, Yanat-Ifane A, et al. Les comptes de la protection sociale en 2008.
http://fulltext.bdsp.ehesp.fr/Ministere/Drees/SerieStatistiques/2010/147/seriestat147-3.pdf

Mormiche P. Le handicap se conjugue au pluriel. Insee Première 2000 ; 742.
http://www.epsilon.insee.fr/jspui/bitstream/1/557/1/ip742.pdf

CHAPITRE

2

Évaluation fonctionnelle du handicap

Législation, retentissement social et orientation professionnelle

Sophie Jacquin-Courtois, Charles Benaim, Jean-Michel Mazaux, Françoise Beuret-Blanquart*

Item 115 La personne handicapée : bases de l'évaluation fonctionnelle et thérapeutique.

Objectifs pédagogiques

- Connaître les principes de la législation française vis-à-vis de la compensation du handicap et de l'accessibilité (loi du 11 février 2005), et leurs conséquences sur les pratiques médicales.
- Évaluer au plan clinique et fonctionnel une incapacité ou un handicap d'origine motrice, cognitive, sensorielle, viscérale ou génitosphinctérienne (déficit, limitation d'activité et de participation).
- Analyser les principales situations de handicap par l'examen clinique, les questionnaires, les échelles génériques ou spécifiques, et les principales techniques instrumentales utilisées en pratique courante.
- Acquérir les bases d'évaluation du pronostic et du traitement d'une affection incapacitante sur la base des notions générales de plasticité sous-tendant la récupération fonctionnelle.
- Savoir organiser le retour ou le maintien à domicile d'une personne handicapée. Connaître les principales aides humaines professionnelles pouvant intervenir au domicile de la personne handicapée.
- Analyser les implications du handicap en matière d'orientation professionnelle et son retentissement social.
- Favoriser le maintien au travail : connaître les bases de l'organisation de la formation professionnelle et de maintien à l'emploi des personnes handicapées (maison départementale des personnes handicapées (MDPH), l'association de gestion du fonds pour l'insertion professionnelle des personnes handicapées (AGEFIPH), le fonds pour l'insertion professionnelle des personnes handicapées dans la fonction publique (FIPHFP), Pôle emploi).

* Chapitre rédigé en collaboration avec M. Rinaldo, MCU médecine du travail, université de Bordeaux.

I. Législation : loi du 11 février 2005

La **loi du 11 février 2005** « Pour l'égalité des droits et des chances, la participation et la citoyenneté des personnes handicapées » a transformé l'approche du handicap en France. Elle définit le handicap : « *Constitue un handicap, au sens de la présente loi, toute limitation d'activité ou restriction de participation à la vie en société, subie dans son environnement par une personne en raison d'une altération substantielle, durable ou définitive, d'une ou plusieurs fonctions physiques, sensorielles, mentales, cognitives ou psychiques, d'un polyhandicap ou d'un trouble de santé invalidant.* »

Les grands principes de la loi :

- **droit à compensation** des personnes handicapées (figure 2.1), quels que soient leur âge, leur mode de vie ou l'origine du handicap. En fonction du projet de vie de la personne

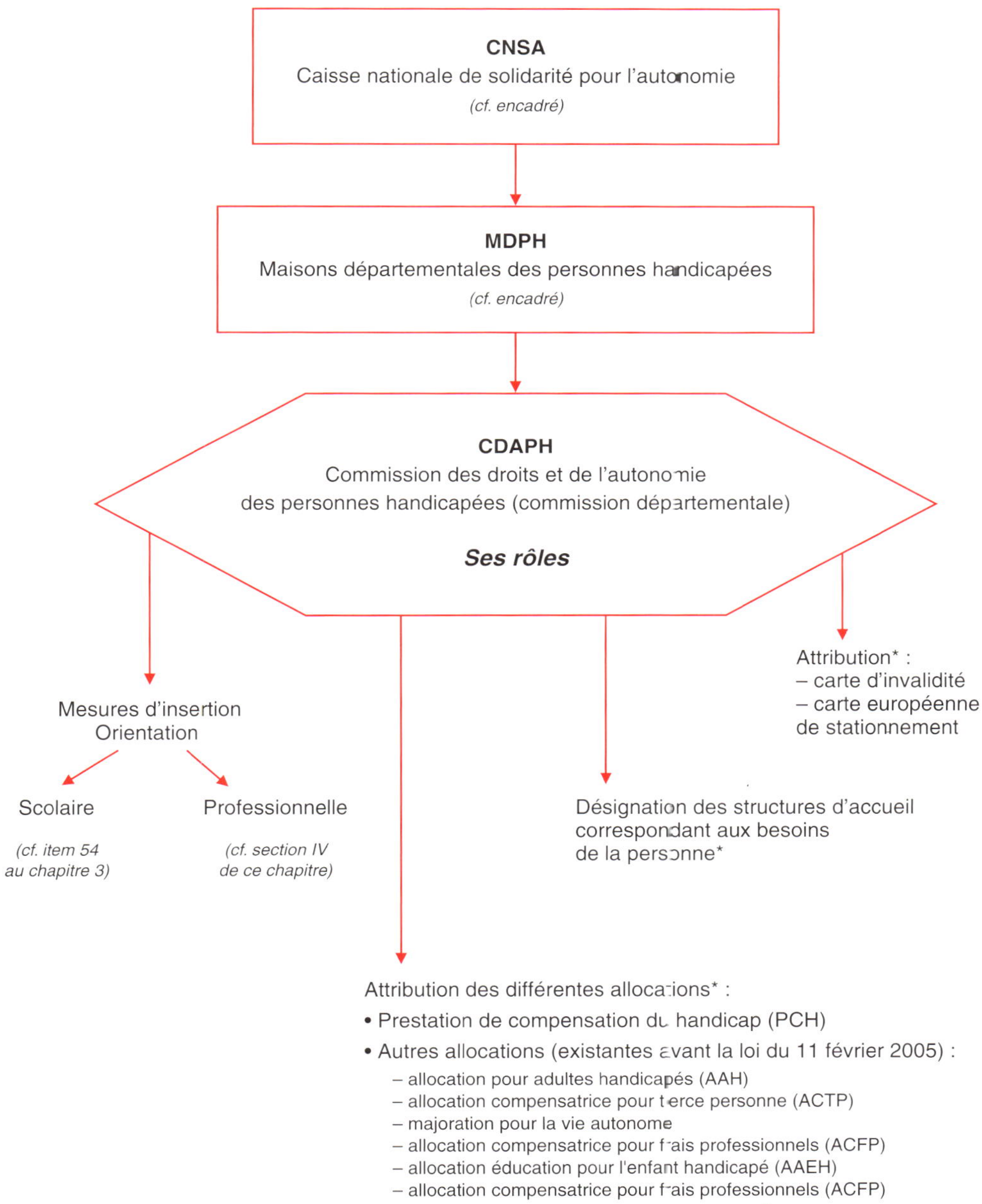

Fig. 2.1. Nouvelle organisation mise en place par la loi du 11 février 2005.

* Voir détails dans les sections suivantes.

est élaboré un plan de compensation se traduisant par une prestation de compensation. Cette prestation de compensation correspond aux besoins de la personne : aides humaines (y compris aux aidants familiaux), techniques, aménagement du logement, du véhicule, surcoût des transports, aides animalières... ;
- **amélioration des ressources** ;
- **accessibilité** dans tous les lieux pour tous ;
- **scolarité** (cf. item 54 au chapitre 4) ;
- **emploi** (cf. *infra*) ;
- nouvelle organisation avec création :
  - de la **Caisse nationale de solidarité pour l'autonomie** (CNSA) (cf. encadré) ;
  - des **maisons départementales des personnes handicapées (MDPH)** (cf. encadré).

Caisse nationale de solidarité pour l'autonomie

La Caisse nationale de solidarité pour l'autonomie (CNSA) est un établissement public créé par la loi du 30 juin 2004. La loi sur l'égalité des droits et des chances des personnes handicapées du 11 février 2005 a précisé et renforcé ses missions. Mise en place en mai 2005, la CNSA est, depuis le 1er janvier 2006, chargée de :
- financer les aides en faveur des personnes âgées dépendantes et des personnes handicapées ;
- garantir l'égalité de traitement sur tout le territoire et pour l'ensemble des handicaps ;
- assurer une mission d'expertise, d'information et d'animation pour suivre la qualité du service rendu aux personnes.

La CNSA est donc à la fois une « caisse » chargée de répartir les moyens financiers et une « agence » d'appui technique. Elle rassemble l'essentiel des moyens de l'État et de l'assurance maladie consacrés à l'autonomie des personnes âgées et des personnes handicapées. Son budget pour 2014 était de 14 milliards d'euros.

Elle verse aux conseils généraux dans les départements une partie de ces ressources pour contribuer à financer les aides individuelles : l'allocation personnalisée d'autonomie pour les personnes âgées, la prestation de compensation pour les personnes handicapées et le fonctionnement des maisons départementales des personnes handicapées.

La CNSA répartit l'autre partie de ces ressources en matière d'offre collective et avec les services de l'État au niveau local ; la CNSA identifie les priorités dans ce domaine. Elle arrête ensuite pour chaque département, sur la base d'une analyse régionale des besoins, le montant des dotations annuelles destinées aux établissements et services médico-sociaux, accueillant ou accompagnant des personnes âgées et des personnes handicapées.

Maisons départementales des personnes handicapées (MDPH)

Placées sous la direction du président du Conseil général, leurs missions sont les suivantes :
- accueil ;
- informations ;
- accompagnement et conseils de la personne handicapée et de sa famille.

Elles donnent accès aux différentes aides par l'intermédiaire de la CDAPH (cf. *infra*).

Elles gèrent un fonds départemental de compensation du handicap : une équipe pluridisciplinaire évalue les besoins de la personne handicapée sur la base de son projet de vie et propose un plan personnalisé de compensation du handicap.

II. Évaluation du handicap : l'analyse des déficiences, des limitations d'activité et des restrictions de participation

Le modèle traditionnel de la médecine concerne le diagnostic des affections médicales et chirurgicales et leur traitement. Cette approche, indispensable, ne prend toutefois pas ou très peu en compte les conséquences fonctionnelles de ces affections sur la vie quotidienne des individus. Ces aspects sont pourtant essentiels. C'est sous cet angle que le patient consulte habituellement son médecin et qu'il apprécie l'efficacité des traitements mis en œuvre pour les pathologies chroniques. Dans les affections aiguës, si la préoccupation du patient est avant tout centrée sur la guérison, l'existence de séquelles potentielles nécessite aussi d'aborder très en amont les pathologies par ce prisme de la fonction et de la participation sociale des individus malades. Aussi est-il important d'analyser ces situations et de les évaluer pour mettre en œuvre les moyens en vue de pallier les désavantages qu'elles causent aux patients.

Exemple
Un patient souffrant de coxarthrose ne se plaindra pas de présenter une coxarthrose, mais de douleurs, de limitation du périmètre de marche ou de ne plus pouvoir faire du jardinage (respectivement déficience, limitation d'activité et restriction de participation selon la CIF, cf. *infra*).

A. Quelques jalons historiques

- 1893 : nomenclature internationale des causes de décès.
- 1948 : 6e révision de la CIM (classification internationale des maladies) ; définition de la santé comme un « état complet de bien-être physique, mental et social » (constitution de l'OMS).
- 1980 : CIDIH, classification internationale des déficiences, incapacités, handicap.
- 2001 : CIF, classification internationale du fonctionnement, du handicap et de la santé.

B. Définitions relatives au handicap : la CIF (classification internationale du fonctionnement)

L'OMS définit depuis 2001 le handicap comme un terme générique qui désigne les déficiences, les limitations d'activité (anciennement incapacités) et les restrictions de participation (anciennement handicaps ou désavantages sociaux). Le handicap désigne donc le versant négatif de ces composantes, alors que le fonctionnement en décrit le versant positif.

La CIF comprend deux grandes parties :

- la partie 1 comporte :
  - les **fonctions organiques** et **structures anatomiques** ;
  - les **activités** : elles concernent les fonctions (exécution d'une tâche) : locomotion, communication, soins personnels, activités de la vie courante, contrôle sphinctérien ;
  - la **participation** : elle concerne le rôle social de la personne, c'est-à-dire son implication dans une situation de vie réelle : vie personnelle, vie familiale, vie professionnelle (ou de formation) et vie sociale au sens large du terme (loisir, activités sociales…).
- la partie 2 comprend :
  - les **facteurs environnementaux** que la CIF distingue en facteurs **individuels** (environnement immédiat, domicile, lieu de travail ou école) et facteurs **sociétaux** (structures sociales, services, règles de conduite…) ;
  - les **facteurs personnels** (caractéristiques de la personne : âge, sexe, condition physique…, qui ne sont pas listés dans la CIF).

Cette approche prend davantage en compte les facteurs contextuels car ils ont une influence majeure sur les activités et la participation d'une personne.

Ainsi, le handicap n'est pas la simple conséquence d'une maladie ou d'un traumatisme. Il dépend beaucoup de facteurs environnementaux.

Réduire les handicaps relève donc en partie de la médecine mais aussi pour une large part de la société.

On distingue :

- un **modèle intégratif du handicap** : l'individu doit s'adapter à la société ;
- un **modèle participatif** : la société s'adapte à l'individu.

Exemple

Un homme de 55 ans, agent immobilier, est victime d'un infarctus sylvien droit avec hémiparésie gauche.
Les déficiences suivantes peuvent être constatées d'emblée :
- déficience motrice : hémiparésie gauche ;
- déficience sensitive : hypoesthésie de l'hémicorps gauche ;
- déficience sensorielle : hémianopsie latérale homonyme gauche ;
- déficience viscérale : troubles de la déglutition ;
- déficience psychologique : découragement, dépression.

Les limitations d'activité pourraient être les suivantes :
- limitation dans la locomotion ;
- limitation dans les soins personnels (faire sa toilette, s'habiller, s'alimenter...).

Initialement, ces limitations sont totales et le patient est dépendant d'une tierce personne pour réaliser ces activités. La rééducation vise à les réduire, de façon à le rendre le plus autonome possible, y compris dans le cas où les déficiences devaient persister.

Les restrictions de participation vont dépendre des situations dans lesquelles il se trouve : logement, contexte familial, environnement social... Vis-à-vis de l'activité professionnelle, il ne pourra réintégrer son entreprise que si un poste adapté (sédentaire) peut lui être proposé.

C. Évaluation des déficiences, de la fonction et des handicaps

1. Déficiences

Les déficiences peuvent être motrices, sensitives, articulaires, viscérales, psychologiques, cognitives...

Déficiences articulaires

Une limitation des amplitudes articulaires peut être quantifiée en degrés à l'aide d'un goniomètre (figure 2.2). Se référer au cours de sémiologie de l'UE Appareil locomoteur pour les amplitudes articulaires normales et la définition des termes comme « raideur », « flessum », « varus », « valgus.»...

Déficiences motrices

Les déficiences motrices peuvent revêtir différents aspects en fonction du niveau de la lésion.

Le testing musculaire manuel est à connaître car très utilisé en pathologie neurologique périphérique pour quantifier de façon simple la perte de force musculaire.

L'hypertonie spastique, caractéristique des lésions pyramidales du système nerveux central, peut être quantifiée par le score d'Ashworth.

Testing musculaire manuel

Il est coté pour chaque muscle testé de 0 à 5 (figure 2.3) :

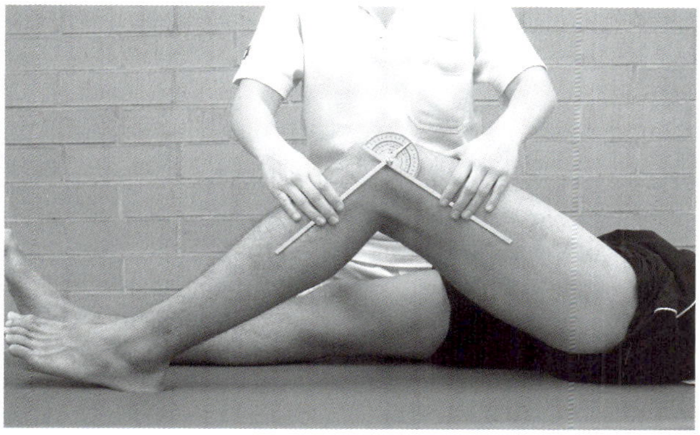

Fig. 2.2. Utilisation d'un goniomètre pour mesurer la flexion maximale du genou gauche.

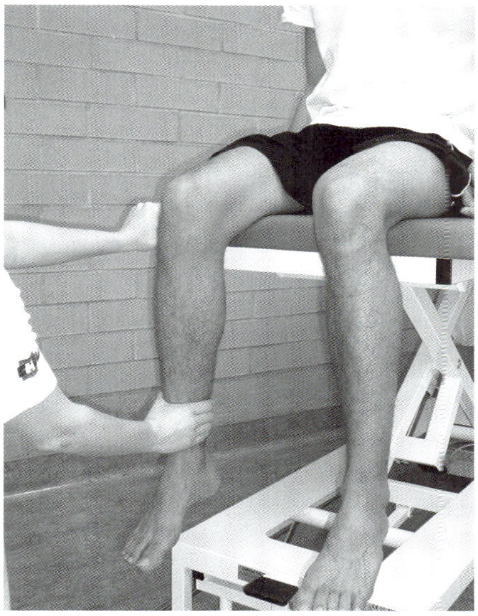

Fig. 2.3. Testing musculaire manuel du quadriceps droit.

0 : Contraction nulle.

1 : Contraction perceptible sans mouvement.

2 : Mouvement partiel contre la pesanteur (ou complet sans la pesanteur).

3 : Mouvement complet contre la pesanteur.

4 : Mouvement complet contre résistance.

5 : Force normale.

Score d'Ashworth

La résistance à l'étirement d'un groupe musculaire peut être évaluée sur une échelle à six niveaux :

0 : Pas d'hypertonie.

1 : Légère hypertonie avec *stretch reflex* ou minime résistance en fin de course.

2 : Hypertonie avec *stretch reflex* et résistance au cours de la première moitié de la course musculaire autorisée.

3 : Augmentation importante du tonus musculaire durant toute la course musculaire, mais le segment de membre reste facilement mobilisable.

4 : Augmentation considérable du tonus musculaire. Le mouvement passif est difficile.

5 : Hypertonie majeure. Mouvement passif impossible.

Déficiences cognitives

De nombreuses échelles cliniques peuvent être utilisées pour le dépistage et la quantification des déficiences cognitives. L'une des plus connues est le *Mini Mental State Examination* (MMSE de Folstein), mise au point pour le dépistage rapide d'une détérioration intellectuelle. Plusieurs fonctions cognitives sont évaluées par le MMSE (tableau 2.1).

Tableau 2.1. *Mini-Mental State Examination* dans sa version consensuelle établie par le groupe de réflexion sur les évaluations cognitives (GRECO)

Les seuils pathologiques dépendent du niveau socioculturel.

Orientation	
Je vais vous poser quelques questions pour apprécier comment fonctionne votre mémoire. Les unes sont très simples, les autres un peu moins. Vous devez répondre du mieux que vous pouvez.	
1. En quelle année sommes-nous ?	☐
2. En quelle saison ?	☐
3. En quel mois ?	☐
4. Quel jour du mois ?	☐
5. Quel jour de la semaine ?	☐
Je vais vous poser maintenant quelques questions sur l'endroit où nous nous trouvons :	
6. Quel est le nom de l'hôpital où nous sommes ? *(Si l'examen est réalisé en cabinet, demander le nom du cabinet médical ou de la rue où il se trouve.)*	☐
7. Dans quelle ville se trouve-t-il ?	☐
8. Quel est le nom du département dans lequel est située cette ville ?	☐
9. Dans quelle région est situé ce département ?	☐
10. À quel étage sommes-nous ici ?	☐
Apprentissage	
Je vais vous dire 3 mots. Je voudrais que vous me les répétiez et que vous essayiez de les retenir car je vous les redemanderai tout à l'heure.	
11. Cigare	☐
12. Fleur	☐
13. Porte	☐
Répétez les 3 mots.	
Attention et calcul	
Voulez-vous compter à partir de 100 en retirant 7 à chaque fois ?	
14. 93	☐
15. 86	☐
16. 79	☐
17. 72	☐
18. 65	☐
Pour tous les sujets, même ceux qui ont obtenu le maximum de points, demander : « *Voulez-vous épeler le mot MONDE à l'envers* » : EDNOM. Le score correspond au nombre de lettres dans la bonne position. (Ce chiffre ne doit **pas** figurer dans le score global.)	

Rappel	
Pouvez-vous me dire quels étaient les 3 mots que je vous ai demandé de répéter et de retenir tout à l'heure ?	
19. Cigare	☐
20. Fleur	☐
21. Porte	☐
Langage	
22. Montrer un crayon. *Quel est le nom de cet objet ?*	☐
23. Montrer votre montre. *Quel est le nom de cet objet ?*	☐
24. *Écoutez bien et répétez après moi : « Pas de mais, de si, ni de et »*	☐
Poser une feuille de papier sur le bureau, la montrer au sujet en lui disant : *Écoutez bien et faites ce que je vais vous dire :*	
25. Prenez cette feuille de papier avec la main droite	☐
26. Pliez-la en deux	☐
27. Et jetez-la par terre	☐
28. Tendre au sujet une feuille de papier sur laquelle est écrit en gros caractères : « Fermez les yeux » et dire au sujet : *Faites ce qui est écrit*	☐
Voulez-vous m'écrire une phrase, ce que vous voulez, mais une phrase entière. Cette phrase doit être écrite spontanément. Elle doit contenir un sujet, un verbe et avoir un sens	☐
Praxies constructives	
Tendre au sujet une feuille de papier et lui demander : « *Voulez-vous recopier ce dessin ?* » 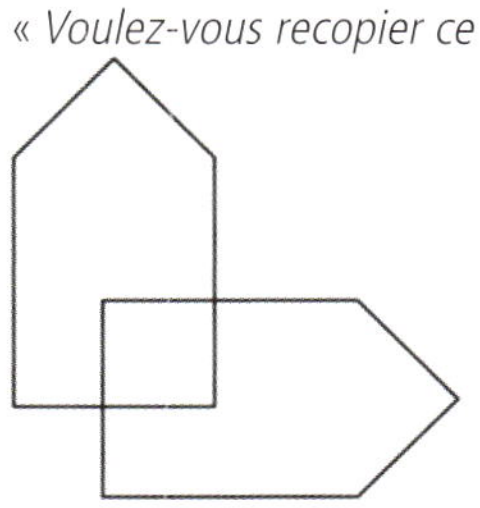	☐
Compter 1 point pour chaque bonne réponse	
	Score global /30

Derouesné C, Poitreneau J, Hugonot L, Kalafat M, Dubois B, Laurent B. Au nom du groupe de recherche sur l'évaluation cognitive (GRECO). Le *Mental-State Examination* (MMSE) : un outil pratique pour l'évaluation de l'état cognitif des patients par le clinicien. Version française consensuelle. Presse Méd. 1999 ; 28 : 1141-8.
Kalafat M, Hugonot-Diener L, Poitrenaud J. Standardisation et étalonnage français du « *Mini Mental State* » (MMS) version GRECO. Rev Neuropsycol 2003 ; 13 (2) : 209-36.

D'autres échelles cliniques peuvent être utilisées pour tester une fonction cognitive particulière (langage, attention, mémoire, praxies, gnosies, fonctions exécutives…). À titre d'exemple, la « batterie rapide d'évaluation frontale » (BREF) est couramment employée chez le traumatisé crânien pour évaluer les déficiences exécutives séquellaires (tableau 2.2).

Tableau 2.2. **Batterie rapide d'efficience frontale (BREF)**

Domaine	Instruction	Score
1. Similitudes (conceptualisation)	« De quelle façon sont-ils semblables ? » : – « Une banane et une orange... » (en cas d'échec, dire au patient : « Une banane et une orange sont des... », ne pas comptabiliser, ne pas aider le patient pour les deux autres items) – « Une table et une chaise... » – « Une tulipe, une rose et une marguerite... »	3 réussies : 3 points 2 réussies : 2 points 1 réussie : 1 point Aucune : 0 point
2. Fluidité lexicale (flexibilité mentale)	« Dites le plus grand nombre de mots commençant par la lettre S, n'importe quel mot sauf des noms propres ou des prénoms » Si le patient ne dit aucun mot durant les 5 premières secondes, dire « Par exemple, serpent... » ; s'il arrête durant 10 secondes, le stimuler en disant « n'importe quel mot commençant pas S... » Temps alloué : 60 secondes Correction : les mots répétés ou équivalents (sable et sable mouvant) ainsi que les prénoms ou les noms propres ne sont pas comptés	10 mots et plus : 3 points 6 à 9 mots : 2 points 3 à 5 mots : 1 point 2 mots ou moins : 0 point
3. Séquences motrices (programmation)	« Regardez attentivement ce que je fais. » L'examinateur, assis en face du patient, exécute trois fois avec sa main gauche la série de Luria (poing – tranche – plat de la main). « Maintenant, avec votre main droite, faites la même chose, d'abord avec moi et ensuite seul. » L'examinateur exécute la série trois fois avec le patient et dit ensuite : « Maintenant, faites-le seul. »	6 séries réussies seul : 3 points 3 séries réussies seul : 2 points 3 séries réussies avec l'examinateur : 1 point Moins de 3 séries avec l'examinateur : 0 point.
4. Consignes contradictoires (sensibilité à l'interférence)	« Tapez deux coups quand j'en tape un. » Pour s'assurer que le patient a compris, une série de trois est exécutée : 1-1-1. « Tapez un coup quand j'en tape deux. » Pour s'assurer que le patient a compris, une série de trois est exécutée : 2-2-2. Ensuite l'examinateur tape 1-1-2-1-2-2-2-1-1-2.	Aucune erreur : 3 points Une ou deux erreurs : 2 points Plus de deux erreurs : 1 point 4 erreurs consécutives : 0 point

5. *Go – No Go* (contrôle inhibiteur)	« Tapez un coup quand je tape un coup. » Pour s'assurer que le patient a compris, une série de trois est exécutée : 1-1-1. « Ne tapez pas quand je tape deux fois. » Pour s'assurer que le patient a compris, une série de trois est exécutée : 2-2-2. Ensuite l'examinateur tape 1-1-2-1-2-2-2-1-1-2.	Aucune erreur : 3 points Une ou deux erreurs : 2 points Plus de deux erreurs : 1 point 4 erreurs consécutives : 0 point
6. Comportement de préhension (autonomie environnementale)	« Ne prenez pas mes mains » L'examinateur est assis en face du patient. Placez les mains du patient sur ses genoux, paume vers le haut. Sans dire un mot et sans regarder le patient, l'examinateur place ses mains près de celles du patient et touche les paumes des deux mains pour vérifier s'il les prend spontanément. Si le patient les prend spontanément, l'examinateur refait un essai après avoir dit : « Maintenant, ne prenez pas mes mains. »	Ne prend pas les mains de l'examinateur : 3 points Hésite et demande ce qu'il doit faire : 2 points Prend les mains sans hésitation : 1 point Prend les mains même au deuxième essai : 0 point

Dubois B, Slachevsky A, Litvan I, Pillon B. The FAB : a Frontal Assessment Battery at bedside. Neurology 2000 ; 55 : 1621–6.

Douleur

L'évaluation de la douleur est d'abord qualitative. Le type de douleur doit être précisé : douleur par excès de nociception, douleur neuropathique, douleur psychogène. De nombreux qualificatifs peuvent être associés à une douleur et orientent l'examinateur sur le type de douleur. Par exemple, des sensations de « froid douloureux » ou de « décharges électriques » font évoquer une douleur de type neuropathique.

Il est également important d'évaluer l'intensité de la douleur et de la suivre dans le temps pour une meilleure adaptation du traitement antalgique. Pour cela, plusieurs types d'échelles cliniques sont à notre disposition.

Échelle visuelle analogique (EVA)

C'est une autoévaluation quantitative de la douleur sur réglette plastique graduée de 0 à 10 (ou de 0 à 100) (figure 2.4). L'EVA apporte une mesure sensible et assez reproductible de la douleur. Elle peut être indicée (graduation de couleurs) pour les aphasiques (par exemple : figure 2.5).

Échelle verbale simple (EVS)

Elle peut être utilisée en l'absence de troubles cognitifs. Par exemple :

0 : Douleur absente.

1 : Douleur faible.

2 : Douleur modérée.

3 : Douleur intense.

4 : Douleur extrêmement intense.

Échelle numérique (EN)

Elle peut être utilisée en l'absence de troubles cognitifs. Le patient est invité à coter sa douleur de 0 (absence de douleur) à 10 (douleur insupportable).

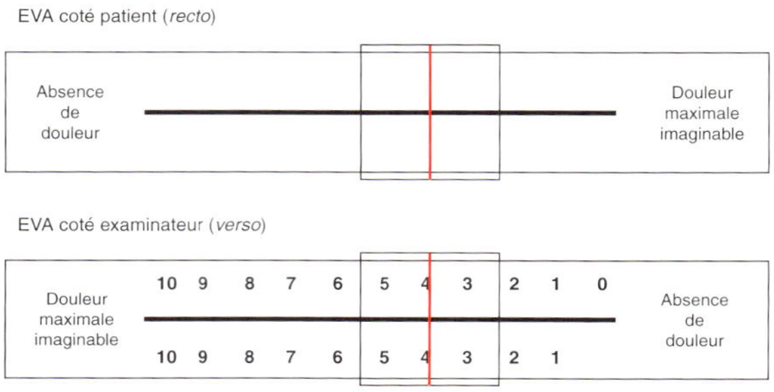

Fig. 2.4. **Échelle visuelle analogique (EVA).**

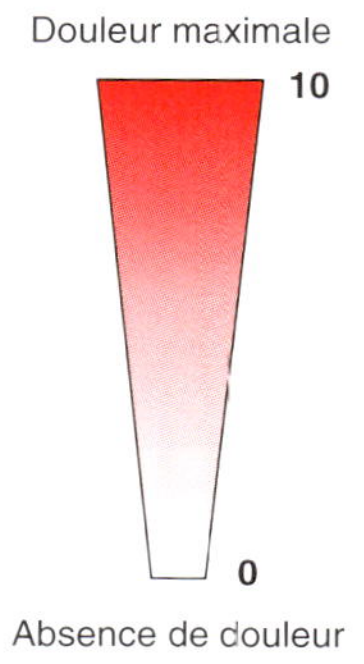

Fig. 2.5. **EVA indicée et verticalisée.**

Échelles comportementales de douleur

Ce genre d'échelle est utile lorsque la communication avec le patient est très difficile (démence). Par exemple, l'échelle « DOLOPLUS 2 » (www.doloplus.com) est une fiche d'observation comportant dix items répartis en trois sous-groupes (cinq items somatiques, deux items psychomoteurs, trois items psychosociaux). Chaque item est coté de 0 à 3. La douleur est clairement affirmée pour un score supérieur ou égal à 5/30.

2. Limitations d'activités

Cette section présente les grands principes de l'évaluation des limitations d'activités (fonctions) et des restrictions de participation.

> Un dossier pourrait comporter une question du type : « Quels sont les outils qui peuvent vous permettre, chez ce patient, d'évaluer les limitations de mobilité ? », ou : « Citez pour ce patient une échelle générique et une échelle spécifique permettant d'évaluer les limitations d'activités. » Un article proposé dans une épreuve de LCA (lecture critique d'article) pourrait comporter les résultats d'une échelle d'évaluation standardisée et une question sur sa pertinence, ainsi que ses propriétés métrologiques.

Pourquoi évaluer les fonctions et les handicaps ?

- Car c'est très souvent de cette manière que le patient exprime sa plainte et c'est ainsi qu'il évalue les traitements.
- Pour établir ainsi la réalité des handicaps : en mesurer la sévérité et en suivre l'évolution.
- Pour mieux comprendre les déficiences sous-jacentes, ce que permet parfois l'analyse du retentissement fonctionnel.

- Pour orienter les choix thérapeutiques (traitements rééducatifs, médicaux, chirurgicaux, appareillages…) ; l'évaluation initiale, centrée sur les besoins de la personne, est à la base de toute prescription. Les évaluations fonctionnelles régulières sont indispensables pour ajuster la rééducation et les mesures de réadaptation.
- Pour mesurer l'efficacité des traitements.
- Pour déterminer le coût et évaluer l'intérêt des différentes techniques de rééducation et de compensation.
- Pour apporter des arguments pour les mesures de protection juridique : sauvegarde, curatelle et tutelle, ainsi que pour les indemnisations (intérêt majeur dans les barèmes de réparation d'un dommage).

Comment mesurer les limitations d'activité ?

Les fonctions motrices (marche, préhensions…), cognitives (communication…), sensorielles (vision, audition…), viscérales (respiratoires…) s'évaluent :

- d'abord par l'**interrogatoire** et l'**examen clinique** ;
- à l'aide d'**échelles** qui sont très utiles pour structurer l'examen, évaluer l'évolution du malade dans le cadre du traitement individuel ou le comparer à d'autres dans le cadre de protocoles de recherche clinique ;
- avec l'aide de l'**analyse instrumentale**.

Pour avoir le plus de sens possible, l'évaluation des fonctions doit être la plus proche possible de la réalité quotidienne du patient voire se faire en milieu réel ; on parle alors d'**évaluation écologique**.

Toutes les fonctions (marche, préhension, communication, déglutition, audition…) peuvent être évaluées à l'aide de mesures et d'échelles[2].

On distingue :

- les **échelles génériques**, qui mesurent plus globalement le retentissement fonctionnel dans la vie d'un patient sur diverses activités et sont utilisées quelle que soit la pathologie ;
- les **échelles spécifiques** d'une fonction ou d'une maladie.

Pour toutes ces échelles fonctionnelles, il faut noter qu'un bon score ne signifie pas l'absence de déficience. Ainsi, par exemple, la persistance d'un déficit moteur peut ne pas avoir de retentissement fonctionnel tel qu'il est évalué par les échelles.

Les échelles

Échelles génériques

Les cinq échelles suivantes sont utiles à connaître, car elles sont largement utilisées.

Échelle de Rankin

Il s'agit d'une échelle très globale du handicap, essentiellement utilisée dans les séquelles neurologiques motrices, des AVC (accidents vasculaires cérébraux) principalement (tableau 2.3).

Index de Barthel

Il est en fait utilisé pour les pathologies neurologiques et plus particulièrement les hémiplégies (tableau 2.4). Il est simple d'emploi et mesure dix activités avec un score allant de 0 (dépendance totale) à 100 (aucune dépendance). Il donne rapidement une indication sur la situation fonctionnelle : état grabataire de 0 à 20, dépendance permettant d'envisager un retour à domicile au-dessus de 60. Un score à 100 signifie que le sujet est indépendant (sur les items moteurs mesurés) mais ne signifie pas pour autant que le sujet n'a plus de déficience.

L'index de Barthel a l'inconvénient de ne pas prendre en compte les fonctions cognitives et comportementales.

---

2 Les échelles d'évaluation abordées dans ce chapitre sont accessibles sur le site www.cofemer.fr (onglets documents).

Tableau 2.3. Échelle de Rankin

0	Aucun symptôme
1	Pas d'incapacité significative en dehors d'éventuels symptômes Capable d'assumer ses rôles et de mener ses activités
2	Légère incapacité Incapable de mener à bien toutes ses activités antérieures, mais capable de mener ses propres affaires sans assistance
3	Incapacité modérée Requiert certaines aides, mais capable de marcher sans assistance
4	Incapacité modérément sévère Incapable de marcher sans assistance et incapable de s'occuper de ses propres besoins sans assistance
5	Incapacité sévère Confiné au lit, incontinent et nécessitant une attention et des soins constants de nursing

D'après Rankin (1957) et Van Swieten *et al.* (1988).

Tableau 2.4. Index de Barthel

Items	Score
Alimentation Indépendante et normale Aide pour couper Impossible	 10 5 0
Toilette Peut se baigner seul Se rase, se peigne, se lave le visage Impossible	 10 5 0
Habillage Indépendant Avec aide modérée Impossible	 10 5 0
Vessie Parfaitement contrôlée Problèmes occasionnels Problèmes constants	 10 5 0
Selles Parfaitement contrôlées Problèmes occasionnels Problèmes habituels	 10 5 0
Utilisation des WC Indépendante Aide partielle Totalement dépendante	 10 5 0
Transferts lit-chaise Indépendante Aide minime ou surveillance Peut s'asseoir mais doit être installé Ne peut être assis	 15 10 5 0
Ambulation Indépendante 50 m Avec aide pour 50 m 50 m en fauteuil roulant Impossible	 15 10 5 0

Escaliers	
Indépendant	10
Aide ou surveillance	5
Incapacité totale	0
Score total	**/100**

D'après Mahoney FI, Barthel DW, Functional evaluation : the Barthel index. Md State Med J 1965 ; 14 : 61-5.

Mesure d'indépendance fonctionnelle

La mesure de l'indépendance fonctionnelle (MIF) est plus récente (tableau 2.5 et figure 2.6). Elle est un peu moins simple que l'index de Barthel car elle comporte dix-huit items, mesurés chacun selon sept niveaux, mais elle est plus complète notamment grâce à l'adjonction d'items cognitifs ; elle est plus sensible aux changements. Elle peut être très largement utilisée, quelles que soient les pathologies et déficiences en cause. C'est un bon outil, validé en français, pour comparer les états fonctionnels et cibler les besoins en rééducation et en réadaptation ; elle est sensible au changement.

Une MIF spécifique pour les enfants a été élaborée (MIF-mômes).

Échelle d'activités instrumentales de la vie courante (*Instrumental Activities of Daily Living,* IADL Lawton)

Elle est utilisée quand coexistent des troubles cognitifs, en particulier en gérontologie (tableau 2.6).

Grille AGGIR

Il s'agit d'une grille très utilisée en gérontologie mais essentiellement pour décrire le niveau d'aide que nécessitent les patients âgés de plus de 60 ans en vue de l'attribution de l'allocation personnalisée d'autonomie (APA) (tableau 2.7). En fonction de ces éléments d'autonomie, le sujet va être placé dans un groupe de dépendance (groupe iso-ressources, GIR). À titre d'information, seuls les groupes GIR 1 à 4 peuvent bénéficier de l'allocation (tableau 2.8).

Échelles spécifiques de fonctions ou de maladies

La marche

Cf. item 107 au chapitre 8.

Les préhensions

La préhension est évaluable de multiples façons qui sont complémentaires.

L'examen clinique analyse :

- la position globale du tronc et du membre supérieur lors de la préhension et la manipulation d'un objet ;
- l'**approche** de la main ;
- la **saisie** (prise bidigitale, tridigitale…) : la qualité de chaque prise est cotée ainsi : 0, impossible ; 1, perturbée ou partiellement efficace ; 2, efficace mais mal réalisée ; 3, normale :
  - prises polydigitales : tridigitales (tenue du stylo), tétra- ou pentadigitales (ouverture d'une boîte) ;
  - prises bidigitales ou pinces, réservées aux prises fines : prise digitale pouce/index (pollicidigitale) : terminale en finesse (aiguille), pulpaire pour les prises fermes, terminolatérale pour les prises fortes (clé), interdigitale ;
  - prises proximales (palmaires ou digitopalmaires) pour saisir les objets volumineux et en force, opposant la paume aux quatre derniers doigts avec ou sans le pouce.
- le **transport** ;
- puis le **lâcher**.

Tableau 2.5. Mesure d'indépendance fonctionnelle (MIF)

Soins personnels		
A	Alimentation	
B	Soins de l'apparence	
C	Toilette	
D	Habillage partie supérieure	
E	Habillage partie inférieure	
F	Utilisation des toilettes	
Contrôle des sphincters		
G	Vessie	
H	Intestins	
Mobilité, transferts		
I	Lit, chaise, fauteuil roulant	
J	WC	
K	Baignoire, douche	
Locomotion		
L	Marche (M), fauteuil roulant (F)	
M	Escaliers	
Communication		
N	Compréhension	
O	Expression	
Conscience du monde extérieur		
P	Interaction sociale	
Q	Résolution des problèmes	
R	Mémoire	
	Total	/126
Niveaux		
7 – Indépendance complète (appropriée aux circonstances et sans danger) 6 – Indépendance modifiée (avec appareillage par exemple) 5 – Surveillance 4 – Aide minimale (25 %) 3 – Aide moyenne (50 %) 2 – Aide maximale (75 %) 1 – Aide totale (100 %)		

D'après Granger CV, Hamilton BB, KeithRA, Zielezny M, Sherwin FS, Advances in functional assessment for medical rehabilitation, Top Geriatr Rehabil 1986 ; 1 : 59-74.

De nombreux tests de dextérité ont été développés, utilisables dans plusieurs pathologies. Par exemple, le « *Box and block test* » (figure 2.7) consiste à déplacer des petits cubes de bois d'un compartiment à l'autre d'une boîte en une minute. Les performances du membre supérieur évalué sont à comparer à celles de l'autre membre ou à des normes, fonction de l'âge.

Autres échelles spécifiques

Des échelles spécifiques pour certaines pathologies ou groupes de pathologies ont été développées ; en voici quelques exemples :

- l'**indice fonctionnel de la main de Cochin** (IFMC) est validé pour la main rhumatoïde et la main arthrosique (tableau 2.9) ;

- le *Health Assessment Questionnaire* (HAQ), validé en français, est utilisé pour la polyarthrite rhumatoïde mais aussi les autres maladies rhumatismales (tableau 2.10);

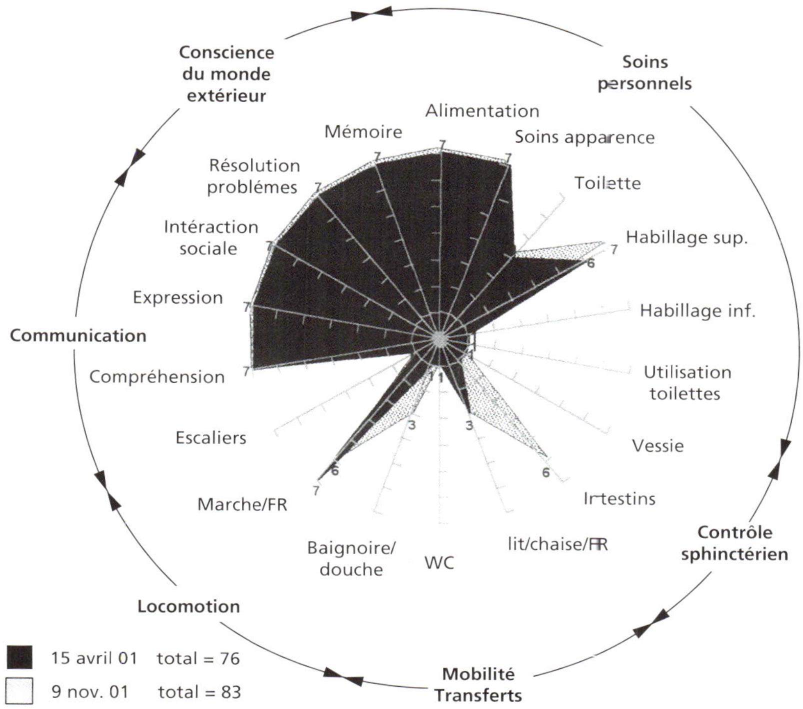

Fig. 2.6. Exemple de deux mesures d'indépendance fonctionnelle (MIF) présentées sous forme de cible, faites à 7 mois d'intervalle chez un sujet tétraplégique.

Tableau 2.6. Échelle d'activités instrumentales de la vie courante (IADL Lawton) utilisée pour les troubles cognitifs

Capacité à utiliser le téléphone
Je me sers du téléphone de ma propre initiative, cherche et compose les numéros moi-même Je compose un petit nombre de numéros bien connus Je réponds au téléphone, mais je n'appelle pas Je suis incapable d'utiliser le téléphone
Capacité à utiliser les moyens de transport
Je peux voyager seul(e) et de façon indépendante (par les transports en commun ou avec ma propre voiture) Je peux me déplacer seul(e) en taxi, pas en autobus Je peux prendre les transports en commun si je suis accompagné(e) Transport limité au taxi ou à la voiture, en étant accompagné Je ne me déplace pas du tout
Responsabilité pour la prise des médicaments
Je m'occupe moi-même de la prise : dose et horaire Je peux les prendre moi-même, s'ils sont préparés et dosés à l'avance Je suis incapable de les prendre moi-même
Capacité à gérer son budget
Je suis totalement autonome (gérer le budget, faire les chèques, payer les factures...) Je me débrouille pour les dépenses au jour le jour, mais j'ai besoin d'aide pour gérer mon budget à long terme (planifier les grosses dépenses) Je suis incapable de gérer l'argent nécessaire à payer mes dépenses au jour le jour

D'après Lawton MP, Brody EM. Assessment of older people : self-maintening and instrumental activities of daily living, Gerontologist 1969 ; 9 : 179-86.

Tableau 2.7. Grille AGGIR (Autonomie Gérontologique – Groupes Iso-Ressources)

Modalités :

A : Fait seul, totalement, habituellement ou correctement.

B : Fait partiellement, ou non habituellement ou non correctement.

C : Ne fait pas.

Variables discriminantes	Modalités
Cohérence Conserver et/ou se comporter de façon sensée	
Orientation Se repérer dans le temps, les moments de la journée et dans les lieux	
Toilette Concerne l'hygiène corporelle	
Habillage S'habiller, se déshabiller, se présenter	
Alimentation Se servir, manger	
Élimination Assumer l'hygiène de l'élimination urinaire et fécale	
Transferts Se lever, se coucher, s'asseoir	
Déplacement à l'intérieur Avec ou sans canne, déambulateur, fauteuil roulant	
Déplacement à l'extérieur À partir de la porte d'entrée sans moyen de transport	
Communication à distance (alerter) Utiliser les moyens de communication, téléphone, sonnette, alarme	

Tableau 2.8. Niveaux de dépendance des personnes âgées : groupes iso-ressources GIR

La grille AGGIR classe les personnes en six niveaux de dépendance

GIR 1	Le groupe iso-ressources 1 comprend les personnes âgées confinées au lit ou au fauteuil, dont les fonctions mentales sont gravement altérées et qui nécessitent une présence indispensable e continue d'intervenants.
GIR 2	Le groupe iso-ressources 2 concerne les personnes âgées confinées au lit ou au fauteuil, dont les fonctions intellectuelles ne sont pas totalement altérées et dont l'état exige une prise en charge pour la plupart des activités de la vie courante. Ce groupe s'adresse aussi aux personnes âgées dont les fonctions mentales sont altérées, mais qui ont conservé leurs capacités de se déplacer.
GIR 3	Le groupe iso-ressource 3 réunit les personnes âgées ayant conservé leur autonomie mentale, partiellement leur autonomie locomotrice, mais qui ont besoin quotidiennement et plusieurs fois par jour d'être aidées pour leur autonomie corporelle.
GIR 4	Le groupe iso-ressources 4 intègre les personnes âgées n'assumant pas seules leurs transferts mais qui, une fois levées, peuvent se déplacer à l'intérieur de leur logement. Elles doivent parfois être aidées pour la toilette et l'habillage. Ce groupe s'adresse également aux personnes âgées n'ayant pas de problèmes locomoteurs mais devant être aidées pour les activités corporelles et pour les repas.
GIR 5	Le groupe iso-ressources 5 comporte des personnes âgées ayant seulement besoin d'une aide ponctuelle pour la toilette, la préparation des repas et le ménage.
GIR 6	Le groupe iso-ressources 6 réunit les personnes âgées n'ayant pas perdu leur autonomie pour les actes essentiels de la vie courante.

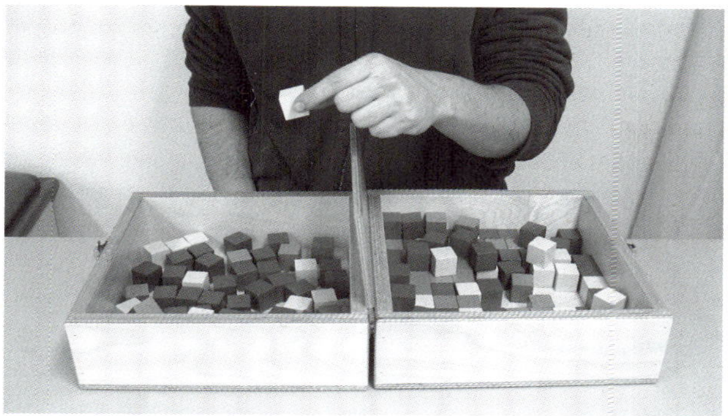

Fig. 2.7. Épreuve chronométrée (1 minute) du *Box and Blocks Test (voir aussi cahier couleur).*

Tableau 2.9. **Échelle fonctionnelle de la main de Cochin (IFMC)**
0 : Oui, sans difficulté ; 1 : Possible avec très peu de difficultés ; 2 : Possible avec quelques difficultés ; 3 : Possible avec beaucoup de difficultés ; 4 : Presque impossible ; 5 : Impossible.

Questions	Score
1. Pouvez-vous tenir un bol ?	
2. Pouvez-vous saisir une bouteille pleine et la lever ?	
3. Pouvez-vous tenir un plat plein ?	
4. Pouvez-vous verser le liquide de la bouteille dans un verre ?	
5. Pouvez-vous dévisser le couvercle d'un pot déjà ouvert une fois ?	
6. Pouvez-vous couper de la viande avec un couteau ?	
7. Pouvez-vous piquer efficacement avec une fourchette ?	
8. Pouvez-vous peler des fruits ?	
9. Pouvez-vous boutonner votre chemise ?	
10. Pouvez-vous ouvrir puis fermer les fermetures Éclair ?	
11. Pouvez-vous presser un tube de dentifrice plein ?	
12. Pouvez-vous tenir une brosse à dents efficacement ?	
13. Pouvez-vous écrire une phrase courte avec un crayon ou un stylo ordinaire ?	
14. Pouvez-vous écrire une lettre avec un crayon ou un stylo ordinaire ?	
15. Pouvez-vous tourner une poignée de porte ronde ?	
16. Pouvez-vous utiliser des ciseaux pour couper un morceau de papier ?	
17. Pouvez-vous saisir les pièces de monnaie sur une table ?	
18. Pouvez-vous tourner une clef dans la serrure ?	
Score total	

Tableau 2.10. *Health Assessment Questionnaire* **(HAQ)**

À chaque question est allouée la note suivante : 0 = Sans aucune difficulté ; 1 = Avec quelque difficulté ; 2 = Avec beaucoup de difficulté ; 3 = Incapable de le faire.

La cotation pour chacun des huit domaines est la plus forte note des questions de ce domaine. L'indice fonctionnel est la somme des cotations des divers domaines divisée par le nombre de domaines évalués (normalement 8, mais moins en cas de données totalement manquantes pour un domaine particulier). Le score ainsi obtenu est compris entre 0 et 3.

Êtes-vous capable de :	
Habillement, soins corporels	
Vous habiller, y compris nouer vos lacets et boutonner vos vêtements	
Vous laver les cheveux ?	
Se lever	
Vous lever d'une chaise ?	
Vous mettre au lit et vous lever du lit ?	
Les repas	
Couper votre viande ?	
Porter à votre bouche 1 tasse ou 1 verre bien plein ?	
Ouvrir une brique de lait ou de jus de fruit ?	
La marche	
Marcher en terrain plat à l'extérieur ?	
Monter 5 marches ?	
Hygiène	
Vous laver et vous sécher entièrement ?	
Prendre un bain ?	
Vous asseoir et vous relever des toilettes ?	
Attraper	
Prendre un objet pesant 2,5 kg situé au-dessus de votre tête ?	
Vous baisser pour ramasser un vêtement par terre ?	
Préhension	
Ouvrir une porte de voiture ?	
Dévisser le couvercle d'un pot déjà ouvert une fois ?	
Ouvrir et fermer un robinet ?	
Autres activités	
Faire vos courses ?	
Monter et descendre de voiture ?	
Faire des travaux ménagers tels que passer l'aspirateur ou faire du petit jardinage ?	

Fries JF, Spitz P, Kraines RG, Holman HR. Measurement of patient outcome in arthritis. Arthritis Rheum 1980 ; 23 : 137-45.
Guillemin F, Briançon S, Poureil J. Mesure de la capacité fonctionnelle dans la polyarthrite rhumatoïde : Adaptation française du *Health Assessment Questionnaire* (HAQ). Rev Rhum 1991 ; 58 : 459-465.

- l'**indice algofonctionnel de Lequesne** (tableau 2.11) est utilisé pour la coxarthrose ;
- l'**échelle de Borg** (tableau 2.12) est utilisée dans les limitations respiratoires : elle mesure l'impression de perception qu'a la personne de l'effort.

Tableau 2.11. Indice algofonctionnel de Lequesne

Douleur ou gêne :	
La nuit ? Non Seulement en remuant ou selon la posture Même immobile	 0 1 2
Lors du dérouillage matinal ? Moins d'une minute Pendant 1 à 15 minutes Pendant plus de 15 minutes	 0 1 2
Lors de la station debout ou s'il vous faut piétiner ½ heure ? Non Oui	 0 1
Lorsque vous marchez ? Non Seulement après une certaine distance Très rapidement et de façon croissante	 0 1 2
Votre hanche vous gêne-t-elle lorsque vous restez assis longtemps (2 heures) ? Non Oui	 0 1
Périmètre de marche maximum (en acceptant d'avoir mal) Aucune limitation Limité mais supérieur à 1 km Environ 1 km (environ 15 minutes) 500 à 900 m (environ 8 à 15 minutes) 300 à 500 m 100 à 300 m Moins de 100 m Une canne ou une béquille nécessaire Deux cannes ou deux béquilles nécessaires	 0 1 2 3 4 5 6 +1 +2
Difficulté dans la vie quotidienne pour :	
Mettre ses chaussettes par devant Ramasser un objet à terre Monter ou descendre un étage Sortir d'une voiture ou d'un fauteuil profond	0 à 2* 0 à 2* 0 à 2* 0 à 2*
Retentissement sur l'activité sexuelle	
Retentissement	0 à 2*
Score total :	

* 0 : Pas de difficulté ; 0,5 : Petite difficulté ; 1 : Possible mais difficilement ; 1,5 : Possible mais très difficilement ; 2 : Impossible.
D'après Lequesne M, Méry C, Samson M, et al. Indexes of severity for osteoarthritis of the hip and knee, Scand J Rheumatol 1987 ; 65 (Suppl) : 85-9.

Tableau 2.12. Échelle de perception de l'effort de Borg
Le patient mesure l'effort qu'il perçoit durant les exercices physiques.

Intensité de l'exercice	Niveau de l'effort
	6
Très, très léger	7
	8
Très léger	9
	10
Léger	11
	12
Légèrement difficile	13
	14
Difficile	15
	16
Très difficile	17
	18
Très, très difficile	19
	20

D'après Borg G., Perceived exertion as an indicator of somatic stress. Scand J Rehab Med 1970 ; 2 : 92-8.

3. Restrictions de participation

Évaluer les handicaps ne peut évidemment se limiter à mesurer les limitations d'activités, mais doit tenir compte du mode de vie propre du sujet.

Les programmes de rééducation et de réadaptation n'ont de sens que s'ils sont personnalisés, non seulement en fonction des déficiences du sujet mais surtout en fonction de ses besoins : mode de vie habituel, place dans la famille et dans la société, profession, loisirs, projets…

Ainsi, l'évaluation des handicaps, au sens le plus large du terme, s'intéresse au **projet de vie** du sujet. Celui-ci doit être au cœur de tout acte médical et particulièrement de la rééducation et de la réadaptation.

Les maisons départementales des personnes handicapées (MDHP, cf. *infra*), dans leur mission de prestation de compensation du handicap, doivent s'appuyer sur le projet de vie spécifique de chaque individu.

En pratique médicale quotidienne, l'évaluation des restrictions de participation repose essentiellement sur l'interrogatoire minutieux du patient (type de domicile, profession, loisirs…) et peu sur des échelles cliniques, même s'il en existe (par exemple, la *London Handicap Scale*).

4. Concept de qualité de la vie

L'OMS définit la qualité de la vie comme un « sentiment subjectif de complet bien-être physique, moral et social ». C'est un concept différent de la santé, de l'absence de maladie ou de handicap : on peut avoir une bonne récupération après une maladie ou un accident, ne pas garder de limitations d'activités importantes, et pourtant ne pas être heureux et estimer que l'on a une mauvaise qualité de vie.

Exemples

Certains patients victimes d'AVC rapidement résolutifs, sans séquelle, ou de traumatisme crânien léger éprouvent d'importantes difficultés psychologiques à reprendre leurs activités antérieures et déclarent que toute leur vie a changé. Ils sont insatisfaits de leur vie globalement ou de certains aspects tels que l'activité professionnelle, les loisirs ou la vie sexuelle. De nombreuses études montrent que les lombalgiques chroniques souffrent eux aussi d'une mauvaise qualité de la vie, bien que cette affection ne soit pas une maladie grave en soi, mettant en danger leur vie. À l'inverse, des personnes victimes de handicaps sévères, tels qu'une paraplégie, peuvent mobiliser des ressources psychologiques fortes et retrouver une bonne qualité de vie.

La qualité de vie des proches (aidants, personnes ressources) est aussi importante et constitue une cible potentielle d'interventions (information, entretiens familiaux, aides humaines, séjours de répit…).

Le concept de qualité de vie, qui s'est d'abord développé en cancérologie puis en psychiatrie et en gériatrie, a pris ces dernières années une place importante dans le repérage des actions à mener en faveur des personnes handicapées et dans l'évaluation du bénéfice apporté à long terme par les techniques de rééducation et de réadaptation. De nombreux questionnaires et échelles, génériques et spécifiques, sont proposés pour évaluer la qualité de la vie. Parmi les génériques, la WHOQOL (*World Health Organization Quality of Life*), le *Nottingham Health Profile* et le questionnaire SF36 (*Medical Outcome Study Short Form 36*), traduits et validés en français, sont les plus utilisés. Mais il faut distinguer la qualité de la vie au sens de conditions de vie et d'autonomie, objectivables par un tiers à l'aide de ces échelles, du sentiment de satisfaction de vie et des soins reçus, qui reste, lui, entièrement subjectif. Un abord plus restrictif est celui de qualité de vie liée à la santé. Cette dernière dimension est de plus en plus fréquemment prise en compte pour évaluer le bénéfice d'une thérapeutique.

Cas clinique 1

Handicap moteur d'origine rhumatologique : exemple de la coxarthrose

Monsieur B., 64 ans, maçon à la retraite, souffre particulièrement de la hanche droite depuis de nombreuses années et se décide à consulter. Sa douleur a des horaires mécaniques, survenant après 10 à 15 minutes de marche, mais est également ressentie à la station assise prolongée et parfois au décubitus. À l'examen, la hanche est légèrement limitée dans la flexion et l'extension. Le reste de l'examen est normal. Les radiographies objectivent une coxarthrose bilatérale, plus marquée à droite, avec une disparition presque complète de l'interligne articulaire. La décision thérapeutique, très probablement chirurgicale, dépend essentiellement du retentissement de cette coxarthrose dans la vie du patient et c'est sur celui-ci que sera évalué le traitement.

Pour ce patient, l'évaluation de la marche peut être faite en cabinet, appréciant ses aspects qualitatifs et quantitatifs :

- par l'interrogatoire : durée de marche au domicile et à l'extérieur (temps et distance) ; douleurs et leurs caractéristiques, consommation d'antalgiques ; capacité de monter et descendre les escaliers, nombre d'étages ; prise de transports en commun ; utilisation d'aides techniques (cannes, déambulateur…) ;
- par l'observation de la marche, pieds nus et chaussés : déroulement du pas, aisance et symétrie, utilisation d'aides techniques et d'orthèses. Les défauts sont ainsi relevés : boiterie pour le cas présent, steppage, fauchage, recurvatum, petits pas, élargissement du polygone de sustentation dans d'autres situations… ;
- certains paramètres spatio-temporaux de la marche (longueur et largeur du pas, vitesse, cadence) peuvent être quantifiés avec un chronomètre et des repères au sol ;
- des échelles spécifiques peuvent être utilisées : indice fonctionnel de Lequesne ;
- l'analyse instrumentale pourrait compléter l'analyse clinique : divers instruments permettent de mesurer les paramètres spatio-temporels de la marche (analyse quantifiée de la marche, semelles baropodométriques), les forces d'appui au sol (plate-forme), les muscles impliqués (EMG avec électrodes de surface ou implantées), le déroulement de la marche (analyse cinématique par système tridimensionnel optoélectronique). Enfin, l'analyse de la dépense énergétique (consommation d'oxygène) peut être un excellent indicateur d'efficacité métabolique de la marche.

Cas clinique 2

Handicap moteur d'origine neurologique : exemple de l'hémiplégie vasculaire

Madame R., 76 ans, veuve, ancienne enseignante, et aux antécédents d'hypercholestérolémie, de diabète, a été hospitalisée pour hémiplégie gauche massive par infarctus sylvien superficiel. Sur la notion d'un épisode paroxystique d'arythmie complète par fibrillation auriculaire, un mécanisme embolique a été suspecté et un traitement par héparine mis en œuvre, relayé rapidement par antivitamine K. Les paramètres vitaux sont surveillés et l'équilibre des grandes fonctions est assuré.

L'inventaire et l'évaluation des différentes déficiences doivent être faits au cours de l'examen clinique afin d'évaluer la sévérité de l'atteinte et d'établir le programme de rééducation :

- déficiences motrices : déficit moteur ou déficit de la commande ; troubles du tonus (spasticité) ; syncinésies ou co-contractions ; contrôle postural axial du tronc en position assise, voire durant les transferts ;
- déficiences articulaires : recherche de limitations d'amplitudes articulaires ; troubles trophiques et douleurs ;
- déficiences sensitives : élémentaires (hypoesthésie superficielle et profonde), paresthésies, allodynie et douleurs neuropathiques ;
- déficiences sensorielles : troubles du champ visuel (hémianopsie latérale homonyme) ;
- déficiences cognitives et psychiques : syndrome d'héminégligence de l'espace visuel gauche et de l'espace corporel gauche ; confusion ou détérioration cognitive globale (MMS) ; état dépressif-syndrome de glissement ;
- déficiences de la déglutition et troubles sphinctériens ;
- déficiences viscérales, vasculaires, digestives et respiratoires.

Le score de Barthel est un bon reflet des limitations d'activités à ce stade.

À la fin du 3e mois, la patiente a récupéré une autonomie partielle mais elle reste dépendante dans plusieurs activités de la vie quotidienne. Son score de Barthel est à 65/100 — elle conserve des fuites occasionnelles urinaires et reste dépendante pour le bain, l'accès aux WC et l'habillage du bas du corps, la marche est limitée à 50 mètres et non autonome pour les escaliers. Les principales fonctions peuvent être évaluées, notamment la marche, l'équilibre, la préhension.

L'autonomie peut être reflétée de façon globale par l'échelle de Barthel et/ou la grille AGGIR (autonomie gérontologique – groupes iso-ressources) — cette dernière pour les prestations médico-sociales compte tenu de son âge.

L'évaluation de l'équilibre en cabinet se fait de la façon suivante :

- par l'interrogatoire : périmètre de marche, nécessité d'aides techniques ou d'accompagnement (cannes, fauteuil), fréquence et circonstance des chutes… ;
- par l'examen clinique : étude de la stabilité du patient en position debout, analyse du schéma de marche, évaluation des troubles sensitifs et de la négligence ;
- de nombreuses échelles spécifiques ont été développées, parmi lesquelles il faut citer le « *Get Up and Go* » test, validé chez le sujet âgé mais utilisable dans toute pathologie (cf. item 107 au chapitre 8) ;
- l'analyse instrumentale de l'équilibre peut compléter cette évaluation, notamment par l'utilisation de plates-formes de force.

L'évaluation de la préhension peut se faire en cabinet (cf. *supra*).

Cas clinique 3

Handicap cognitif de l'adulte : exemple du patient aphasique

Madame G., 46 ans, comptable, mère de deux enfants, a été hospitalisée pour un accident vasculaire cérébral hémorragique de la région temporopariétale gauche. Elle n'a pas de déficit moteur mais souffre d'un trouble du langage. Son langage spontané est abondant, mais difficilement compréhensible. Voici un exemple de phrase spontanée : « Je suis absolument brétécalement pour y voidure un ptit ritolge fergule… » Elle ne comprend pas les ordres verbaux simples, répondant à chaque fois des phrases non compréhensibles. Elle n'arrive pas non plus à nommer des objets usuels (une montre, un stylo) ni à répéter des mots simples, produisant à chaque fois des mots inintelligibles. Elle est agitée, ne semblant pas comprendre les raisons de son hospitalisation.

La principale déficience concerne le langage. Il existe un trouble de l'expression, caractérisé par un jargon. On note de nombreuses paraphasies. La compréhension est également déficitaire. L'ensemble évoque un tableau d'aphasie de Wernicke. Les différents versants du langage sont touchés, qu'il s'agisse de la production comme de la compréhension. Il s'y associe une anosognosie et un trouble du comportement, fréquents dans ces aphasies postérieures sévères.

L'évaluation clinique au lit du patient repose sur des tests simples (dénommer des objets courants, répéter des mots simples, exécuter des ordres simples ou plus complexes). Le langage écrit, souvent touché de façon parallèle au langage oral, doit aussi être évalué (lecture, écriture). Dans un deuxième temps, lorsque l'état médical le permettra, une évaluation plus précise des différentes composantes du langage pourra être réalisée par l'orthophoniste, au moyen d'épreuves d'aphasie standardisées et validées en français, telles que le *Boston Diagnostic Aphasia Evaluation* (BDAE).

Les limitations d'activités concernent les possibilités de communication avec son entourage (famille, amis, utilisation du téléphone, écouter la radio ou regarder la télévision, lire le journal). Des échelles fonctionnelles de communication normalisées comme le test lillois de communication (TLC) ou l'échelle de communication verbale de Bordeaux (ECVB) sont utilisées. Si le déficit de communication est sévère et persistant, la sécurité de la personne peut être compromise et conduire notamment à proposer une mesure de protection judiciaire.

Les restrictions de participation chez cette patiente concernent les activités sociales (conduire, faire ses courses, activités de loisirs), professionnelles (avec des conséquences économiques) et familiales (s'occuper de ses enfants, par exemple).

Une rééducation spécialisée par l'orthophoniste peut permettre de favoriser la récupération.

Cas clinique 4

Handicap d'origine respiratoire : exemple de la BPCO

Le handicap d'origine respiratoire est de plus en plus fréquent, relevant de deux causes principales : la bronchopneumopathie chronique obstructive (BPCO) et les déficiences respiratoires des maladies neuromusculaires chroniques. La BPCO est la plus typique et la plus fréquente des affections respiratoires chroniques.

Monsieur A., 53 ans, est suivi depuis de nombreuses années pour une BPCO post-tabagique dont le retentissement fonctionnel est très important. L'arrêt de l'intoxication tabagique est effectif depuis 3 mois.

Le retentissement de la BPCO est facile à évaluer en cabinet par :

- l'interrogatoire : distance de marche ou durée d'efforts physiques avant essoufflement ;
- l'examen clinique : intensité de la dyspnée après effort, mode de ventilation, fréquence respiratoire, état de la musculature, caractères de l'expectoration, intensité de la toux ;
- le test de marche de 6 minutes (cf. item 107 au chapitre 8) : c'est la plus grande distance parcourue pendant 6 minutes. Aisément utilisé en pneumologie ou chez le sujet âgé, il est bien corrélé à la capacité aérobique et suffisamment discriminant pour permettre la comparaison du sujet à lui-même.

Cette évaluation peut être complétée par :

- l'échelle d'impression de perception de l'effort de Borg ;
- une épreuve d'effort sur tapis roulant, cycloergomètre ou manivelle ergométrique (les critères d'arrêt en sont : dyspnée ou fatigue musculaire trop importante, plafonnement de la fréquence cardiaque sur les trois dernières minutes, atteinte de la limite prévue pour l'âge, toute hyper- ou hypotension, toute modification du rythme cardiaque ou trouble de repolarisation) ;
- la mesure des gaz du sang, de la VO_2max ou des épreuves fonctionnelles respiratoires (spirométrie, débitmétrie).

III. Pronostic et récupération fonctionnelle

La plasticité est la capacité des tissus à se modifier et à s'adapter. Cette plasticité est mise en œuvre lors des processus pathologiques.

On parle surtout de plasticité nerveuse mais la plasticité concerne tous les tissus (muscles, cœur…).

Aspects neurologiques

La plasticité cérébrale correspond à la possibilité qu'a le cerveau de modifier sur de longues durées l'activité de systèmes neuronaux distribués associée à un comportement.

Deux aspects peuvent être distingués :

- les phénomènes liés à l'apprentissage chez le sujet sain ;
- les phénomènes de récupération et de plasticité cérébrale secondaires à une lésion cérébrale aiguë ou chronique.

Dans le contexte post-AVC, la plasticité cérébrale fait référence à l'ensemble des modifications durables de la connectivité cérébrale, permettant la récupération de la fonction.

Peuvent être impliqués :

- la régression du diaschisis : le diaschisis est défini comme une désactivation de structures saines distantes de l'aire lésée, mais possédant avec celle-ci des connexions anatomiques ; une levée progressive de cette désactivation distale est souvent observée à la phase précoce de la récupération ; elle pourrait s'expliquer par la pousse de nouvelles terminaisons axonales ou par la multiplication de récepteurs postsynaptiques ;
- des phénomènes de vicariance : ils correspondent à la capacité d'une fonction à en remplacer une autre défectueuse, par utilisation de circuits neuronaux non utilisés et mobilisables ;
- une réorganisation de l'activité cérébrale, qui peut être mise en évidence par des études en imagerie fonctionnelle :
  - réorganisation locale homolatérale à la lésion et péri-lésionnelle ;
  - réorganisation des aires motrices secondaires ;
  - réorganisation bihémisphérique.

A. Exemple de l'accident vasculaire cérébral (AVC)

1. Généralités

- En Europe, l'AVC est la première cause de handicap sévère de l'adulte et la troisième cause de mortalité.
- En France :
  - 130 000 AVC par an, dont 100 000 constitués ;
  - 25 % avant 65 ans ;
  - 25 % de décès (mortalité : 20 % à 1 mois, 40 % à 1 an) ;
  - 25 % de séquelles invalidantes.
- Estimation des séquelles post-AVC :
  - 6 mois après l'AVC : 80 % déficit moteur (membre supérieur notamment) ;
  - 5 ans après l'AVC (patients survivants âgés de moins de 75 ans lors de la survenue de leur AVC) :
    - déficit moteur : 56 % ;
    - handicap de communication (aphasie sévère : séquelles généralement importantes) : 35 % ;
    - troubles de la déglutition : 10 % ;
    - dépendance vis-à-vis d'une tierce personne : 47 %.

La récupération d'une possibilité de marche est habituelle (80 %), même pour des déficits sévères, avec le plus souvent aides techniques (canne, orthèse).

Au-delà de l'objectif vital, l'évaluation et la prise en charge s'inscrivent dans un objectif fonctionnel, c'est-à-dire l'acquisition d'un fonctionnement autonome et d'une qualité de vie satisfaisante au sens de la classification internationale du fonctionnement, du handicap et de la santé (CIF).

2. Récupération et plasticité cérébrale

La récupération qui survient dans les 8 à 10 jours qui suivent un AVC ne correspond pas à de la plasticité cérébrale. Deux mécanismes peuvent expliquer cette récupération rapide :

- la reperfusion de la zone de pénombre ischémique ;
- la résolution de l'œdème péri-lésionnel.

L'essentiel de la récupération se fait dans les 3 premiers mois, mais elle se poursuit jusqu'à 6 mois.

D'importantes variations interindividuelles peuvent être observées ; le pronostic individuel de récupération est donc toujours difficile à préciser.

Les conséquences à 6 mois dépendent de la taille et du site lésionnels (cf. *infra*) mais dépendent aussi du degré et de l'efficience des mécanismes de plasticité engagés, qui sous-tend la récupération.

Les modalités de récupération :

- le plus souvent selon un gradient proximo-distal (de la racine du membre à son extrémité) ;
- de la synergie à la sélectivité : synergies de flexion, puis synergies d'extension, puis mouvement sélectif proximal, puis mouvement sélectif distal ;
- membre supérieur *versus* membre inférieur :
  - membre inférieur : une seule fonction, la marche ; 80 % des patients récupèrent la marche après un AVC (éventuellement avec aide technique et/ou orthèse) ;
  - membre supérieur : fonctionnalité complexe, récupération souvent non fonctionnelle (80 % des patients avec déficit complet initial conservent un déficit de préhension).

3. Critères de pronostic en phase initiale

Si des critères sont classiquement reconnus, la notion de bon pronostic ne fait pas l'objet d'un consensus.

Outils d'évaluation clinique

- Le **score NIHSS** (0 à 42) permet une analyse quantitative des déficiences neurologiques ; le NIHSS initial est prédictif de l'évolution initiale et de l'évolution clinique à 3 mois :
  - NIHSS < 7 : bon pronostic (absence d'aggravation et bonne récupération à 3 mois) ;
  - NIHSS > 16 : mauvais pronostic (surtout si > 22) ;
  - $7 \leq$ NIHSS ≤ 16 : score intermédiaire.
- **Déficit moteur des quatre membres** (lésion bilatérale ou du tronc cérébral) : facteur de mauvais pronostic.
- **Asymétrie pupillaire** (engagement temporal) : facteur de mauvais pronostic.
- **Score de Glasgow** :
  - troubles de vigilance initiaux ou de survenue rapide de mauvais pronostic vital ;
  - valeur prédictive à moyen terme pour la mortalité et la récupération après un AVC récent ;
  - valeur pronostique surtout pour les hémorragies et les infarctus graves.
- **Index de Barthel** (IB) :
  - IB initial : valeur prédictive pour la durée du séjour hospitalier, le niveau de récupération fonctionnelle et la destination à la sortie ;
  - progression de l'IB entre J2 et J15 : un des principaux facteurs prédictifs du devenir fonctionnel à 1 an.

- **Facteurs aggravant le pronostic** :
  - PAS (pression artérielle systolique) et/ou PAM (PA moyenne) élevée, hyperthermie, hypoxie, hyperglycémie ;
  - troubles de déglutition : leur existence et/ou leur persistance à la phase initiale est associée, à moyen et long terme, à un plus mauvais pronostic fonctionnel, à une augmentation du risque d'institutionnalisation et à une augmentation du taux de mortalité ;
  - incontinence urinaire : son existence et/ou sa persistance à la phase initiale est associée à un mauvais pronostic fonctionnel, à une surmortalité à 3 mois et à la diminution de la qualité de vie.

Examens complémentaires

Imagerie (IRM et TDM)

Type (hématome ou infarctus), volume, localisation et nombre de lésions, anomalies préexistantes (leucoencéphalopathie) interviennent dans le pronostic.

- Volume du territoire atteint :
  - corrélé au pronostic vital (hématome et infarctus) ;
  - corrélé au pronostic fonctionnel (si hématome de plus de 30 ml : mauvais pronostic fonctionnel).
- Localisation lésionnelle :
  - corrélée au pronostic vital si hématome de la fosse cérébrale postérieure ;
  - corrélée au pronostic fonctionnel (infarctus) : le pronostic fonctionnel serait plus mauvais en cas d'infarctus de l'artère cérébrale moyenne et d'infarctus cérébraux territoriaux plutôt que sous-corticaux profonds ou jonctionnels.

- Nombre de lésions : corrélé au pronostic fonctionnel, au risque d'épilepsie vasculaire, au risque de détérioration cognitive.
- Anomalies préexistantes :
  - signes de leucoencéphalopathie péjoratifs en termes de pronostic vital et fonctionnel, et associés à une augmentation du risque de récidive d'AVC, de démence vasculaire, de syndrome parkinsonien vasculaire ;
  - microsaignements corrélés au degré de leucoencéphalopathie et associés à une augmentation du risque de récidive ischémique et hémorragique.

Neurophysiologie (potentiels évoqués moteurs, PEM)

Les potentiels évoqués moteurs (PEM) semblent pouvoir donner une valeur pronostique additionnelle par rapport à l'imagerie ou à la clinique :

- corrélation entre PEM des membres supérieurs au stade précoce et pronostic à long terme des AVC ischémiques ;
- intérêt dans les atteintes initiales complètes ou, à l'inverse, dans les formes peu sévères, les PEM renseignant plus sur la récupération de la force que sur la récupération fonctionnelle.

4. Facteurs cliniques influençant le pronostic

Âge et polypathologies

- Âge :
  - associé à un pronostic vital plus péjoratif ;
  - en termes de pronostic fonctionnel : tendance à une influence négative de l'âge, surtout nette au-delà de 85 ans.

- Polypathologie : perte d'autonomie préalable et mauvais état général pré-AVC sont corrélés à une augmentation de la mortalité et de la dépendance.
- Diabète : impact péjoratif sur le pronostic vital et fonctionnel.
- Cardiopathie ischémique et fibrillation atriale : corrélation significative avec risque de décès, d'augmentation du handicap et d'institutionnalisation.

Éléments cliniques péjoratifs

- Déficit postural (non-acquisition d'un équilibre assis).
- Déficit complet du membre supérieur (si déficit complet à 3 semaines après l'AVC, pas de récupération fonctionnelle à 6 mois).
- Déficit massif de la sensibilité profonde.

État thymique et cognitif

- Troubles cognitifs et pronostic fonctionnel :
  - troubles cognitifs non démentiels : influence péjorative sur le devenir fonctionnel à court et moyen terme, avec une récupération plus lente et de moins bonne qualité :
    - héminégligence : influence péjorative sur le pronostic fonctionnel (retard des acquisitions posturales), d'autant plus si associée à une anosognosie ;
    - aphasie : aphasie globale plutôt facteur de mauvaise réponse en rééducation, avec intervention des troubles de compréhension ;
    - apraxies : pas de données suffisantes pour conclure en termes de devenir fonctionnel ;
  - démence post-AVC : associée à un pronostic fonctionnel défavorable (plus grande dépendance dans les AVQ, plus de risque d'institutionnalisation à distance).
- Dépression et devenir fonctionnel :
  - lien entre dépression post-AVC et pronostic fonctionnel ;
  - troubles de l'humeur : cause ou conséquence des troubles fonctionnels ?

5. Facteurs familiaux et sociaux influençant le pronostic

- Entourage familial : acteur essentiel conditionnant le mode de sortie et la durée d'hospitalisation.
- Facteurs favorisant le retour à domicile : vie en couple, âge jeune, niveau modéré de handicap, niveau social.
- Facteurs liés à une durée d'hospitalisation plus courte : soutien familial, sexe masculin.
- Statut socio-économique faible : facteur de risque d'AVC, de mortalité post-AVC, d'institutionnalisation, de dépendance (aide dans les AVQ personnelles).

6. La récupération et la compensation

Au-delà du délai de récupération à proprement parler, l'amélioration fonctionnelle est possible, tenant compte des compensations mises en place et d'une meilleure adaptation au handicap résiduel (utilisation des aides techniques appropriées, aménagement de l'environnement).

La figure 2.8 montre l'évolution du score moteur (par exemple, score NIHSS), traduisant une récupération partielle dans le cas présent, en parallèle de l'évolution du score de la mesure d'indépendance fonctionnelle (amélioration fonctionnelle et de l'autonomie).

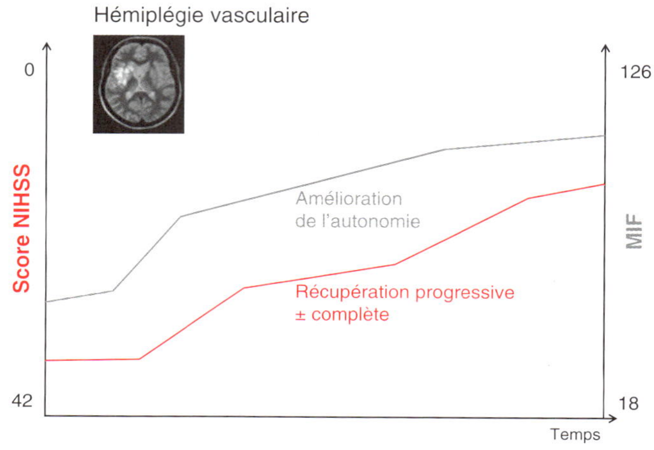

Fig. 2.8. Courbe de l'évolution du score moteur de l'hémiplégie vasculaire.

B. Exemple de la lésion médullaire traumatique

1. Épidémiologie

- Incidence : 1 500 à 2 000 nouveaux cas par an en France.
- Hommes (3/1), jeunes (50 % < 25 ans).
- Mortalité 17 %, mais 7 % si lésion médullaire isolée.
- Étiologie :
  - traumatique : AVP (70 %), chutes de hauteur, plongeon ;
  - tumorale, infectieuse, inflammatoire (SEP…).

2. Évaluation clinique

Pour l'évaluation clinique initiale et de suivi, on utilise le score ASIA (*American Spinal Injury Association*) et grade AIS (*ASIA Impairment Scale*) (cf. item 91 au chapitre 7).

3. La récupération

Le pronostic de récupération dépend de la sévérité de la lésion, de son caractère complet ou incomplet et du tableau clinique initial, évalué par le score ASIA.

Facteurs pronostiques

Examen initial, à 72 heures et à une semaine (valeur pronostique du score ASIA durant la première semaine post-lésion).

Facteurs pronostiques favorables

- Existence d'une épargne sacrée.
- Zone de préservation partielle étendue.
- Sensibilité à la piqûre préservée en dessous de la lésion.

Facteurs pronostiques liés au score ASIA (grades AIS) (cf. item 91 au chapitre 7)

Meilleure récupération pour les grades D, moins bonne pour les grades A.

Moins bonne récupération pour les étiologies traumatiques (qui sont plus susceptibles d'avoir des lésions complètes).

- AIS A :
  - 10 à 15 % s'améliorent d'au moins 1 grade AIS ;
  - 2 % récupèrent une motricité fonctionnelle en dessous de la lésion à 1 an.
- AIS B :
  - 1/3 restent moteurs complets ;
  - 1/3 évoluent vers un grade C ;
  - 1/3 vers un grade D ou E.

4. La compensation

Une récupération absente, faible ou incomplète des déficits n'empêche pas une amélioration fonctionnelle (compensation) et une autonomie (par exemple, équilibre assis, apprentissage des transferts pour les paraplégiques ou tétraplégiques bas, choix du fauteuil roulant et apprentissage de sa conduite, apprentissage des autosondages).

La courbe de l'évolution du score moteur (par exemple, score ASIA) de la **figure 2.9**, traduit l'absence de récupération dans le cas présent, en parallèle de l'évolution du score de la mesure d'indépendance fonctionnelle (amélioration fonctionnelle et de l'autonomie).

Qu'il s'agisse de tissu nerveux ou des autres tissus, établir un pronostic fonctionnel suppose donc de tenir compte :

- des conséquences directes de la lésion ;
- des conséquences indirectes liées notamment à la perte d'activité physique (cf. item 247 au chapitre 12) et cognitive ;
- du « terrain » : âge mais surtout co-morbidités ;
- de l'environnement (humain et matériel, contraintes sociales…).

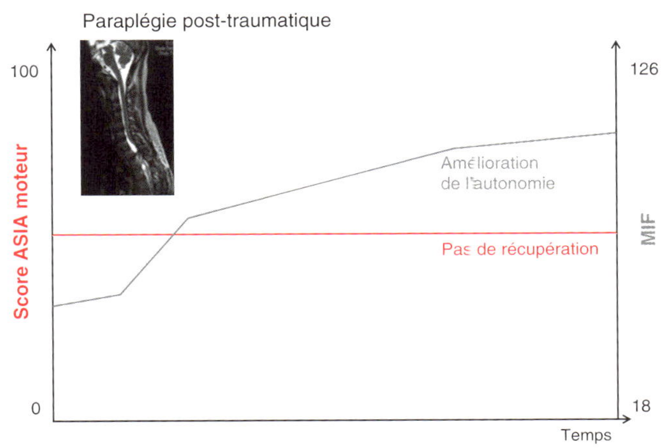

Fig. 2.9. Évolution du score moteur de la paraplégie post-traumatique.

IV. Aides au retour à domicile de la personne handicapée

- **Les questions à se poser** :
  - nécessité d'aides humaines ?
  - nécessité d'aides matérielles ?
  - nécessité d'aides financières ?
  - si fauteuil roulant, accessibilité ?
  - aptitude à la conduite automobile ?
  - alternatives au retour à domicile ?
- **Pour y répondre** :
  - évaluation des déficiences ;
  - évaluation des limitations d'activité (par exemple, mesure d'indépendance fonctionnelle, cf. *supra*) ;
  - évaluation des restrictions de participation.
- Importance du **contexte** : environnemental, socio-familial, professionnel.
- Importance de l'**anticipation** (démarches administratives) et du suivi (lien avec le médecin traitant, consultation de suivi).

A. Aides humaines : lesquelles ? quel(s) financement(s) ?

- IDE/ASD (cabinet infirmier libéral ou service de soins à domicile) :
  - pansements, sondages urinaires, soins de trachéotomie ;
  - surveillance de la prise du traitement ;
  - aide à la toilette et à l'habillage.
  - Assurance maladie (sur prescription médicale) et mutuelle en fonction de la pathologie et d'une prise en charge éventuelle à 100 % en affection longue durée.
- Tierce personne (auxiliaire de vie ou membre de la famille) :
  - aide pour les actes de la vie quotidienne (toilette, habillage, prise des repas) ;
  - < 60 ans : PCH (prestation de compensation du handicap) (MDPH) ;
  - > 60 ans et GIR ≤ 4 : APA (allocation personnalisée d'autonomie, APA) (Conseil général) ;
  - > 60 ans et GIR 5 ou 6 : PAP (plan d'action personnalisé, PAP) (assurance maladie).
- Aide ménagère : entretien, courses, confection des repas (pas de soins de nature médicale).
  - Mutuelle, assurance accidents de la vie, APA dans certains cas, ressources personnelles.
- Portage des repas (participation PAP ou APA possible dans certains cas).
- Hospitalisation à domicile (HAD) : si soins complexes et/ou techniques :
- service d'accompagnement médico-social pour adultes handicapés (SAMSAH) (< 60 ans et orientation MDPH) (prestations de soins et projet de vie) si accompagnement et coordination nécessaire ;
- service d'accompagnement à la vie sociale (SAVS) en fonction du projet de vie.

B. Aides matérielles : lesquelles ? quel(s) financement(s) ?

- Équipements pris en charge par l'**assurance maladie**, sur la base du tarif de remboursement (liste des produits et prestations remboursables, LPPR) :
  - lit médicalisé ;
  - chaise garde-robe ;
  - lève-malade ;
  - matelas anti-escarre ;

- fauteuil roulant manuel ou électrique ;
- canne(s) ;
- déambulateur.

- Équipements non pris en charge par l'assurance maladie (participation possible de la **MDPH** ou de l'**APA**, cf. *infra*) :
  - barres d'appui ;
  - rehausseur de cuvette de toilettes ;
  - siège pivotant de baignoire ;
  - aide informatisée à la communication ;
  - système de téléalarme.

C. Ressources financières et invalidité : quels financements ?

- **Pension d'invalidité** (Sécurité sociale) pour les personnes ayant exercé une activité salariée et de **moins de 60 ans** :
  - catégorie 1 : avec activité professionnelle adaptée possible (pension = 30 % salaire annuel moyen) ;
  - catégorie 2 : avec ou sans activité professionnelle possible (pension = 50 % salaire annuel moyen) ;
  - catégorie 3 : avec majoration pour l'assistance d'une tierce personne.
- **Allocation adulte handicapé** (MDPH) pour les personnes n'ayant jamais ou insuffisamment travaillé et de **moins de 60 ans** :
  - avec taux d'incapacité ≥ 80 % et âge > 20 ans ;
  - le montant tient compte des ressources (maximum en 2014 : 790,18 €).
- **Prestation de compensation du handicap** (MDPH) (**moins de 60 ans**) : complément pour aides humaines, acquisition de matériels et/ou aménagement logement ou véhicule.
- **Allocation logement** (CAF).
- **Assurances privées** : indemnisation en cas de tiers responsable ou assurance personnelle préalable.
- Indemnisation attribuée dans le cadre de la **réparation du préjudice** (recours pénal à la suite d'un accident ou d'un dommage).
- **Allocation personnalisée d'autonomie** (APA) (Conseil général) pour les personnes de plus de 60 ans :
  - le montant tient compte des ressources ;
  - selon les besoins évalués en dépendance par la grille AGGIR (GIR ≤ 4).

D. Accessibilité du logement et de la ville : quel financement ?

- Accessibilité du **logement** en intérieur et en extérieur. Selon les cas :
  - possibilité de déplacement en fauteuil roulant : largeur de portes, plan incliné, ascenseur… ;
  - possibilité de déambulation avec cannes ou déambulateur ;
  - hauteur de lit ;
  - facilité d'ouverture de certaines portes (portes automatiques) ;
  - contrôle de l'environnement (domotique) ;
  - aménagement des toilettes, de la salle de bains.
- Financements spécifiques possibles par la CDAPH (**MDPH**).
- Accessibilité de la **ville** :

- loi du 11 février 2005 ;
- obligations en matière d'accessibilité des villes, des lieux recevant du public et des transports ;
- accessibilité extérieure et circulation intérieure.

E. Conduite automobile et handicap

- Arrêté du 31 août 2010 (*JO* du 14 septembre 2010) : liste des affections et incapacités incompatibles avec l'obtention ou le maintien du permis de conduire (véhicule léger ou lourd) ou donnant lieu à la délivrance de permis de conduire de durée de validité limitée.
- Permis BF (aménagement spécifique) ou BEA (embrayage automatique).
- Nécessité de passer devant la commission départementale du permis de conduire (ou auprès d'un médecin agréé, liste départementale) et de faire pratiquer les aménagements nécessaires.
- **Aménagements possibles** :
  - boule au volant pour une conduite avec un seul membre supérieur ;
  - regroupement des commandes au volant en cas d'incapacité des membres inférieurs ;
  - accès au véhicule pour une personne en fauteuil roulant.
- **Aide financière possible** par la MDPH ou l'AGEFIPH ou le fonds d'insertion des personnes handicapées (fonction publique) en cas d'objectif professionnel (cf. *infra*).
- Modifications à signaler à l'assureur du véhicule.

F. Structures d'hébergement pour personnes adultes handicapées

Elles sont envisagées lorsque le maintien ou le retour à domicile n'est pas possible.

1. Pour les enfants

Cf. item 54 au chapitre 4.

2. Pour les adultes de moins de 60 ans

Accès ouvert par décision de la CDAPH (MDPH), en fonction du niveau de dépendance (croissant) :

- **foyers d'hébergement** : gîte et couvert pour des travailleurs handicapés mentaux et physiques en établissement et service d'aide par le travail (**ESAT**) ou en entreprise adaptée ;
- **foyers de vie ou foyers occupationnels** : personnes handicapées ne nécessitant pas de soins mais ne pouvant pas travailler ;
- **foyers d'accueil médicalisé** (FAM) :
  - adultes très dépendants ;
  - soins pris en charges par la caisse d'assurance maladie ;
  - hébergement à la charge du pensionnaire ou de l'aide sociale départementale ;
- **maisons d'accueil spécialisé** (MAS) :
  - personnes handicapées totalement dépendantes pour des raisons psychiques et/ou physiques ;
  - financement assuré par l'assurance maladie.

3. Pour les adultes de plus de 60 ans

- Structures spécifiques (foyer-logement, établissement d'hébergement pour personnes âgées dépendantes EHPAD).
- Part financière restant à charge de la personne plus importante.

V. Orientation professionnelle de la personne handicapée

A. Généralités

L'activité professionnelle joue un rôle important dans la réadaptation et l'insertion sociale des personnes handicapées. Les bénéfices que le travail apporte à celles-ci sont évidents : indépendance financière, mais aussi estime de soi, revalorisation psychologique, sentiments de normalisation sociale, de ne pas être exclu ni marginalisé, occasions de rencontres et de contacts humains. La collectivité est elle aussi concernée par la reprise du travail des adultes en âge de travailler, car une part importante du coût social du handicap provient des arrêts de travail prolongés et des inaptitudes définitives. De plus, la participation des personnes handicapées à l'économie du pays est ainsi amplifiée.

Les procédures diffèrent selon qu'il s'agit d'un jeune qui n'a jamais travaillé et arrive en âge de le faire (cas cliniques), ou d'un adulte qui est victime d'un handicap acquis qui souhaite reprendre une activité professionnelle (paragraphe c, cas clinique 6).

B. Les organismes concernés

L'aide à l'orientation, la formation et le reclassement professionnel des personnes handicapées font partie des missions des Maisons départementales des personnes handicapées, supervisées par la Caisse nationale de solidarité pour l'autonomie CNSA.

La **CDAPH** (commission de la MDPH):

- se prononce sur l'aptitude au travail, l'orientation de la personne vers le milieu ordinaire de travail, avec éventuellement une formation en centre de rééducation professionnelle ou des aménagements du poste de travail, ou vers le milieu protégé (Etablissements et Services d'Aide par le Travail ESAT) ;
- reconnaît la Qualité de travailleur handicapé (RQTH) ;
- peut attribuer :
  - l'Allocation aux Adultes Handicapés, si la personne est âgée de moins de 60 ans, réside en France, ne dépasse pas un plafond de ressources et présente un taux d'incapacité égal ou supérieur à 80%, ou supérieur à 50% avec « restriction sévère et durable de l'accès à l'emploi »,
  - le complément de ressources lorsque la capacité de travail est < 5%.

L'Association pour la Gestion du Fonds pour l'Insertion professionnelle des Personnes Handicapées (AGEFIPH) est un autre organisme participant à l'insertion professionnelle. En effet, une loi de 1987 renforcée par la loi du 11 février 2005 prévoit que toute entreprise employant plus de 20 salariés doit réserver une proportion de 6 % de l'effectif à des travailleurs handicapés, et les employeurs qui ne peuvent s'acquitter de cette obligation doivent verser à l'AGEFIPH une contribution annuelle proportionnelle au nombre des bénéficiaires qu'ils auraient dû employer. L'AGEFIPH finance l'insertion professionnelle des personnes handicapées et peut être sollicitée pour des aides particulières.

Un fonds similaire pour l'insertion des personnes handicapées dans la **fonction publique (FIPH)** a été créé en 2005.

Les **SAMETH (Service d'Appui au Maintien dans l'Emploi des Travailleurs Handicapés)** financés par l'AGEFIPH peuvent être sollicités par les entreprises privées, les établissements publics et les travailleurs indépendants afin d'obtenir des conseils juridiques et des aides humaines financières et techniques en vue de favoriser le maintien d'une personne handicapée à son poste. Il existe 99 SAMETH, présents dans tous les départements.

Enfin, des **organismes privés ou publics** (Media-Entreprise, Cap Emploi, Pôle Emploi) peuvent être contactés pour la recherche de postes ou d'emplois vacants correspondant aux aptitudes de la personne handicapées.

C. Retour au travail de l'adulte handicapé salarié

1. Reprise de l'activité antérieure au même poste

Après avis du médecin du travail et aides éventuelles (AGEFIPH, entreprises privées ; FIPH, secteur public) ou aménagement par exemple, d'une période de mi-temps thérapeutique.

2. Changement d'activité

- Dans l'entreprise antérieure : après avis du médecin du travail qui peut formuler des restrictions d'emploi ou des aménagements du poste, et avec ou sans reconnaissance par la CDAPH du statut de travailleur handicapé (RQTH).
- Dans une autre entreprise :
  - aide par la CDAPH, parfois caisse d'assurance maladie ;
  - puis organismes d'insertion sur le marché du travail (avec ou sans RQTH).

3. Aides

- Aides financières
  - Pension d'invalidité de la caisse d'assurance maladie, obligatoire après 3 ans d'arrêt :
    - groupe 1 : activité professionnelle possible ;
    - groupe 2 : sans activité professionnelle ;
    - groupe 3 : avec majoration tierce personne.
  - Rente accident du travail ou maladie professionnelle.
  - Allocation adulte handicapé dans les autres cas (cumulable avec les rentes).
- Démarche précoce d'insertion socioprofessionnelle :

L'association COMÈTE France, la Société Française de Médecine du Travail et la Société Française de Médecine Physique et de Réadaptation ont rédigé une recommandation de bonne pratique, « *Démarche précoce d'insertion socioprofessionnelle en établissements de soins de suite et de réadaptation spécialisés relevant des champs de compétences de la médecine physique et de la réadaptation* », validée par la HAS (juillet 2011) : http://www.inrs.fr/dms/inrs/CataloguePapier/DMT/TI-TM-19/tm19.pdf .

Cette recommandation décrit le contenu du processus et les moyens à mobiliser pour mettre en œuvre une **démarche précoce d'insertion socioprofessionnelle** (DPI) au sein d'un établissement de soins de suite et de réadaptation spécialisé. La finalité de la DPI est d'intégrer au plus tôt la dimension socioprofessionnelle dans le projet de soins de la personne en situation de handicap.

Cas clinique 5

Accéder au monde du travail

Bernard, 19 ans, présente depuis l'enfance une épilepsie généralisée primaire et des difficultés d'apprentissage. L'étiologie précise n'a pas pu être déterminée. Il termine une scolarité en institut médico-éducatif et aimerait travailler dans le domaine de l'entretien des parcs, jardins et espaces verts. Vous lui conseillez :

A De s'inscrire dans un lycée agricole.

B De déposer à la maison départementale des personnes handicapées (MDPH) une demande de formation professionnelle dans ce secteur.

C De s'inscrire à Pôle Emploi en tant que demandeur d'emploi.

D De déposer à la maison départementale des personnes handicapées une demande de reconnaissance de travailleur handicapé.

E De contacter un établissement et services d'aide par le travail (ESAT) que vous connaissez, où on s'occupe d'horticulture.

Les propositions B et D sont exactes. Le jeune homme doit s'adresser à la MDPH de son département. Son dossier sera examiné par la commission pour les droits et l'autonomie des personnes handicapées (CDAPH) qui étudiera sa situation en équipe pluridisciplinaire et évaluera en premier lieu son aptitude à l'emploi en milieu ordinaire ou en milieu protégé. La CDAPH pourra prononcer une reconnaissance de la qualité de travailleur handicapé (RQTH) et formuler une orientation vers un centre de rééducation professionnelle.

Les centres de rééducation professionnelle proposent aux personnes handicapées (après RQTH ou après accident du travail ou maladie professionnelle) des formations professionnelles, un accompagnement pédagogique et médico-social ainsi qu'une aide à la recherche d'emploi et à l'intégration sociale et professionnelle. Ils proposent des formations de pré-orientation, des formations préparatoires ou des formations qualifiantes (du niveau BEP/CAP au niveau bac + 2).

Bernard deviendra alors stagiaire de la formation professionnelle. Pendant sa formation, il percevra une rémunération (650 € mensuels en 2014) ou l'allocation aux adultes handicapés (AAH, jusqu'à 790 € mensuels en 2014). C'est à l'issue de cette formation qu'il pourra chercher un emploi en milieu ordinaire avec l'aide de structures de type Cap Emploi, avec des priorités ou au titre des emplois réservés.

Si les crises de Bernard et/ou ses difficultés d'apprentissage paraissent peu compatibles avec un emploi en milieu ordinaire, il est possible que la CDAPH formule une orientation vers le travail protégé. Dans les établissements de type ESAT, il n'est théoriquement pas exigé de rendement de productivité et les activités sont aménagées et adaptées aux capacités des travailleurs handicapés. Le jeune homme peut contacter lui-même l'établissement (proposition E) pour se renseigner, voir si cela lui plairait, mais la demande d'admission devra passer par la MDPH.

Les propositions A et C ne sont pas satisfaisantes. En effet, il est trop âgé et n'a probablement pas le niveau pour se porter candidat à un lycée agricole en sortant d'IME. Et ses chances de trouver un emploi en milieu ordinaire sans formation par les structures d'insertion type Pôle Emploi sont faibles, du fait de la concurrence avec les personnes qui n'ont pas problème de santé.

Cas clinique 6

Reprendre le travail

Daniel, 38 ans, employé dans une grande surface de bricolage, a été victime d'une lombalgie aiguë en soulevant un objet lourd dans le magasin. Déclaration d'accident de travail (AT). L'évolution s'est faite de façon moyennement favorable. Il a repris le travail. L'AT a été consolidé. Il n'a pas été proposé un programme de rééducation rachidienne structuré, simplement une kinésithérapie libérale à laquelle le patient adhère modestement. Malgré un aménagement du poste prescrit par le médecin du travail, les choses ne se passent pas bien. Au cours de l'année suivante de multiples arrêts maladie surviennent et des consultations de spécialistes sont nécessaires. Il n'y a pas de changement dans la symptomatologie ni dans les propositions thérapeutiques. Après un nouvel arrêt prolongé, le médecin du travail prononce une inaptitude au poste, sans reclassement possible au sein de l'entreprise. Que faut-il faire ?

A Demander un reclassement professionnel à la MDPH.

B Demander une pension d'invalidité de groupe 2 à la Sécurité sociale.

C Demander une reconnaissance de la qualité de travailleur handicapé.

D Demander une allocation adultes handicapés.

E Demander la révision de la rente AT au titre de rechute.

Le patient étant inapte à son travail, mais pas à tout travail, il faut en effet constituer un dossier MDPH en vue d'un reclassement professionnel et d'une reconnaissance de la qualité de travailleur handicapé (propositions A et C). Sur le plan de la réparation financière, ce patient est assuré social et en régime d'accident de travail, non de maladie : il relève d'une rente AT proportionnelle au taux d'incapacité et qui peut en effet être révisée en cas d'évolution défavorable (proposition E). Une AAH, qui est cumulable avec la rente AT, peut aussi être envisagée (proposition D).

On peut enfin s'interroger légitimement sur la place de la rééducation dans cette situation : si un programme structuré avait été prescrit et suivi, aurait-on évité cette évolution ? Le rôle de la rééducation dans la prévention secondaire de la désinsertion professionnelle et le maintien dans l'emploi doit être souligné ; l'intérêt d'une démarche précoce d'insertion professionnelle par une équipe pluridisciplinaire dès l'admission d'une personne handicapée en structure de soins de suite et réadaptation (SSR) a fait l'objet de recommandations.

Points clés

- Définitions :
  - déficience : altérations de la fonction organique ou de la structure anatomique, telles qu'un écart ou une perte importante ;
  - activité : exécution d'une tâche ou d'une action par une personne ;
  - participation : implication d'une personne dans une situation de vie réelle ;
  - handicap selon la loi du 11 février 2005 : limitation d'activités ou restriction de participation à la vie en société, subie dans son environnement par une personne, en raison d'une altération substantielle, durable ou définitive, d'une ou plusieurs fonctions physiques, sensorielles, mentales, cognitives ou psychiques, d'un polyhandicap ou d'un trouble de santé invalidant.
- Il faut évaluer la fonction et les handicaps parce que c'est très souvent de cette manière que le patient exprime sa plainte et que c'est ainsi qu'il évalue les traitements.
- Il est important de connaître le retentissement fonctionnel d'une maladie ou d'un traumatisme :
  - pour établir la réalité des handicaps, en mesurer la sévérité et en suivre l'évolution ;
  - pour orienter les choix thérapeutiques et évaluer l'efficacité des traitements ; pour évaluer le coût et l'intérêt des différentes techniques de rééducation et d'adaptation ;
  - pour argumenter les mesures de protection juridique et d'indemnisation.
- La mesure d'indépendance fonctionnelle (MIF) et l'index de Barthel sont des outils génériques qui s'appliquent à tous les handicaps quelle qu'en soit l'origine.
- Les implications professionnelles et sociales des handicaps sont très importantes et concernent : la vie personnelle et familiale, la vie sociale (accessibilité des lieux publics et privés, transports, loisirs), la vie professionnelle, le vécu et la perception par les autres (problèmes de l'image du handicap).
- Les maisons départementales des personnes handicapées regroupent l'ensemble des structures d'orientation, de conseils et d'aide aux personnes handicapées (guichet unique). Leurs deux composantes sont la commission des droits et de l'autonomie des personnes handicapées et l'équipe pluridisciplinaire qui évalue le besoin de compensation.
- La loi du 11 février 2005 reconnaît un droit à compensation du handicap pour toute personne handicapée, indépendant des ressources. Les personnes handicapées peuvent solliciter des aides humaines, techniques ou financières.
- La plasticité du système nerveux central :
  - est responsable d'une partie de la récupération observée à distance (après 10 jours) d'un accident neurologique aigu, après disparition de l'œdème et des phénomènes de pénombre ;
  - concerne tous les tissus.
- Si certains éléments d'examen clinique sont des facteurs pronostiques, en particulier synthétisés dans les scores cliniques, l'imagerie et les explorations neurophysiologiques (potentiels moteurs) apportent des éléments complémentaires importants pour définir un pronostic à la phase initiale.
- Le pronostic de participation sociale dépend de très nombreux facteurs intrinsèques et extrinsèques au patient.

Quelques sites utiles

AGEFIPH, Emploi des personnes handicapées : www.agefiph.fr/
CNSA, Caisse nationale de solidarité pour l'autonomie : www.cnsa.fr/
FIPH, Fonds pour l'insertion des personnes handicapées dans la fonction publique : www.fiphfp.fr/
Les centres de rééducation professionnelle (revue Handipole, n° 27, décembre 2007) : http://www.handipole.org/spip.php?article764
Ministère du Travail, des Relations sociales et de la Solidarité et de la Ville : www.travail-solidarite.gouv.fr/espaces/handicap/

Pour en savoir plus

Orientation des patients atteints d'AVC. Conférence d'experts avec audition publique. (SOFMER, SFNV, SFGG), octobre 2008.

Accidents vasculaires cérébraux. Document du Collège des enseignants de neurologie : http://www.cen-neurologie.asso.fr.

Boroojerdi B, Ziemann U, Chen R, Bütefisch CM, Cohen LG. Mechanisms underlying human motor system plasticity. Muscle Nerve 2001 ; 24 : 602–13.

Calautti C, Baron JC. Functional neuroimaging studies of motor recovery after stroke in adults : a review. Stroke 2003 ; 34 : 1553–66.

Carey LM, Abbott DF, Egan GF, O'Keefe GJ, Jackson GD, Bernhardt J,. et al. Evolution of brain activation with good and poor motor recovery after stroke. Neurorehabilitation and Neural Repair 2006 ; 20 : 24–41.

Duncan PW, Goldstein LB, Matchar D, Divine GW, Feussner J. Measurement of motor recovery after stroke. Outcome assessment and sample size requirements. Stroke 1992 ; 23 : 1084–9.

Feeney DM, Baron JC. Diaschisis. Stroke J Cereb Cir 1986 ; 17 : 817–30.

Ferry-Lemonnier E. La prévention et la prise en charge des accidents vasculaires cérébraux en France. Rapport au ministère de la Santé et des Sports ; 2009.

Hakkennes S, Brock K, Hill KD. Selection for inpatient rehabilitation after acute stroke : a systematic review of the literature. Arch Phys Med Rehabil 2011 ; 92 : 2057–70.

Jorgensen HS, Nakayama H, Raaschou HO, Vive-Larsen J, Stoier M, Olsen TS. Outcome and time course of recovery in stroke. Part II : Time course of recovery. The Copenhagen Stroke Study. Arch Phys Med Rehabil 1995 ; 76:406–12.

Marino RJ, Ditunno JF, Donovan WH, Maynard F. Neurologic recovery after traumatic spinal cord injury : data from the model spinal cord injury systems. Arch Phys Med Rehabil 1999 ; 80 : 1391–6.

Weiller C, Ramsay SC, Wise RJ, Friston KJ, Frakowiak RS. Individual patterns of functional reorganization in the human cerebral cortex after capsular infarction. Ann Neurol 1993 ; 33 : 181–9.

Wilkinson PR, Wolfe CD, Warburton FG, Rudd AG, Howard RS, Ross-Russell RW, Beech RR. A long-term follow-up of stroke patients. Stroke 1997 ; 28 : 507–12.

CHAPITRE

3

Principales techniques de rééducation et de réadaptation

Alain Yelnik, Johann Beaudreuil

Item 118 Les principales techniques de rééducation et de réadaptation.

Objectifs pédagogiques

- Connaître le rôle et les compétences des différents professionnels de santé dans le projet de rééducation réadaptation d'une personne en situation de handicap.
- Argumenter les principes d'utilisation des principales techniques de rééducation et de réadaptation, planifier le suivi médical et en argumenter l'arrêt.
- Savoir prescrire la masso-kinésithérapie et l'orthophonie.

Cet item est en lien avec de très nombreux items du programme : Item 54, l'enfant handicapé ; Item 92, rachialgie ; Item 93, radiculalgie ; Item 95, polyradiculonévrite ; Item 101, vertige ; Item 102, sclérose en plaques ; Item 103, Parkinson ; Item 107, troubles de la marche et de l'équilibre ; Item 116, complications de l'immobilité ; Item 125, arthrose ; Item 128, troubles de la marche et de l'équilibre du sujet âgé ; Item 192, polyarthrite rhumatoïde ; Item 193, spondylarthrite inflammatoire ; Item 195, syndromes douloureux régionaux complexes ; Item 205, bronchopneumopathies chroniques obstructive (BPCO) ; Item 334, syndrome coronarien aigu ; Item 335, accidents vasculaires cérébraux.

I. Rôles et compétences des différents professionnels de santé dans un projet de rééducation et de réadaptation

A. Médecins

Le médecin a la responsabilité de prescrire ou de ne pas prescrire la rééducation. Il doit donc en connaître les mécanismes d'action, indications et contre-indications.

Le thérapeute a la responsabilité du choix des techniques et de leur mise en œuvre.

Médecine physique et de réadaptation

La prescription suppose un diagnostic médical précis et des objectifs clairement énoncés. Elle doit être suivie d'évaluation des résultats avec le thérapeute et s'adapter à l'évolution et à la survenue d'éventuelles complications comme pour tout traitement, médicamenteux ou non.

1. Programme de rééducation simple, prise en charge en ambulatoire

Médecin généraliste

Il est quotidiennement confronté à des besoins d'un programme simple de rééducation au cours duquel il est en relation directe avec l'auxiliaire médica , kinésithérapeute et orthophoniste essentiellement, qui sont les deux professions prises en charge par la Sécurité sociale. Parmi les situations les plus fréquentes, citons :

- la prise en charge des problèmes simples et courant d'orthopédie, de traumatologie (en particulier sportive et de rhumatologie comme les conséquences de l'arthrose des membres, la pathologie rachidienne chronique, les pathologies péri-articulaires, les entorses de cheville);
- la lutte contre les conséquences de l'immobilité et du décubitus chez les personnes âgées;
- l'utilisation de traitements physiques dans les pathologies bronchiques (BPCO, bronchiolite du petit enfant…);
- le suivi de pathologies neurologiques en particulier après accident vasculaire cérébral et en cas de maladie chronique (maladie de Parkinson, sclérose en plaques…);
- le traitement d'une incontinence urinaire de la femme;
- la réalisation d'un bilan et la rééducation d'un bégaiement ou de troubles de l'articulation de l'enfant voire des troubles du développement plus complexes dans le cadre éventuel d'un retard scolaire.

Autres spécialistes

Outre le spécialite en MPR, de nombreux spécialistes sont également amenées à prolonger leurs interventions par celle du kinésithérapeute ou de l'orthophoniste de ville : orthopédiste, rhumatologue, neurologue, ORL, pédiatre, cardiologue, pneumologue…

2. Programmes de rééducation complexe

Ils nécessitent l'intervention conjointe de plusieurs professions de rééducation et de réadaptation, l'avis d'un médecin spécialiste en médecine physique et de réadaptation (MPR) et souvent la coordination des actes de rééducation par celui-ci.

La médecine physique et de réadaptation a pour objectif la prévention et la réduction des handicaps secondaires aux affections médicales ou traumatiques, quelle qu'en soit l'étiologie dans le domaine des fonctions motrices, cognitives, vésicosphinctériennes et cardiorespiratoires.

Les rôles du médecin MPR :

- diagnostic, suivi médical, dépistage et traitement des diverses conséquences et complications propres à de nombreuses pathologies;
- évaluation des déficiences et des handicaps (limitation d'activité, restriction de participation, cf. item 115 au chapitre 2) pour des prescriptions complexes ou expertises;
- évaluation du pronostic et de la place de la rééducation;
- prescription et coordination d'actes complexes de rééducation et de réadaptation;
- éducation thérapeutique;
- aide à l'orientation et à la réinsertion;
- suivi médical au long cours des personnes handicapées

Le médecin MPR exerce soit en activité entièrement libérale soit plus souvent dans le cadre de structures spécialisées, services hospitaliers ou centres de MPR, permettant une prise en charge pluridisciplinaire en hospitalisation complète ou en hospitalisation de jour.

B. Professions paramédicales (auxiliaires médicaux)

Toutes les professions de la rééducation ont pour objectif :

- la récupération des déficiences (motrices, cognitives, vésicosphinctériennes…);
- la réduction des limitations d'activité;
- *in fine*, le maintien ou l'accession à la meilleure participation sociale possible.

Elles exercent par des actions :

- d'évaluation des déficiences et limitation d'activité;
- de rééducation spécifique;
- d'adaptation aux déficiences persistantes.

1. Le masseur kinésithérapeute

La kinésithérapie désigne étymologiquement le traitement par le mouvement. Le diplôme d'État de masseur-kinésithérapeute existe depuis 1946. Il est délivré après une formation effectuée en 3 ans (4 ans à partir de 2015) après une année de préparation donnant l'équivalence d'un Master. Les kinésithérapeutes exercent sur prescription médicale principalement en activité libérale (environ 85 %) ou en activité salariée dans un établissement hospitalier ou centre de rééducation.

Le masseur kinésithérapeute a pour rôles :

- l'évaluation de déficiences physiques et limitations d'activité;
- les soins de rééducation;
- l'éducation, par exemple avant une intervention chirurgicale ou pour autoentretien d'affections chroniques.

Il peut être amené à participer à la prévention primaire comme, par exemple, la prévention des troubles musculosquelettiques en entreprise.

2. L'ergothérapeute

L'ergothérapie est la rééducation par les activités manuelles — étymologiquement « par le travail ». L'ergothérapie est indiquée dans la rééducation des troubles sensitivomoteurs touchant principalement la préhension, mais elle a aussi un rôle essentiel dans la rééducation des troubles neuropsychologiques et en psychiatrie. Elle inclut également une importante part d'évaluation et de conseils en réadaptation et aménagement de l'environnement pour diminuer les handicaps. Le diplôme d'État est délivré à l'issue d'un enseignement de 3 ans avec l'équivalence de licence. L'ergothérapeute effectue ses soins sur prescription médicale, généralement en milieu hospitalier ou en centre de rééducation car cette activité n'a pas de lettre clé dans la nomenclature générale de la Sécurité sociale et ne fait donc pas l'objet de remboursement.

3. L'orthophoniste

Les études d'orthophonie comportent un parcours de dix semestres avec une équivalence de Master 2. L'orthophonie consiste à prévenir, évaluer et prendre en charge aussi précocement que possible les troubles de la voix, de l'articulation, de la communication, de la parole, de la déglutition oropharyngée ainsi que les troubles associés à la compréhension orale et écrite et à son expression. L'orthophoniste exerce sur prescription médicale soit en activité libérale soit dans le cadre d'une activité hospitalière.

4. Le psychomotricien

Le diplôme d'État de psychomotricité est délivré à l'issue d'un enseignement de 3 ans.

La psychomotricité a pour objet de prévenir ou traiter l'altération du développement psychomoteur et de l'organisation psychomotrice d'un patient à tous les âges de la vie.

Initialement dédié à la prise en charge des troubles moteurs d'origine psychologique, le psychomotricien est surtout présent dans le domaine de l'enfance et de l'adolescence inadaptée mais la psychomotricité a pris une place très utile en gériatrie et, plus récemment, en rééducation neurologique auprès de patients cérébrolésés, notamment traumatisés crâniens. Le psychomotricien contribue au traitement des déficiences intellectuelles, des troubles caractériels ou de la personnalité, des troubles de la régulation émotionnelle et relationnelle et des troubles de la représentation du corps d'origine psychique ou physique.

Le psychomotricien a pour objectif d'aider le patient à maîtriser son corps, améliorer son comportement voire si possible, corriger ses troubles. Il utilise des techniques de relaxation dynamique, d'éducation gestuelle et d'expression corporelle ou plastique.

5. L'orthoptiste

Le certificat de capacité d'orthoptiste est délivré après un enseignement de 3 ans. L'orthoptiste est spécialisé dans le dépistage et la rééducation des troubles visuels (strabisme, défaut de convergence, amblyopie…).

6. Le pédicure-podologue

Le diplôme d'État est délivré à l'issue d'un enseignement de 3 ans. Le pédicure-podologue peut soigner sans prescription médicale. Il réalise :

- les soins de pied (ongles, durillons, cors) à l'exclusion de toute intervention pouvant provoquer l'effusion de sang ;
- les semelles orthopédiques et les orthoplasties. Il peut procéder au renouvellement d'une prescription médicale initiale d'orthèse plantaire datant de moins de 3 ans.

C. Autres professions

1. Le psychologue

L'exercice de la profession se fait après 5 années d'études universitaires et le passage d'un master spécifique. Le psychologue participe au programme de rééducation des patients qui présentent des déficiences complexes, le plus souvent neurologiques (traumatismes crâniens et accidents vasculaires cérébraux, lésions médullaires graves…) et participe à l'accompagnement des différentes étapes de la réadaptation.

Outre le soutien psychologique du patient et de la famille, les domaines principaux d'activité du psychologue sont l'évaluation des troubles psychologiques, de la personnalité et de l'intelligence à l'aide de tests adaptés. Plusieurs orientations sont possibles au sein de la profession de psychologue, susceptibles d'intervenir lors de la rééducation et de la réadaptation : les neuropsychologues réalisent des évaluations et éventuellement la rééducation des troubles cognitifs secondaires à des lésions cérébrales (troubles de la mémoire, de l'attention par exemple) ; les psychologues du travail peuvent intervenir lors des démarches de réinsertion professionnelle.

2. L'assistant socio-éducatif

Les assistants socio-éducatifs exercent des fonctions visant à aider les personnes, les familles ou les groupes connaissant des difficultés sociales, à restaurer leur autonomie et à faciliter leur insertion.

Selon leur formation, ils exercent plus particulièrement leurs fonctions soit en tant qu'assistant de service social, soit en tant qu'éducateur spécialisé. Leur rôle est important dans les équipes de rééducation et de réadaptation.

3. L'orthoprothésiste et le podo-orthésiste (cf. item 324 au chapitre 11)

Leur diplôme est un BTS obtenu en 2 ans après un bac professionnel.

Le podo-orthésiste fabrique semelles et chaussures orthopédiques ; l'orthoprothésiste fabrique les grands appareillages sur mesure (prothèses pour amputation de membres, corsets pour scoliose, orthèses pour membres paralysés) ; il peut aussi distribuer le petit appareillage de série (orthèses de main, cannes anglaises, cadres de marche, genouillères, colliers cervicaux, lombostats).

Il travaille en milieu hospitalier, centre de rééducation ou dans des entreprises privées.

D'autres professions sont amenées à intervenir dans le processus de réadaptation ou de réinsertion : éducateur sportif, moniteur professionnel, ergonome, prospecteur-placier, conseiller de réinsertion.

II. Objectifs de rééducation et principales techniques mises en œuvre par les professionnels de rééducation et de réadaptation

A. Kinésithérapie

1. Indications

- La douleur.
- Les œdèmes et troubles trophiques.
- Les raideurs articulaires.
- La faiblesse musculaire.
- L'altération de la commande motrice.
- Les troubles du tonus.
- Les troubles sensitifs.
- L'instabilité articulaire.
- Les gênes aux déplacements.
- L'intolérance à l'effort.
- Les gênes à la préhension.
- L'encombrement bronchique.
- Les troubles vésicosphinctériens.

En outre, un décret paru en 2006 (décret 2006-415 du 6 avril 2006) autorise les kinésithérapeutes à prescrire un certain nombre de **dispositifs médicaux** concernant notamment la prévention des escarres et la déambulation.

2. Principales techniques

- *Les massages* : on distingue les pressions glissées superficielles ou profondes, les pressions statiques utilisées dans les contractures musculaires, le massage transverse profond pour le traitement de certaines tendinites et le drainage lymphatique.

- *Les techniques de récupération d'amplitudes articulaires* : il s'agit de mobilisations articulaires (à bien distinguer des manipulations articulaires non autorisées dans l'arsenal thérapeutique habituel, qui consistent à entraîner une articulation au-delà de son amplitude physiologique) :
  - postures = maintien d'une articulation dans une position prolongée ;
  - mobilisations actives autant que possible par le patient en l'absence de troubles moteurs ;
  - mobilisations passives : soit manuelles par le kinésithérapeute, soit mécanisées par des robots « arthromoteurs ».
- *Le renforcement musculaire* : il nécessite évidemment une contraction musculaire active de la part du patient et doit se faire contre une résistance manuelle ou mécanisée. Parmi les principales techniques, on distingue le renforcement isométrique qui se fait sans déplacement articulaire et le renforcement isocinétique à vitesse constante.
- *Rééducation proprioceptive* : le renforcement de la sensibilité fait appel à des exercices en contraintes articulaires sans le contrôle visuel.
- *Réentraînement à l'effort.*
- *Techniques sensorimotrices et de contrôle des mouvements anormaux* utilisées en neurologie centrale.
- *Techniques de drainage respiratoire.*
- *Biofeedback* : utilisation d'instrument permettant de renforcer la conscience du mouvement exercé par un signal sonore ou visuel.
- *Physiothérapie* : il s'agit des traitements par les agents physiques :
  - électrostimulation soit pour électrostimulation musculaire dans un but de renforcement ou dans un but fonctionnel, soit stimulation TENS dans un but antalgique ;
  - ultrasons ;
  - chaleur et cryothérapie ;
  - la kinébalnéothérapie : rééducation en immersion qui, en allégeant le poids du corps, a un effet antalgique, permet une mise en charge partielle de fractures ou d'articulations instables et facilite le mouvement en cas de paralysie

3. Principales indications de la kinésithérapie par symptômes et techniques

Douleur

- Objectifs : traiter la douleur mais aussi apprendre à gérer sa douleur pour diminuer la souffrance.

Traiter la douleur

Moyens : mettre un membre ou une articulation au repos, obtenir une décontraction musculaire, prévenir la douleur par le comportement physique.

Mettre un membre ou une articulation au repos

- Installation (ou postures) en bonne position.
- Orthèses de repos (statiques).
- Précautions :
  - attention aux risques de rétractions musculaires ou d'ankylose en cas d'immobilisation prolongée ;
  - surveiller les points d'appui.

Obtenir une décontraction musculaire

- Massages.
- Agents physiques (physiothérapie) :
  - électrostimulation TENS (*Transcutaneous Electrical Nerve Stimulation*);
  - ondes électromagnétiques : ondes courtes;
  - vibrations : ultrasons;
  - température :
    - chaleur (infrarouges);
    - froid (cryothérapie);
    - bains écossais (alternance chaud-froid).
- Balnéothérapie.

Prévenir la douleur par le comportement physique

- Moyens : éducation posturale, économie articulaire, apprentissage des transferts et de l'installation.

Gérer la douleur et la souffrance

- Objectifs :
  - mieux adapter le comportement face à la douleur; moyens : relaxation, soutien psychologique.
  - réduire la souffrance; moyens : reprise progressive d'activité, participation à la mise en œuvre d'un projet de vie, réentraînement à l'effort, dédramatisation.

À noter que le contrôle de la douleur ne doit pas être systématique et que, dans certains cas, comme chez le lombalgique chronique, la diminution de la douleur n'est pas l'objectif principal.

Œdèmes et troubles trophiques

- Objectifs : réduire l'œdème quelle qu'en soit l'origine, traiter les fibroses et cicatrices.

Réduire l'œdème

- Moyens :
  - installation déclive;
  - massages manuels;
  - drainage selon le type d'œdème (spécificités : ci-après);
  - pressothérapie;
  - contentions élastiques;
  - activités physiques et de courtes durées notamment la marche;
  - balnéothérapie : le plus souvent bains froids ou alternés.

Spécificité du drainage si l'œdème est d'origine veineuse

- Moyens :
  - manœuvres d'appel : exercices respiratoires et pressions le long des gros troncs veineux;
  - manœuvres de « chasse » par pression distoproximale.

Spécificité du drainage si l'œdème est d'origine lymphatique

- Moyens :
  - drainage lymphatique manuel;
  - drainage lymphatique instrumental (pneumatique);
  - bandage multicouche (après drainage).

Traiter les fibroses et cicatrices

- Moyens :
  - massage manuel, pétrissage, frictions ;
  - massage instrumental ;
  - massage sous l'eau, usage de jets ;
  - postures de mise en capacité cutanée maximale (installation, orthèse) associée à la compression (vêtements compressifs) ;
  - ultrasons.

Raideurs articulaires

La limitation d'amplitude articulaire est un symptôme dont l'origine peut être, certes, articulaire, mais aussi cutanée, musculotendineuse ou neurologique (troubles de la commande et du tonus musculaire). Un bilan précis doit donc permettre la détermination des composantes du risque de raideurs articulaires pour adapter les techniques.

- Objectifs :
  - entretenir la mobilité articulaire et prévenir les raideurs ;
  - récupérer la mobilité articulaire.
- Moyens :
  - lutte contre la douleur, œdème et troubles trophiques ;
  - installation et mise en position de fonction des articulations ;
  - étirements musculotendineux par mobilisations :
    - mobilisations passives (manuelles ou instrumentales) ;
    - mobilisations actives et actives aidées ;
  - auto-postures ;
  - apprentissage de l'économie articulaire ;
  - postures des articulations et structures péri-articulaires.

Faiblesse musculaire

- Objectif : récupérer une force musculaire si possible normale (fonction du contexte pathologique et de l'âge).
- Moyens :
  - par un travail analytique (un muscle ou un segment de membre) :
    - renforcement musculaire adapté à la force initiale, appliqué soit manuellement soit mécaniquement ;
    - utilisant différents types de contractions musculaires distinguant principalement les contractions statiques ou isométriques (sans mouvement) ; contractions dynamiques isocinétiques : la vitesse de l'exercice est imposée par une machine. Une contraction dynamique est dite concentrique lorsque le muscle se raccourcit, assurant la fonction de mouvement, ou excentrique lorsque le muscle s'allonge, assurant un rôle de freinage ;
  - par un travail global : tapis de marche, cycloergométre, machines de musculation…

Altération de la commande motrice

Le simple renforcement musculaire n'est pas adapté au déficit moteur des affections neurologiques centrales.

- Objectif : améliorer la commande motrice.
- Moyens :
  - techniques spécifiques de facilitation du mouvement ou d'inhibition des mouvements anormaux ;

- techniques favorisant la récupération d'une commande motrice par l'apport d'informations sensitives ;
- travail des automatismes moteurs.

Troubles du tonus

Il s'agit principalement des hypertonies musculaires neurologiques soit de type pyramidal (spasticité) soit extrapyramidal (plasticité) dont le risque principal est l'enraidissement par rétractions musculaires.

- Objectifs :
  - atténuer durablement l'hypertonie ;
  - empêcher les rétractions musculaires et l'enraidissement articulaire.
- Moyens :
  - postures quotidiennes d'étirement ;
  - exercices passifs ou activo-passifs de mobilisations articulaires ;
  - éducation (si possible et si besoin) à la recherche de causes aggravantes de spasticité.

Troubles sensitifs

- Objectifs :
  - réduire les troubles sensitifs ;
  - permettre la compensation pour en diminuer le retentissement ;
- Moyens :
  - exercices d'éveil sensitif et de discrimination, de contrôle articulaire des membres et du tronc, de contrôle de l'équilibre ;
  - supprimer le contrôle visuel.

Instabilité articulaire

La stabilité articulaire est assurée par des moyens passifs (capsule et ligaments) et par des moyens actifs (contrôle neuromusculaire). La rééducation porte essentiellement sur les moyens actifs.

- Objectifs : améliorer la stabilité articulaire et le contrôle neuromusculaire.

Améliorer la stabilité articulaire

- Moyens : renforcement musculaire des muscles contrôlant l'articulation ; agonistes et antagonistes (par exemple au genou, quadriceps et ischio-jambiers) ; travail d'abord statique puis dynamique concentrique, puis excentrique.

Améliorer le contrôle neuromusculaire

- Moyens : travail proprioceptif d'abord en décharge puis en charge dans les exercices de difficulté croissante et au maximum sans la vision.

Gênes au déplacement

En dehors de toute pathologie spécifique, la gêne au déplacement peut survenir à la suite d'un alitement prolongé, pris comme exemple.

- Objectif : remettre debout et reprendre la marche après un alitement prolongé.
- Moyens :
  - exercices moteurs au lit puis en position assise ;
  - passage de la position couchée à la position assise puis à la position debout ;
  - travail de l'équilibre debout ;
  - premiers pas avec une ou deux aides humaines ou marche entre barres parallèles ; puis une aide technique de marche (déambulateur, deux cannes anglaises) ;

- réduction progressive de l'aide à la marche ;
- progression dans les activités élaborées de marche : terrain instable ; pente, escaliers.
- et enfin, si la marche reste impossible, apprentissage de l'usage du fauteuil roulant.

Intolérance à l'effort

L'objectif est d'améliorer la tolérance à l'effort en favorisant la distribution et l'extraction de l'oxygène dans les tissus.

Le réentraînement à l'effort doit compléter toute rééducation après une pathologie ayant entraîné une diminution prolongée d'activité. Deux situations spécifiques, les maladies cardiaques ou respiratoires, nécessitent évidemment des précautions particulières et un environnement spécialisé permettant une surveillance étroite, la prise en compte des contre-indications et le respect des critères d'arrêt (échelle de Borg supérieure à 12/20, malaise…).

- Objectif : améliorer la tolérance à l'effort.
- Moyens :
  - travail musculaire segmentaire en puissance ;
  - travail musculaire global en kinébalnéothérapie ;
  - travail endurant aérobie sur cycloergomètre, manivelle à bras, tapis roulant ou vélo elliptique ;
  - marche rapide de type norvégien ;
  - au minimum 3 fois 30 à 45 minutes par semaine pendant 6 mois.

Gênes à la préhension

Dans le domaine de la préhension, kinésithérapie et ergothérapie sont souvent complémentaires et nécessaires.

La préhension met en jeu non seulement la main (mobilité du poignet, des doigts, du pouce, motricité et sensibilité) mais aussi l'ensemble du membre supérieur et le tronc.

- Objectifs : améliorer la qualité et la force des prises, s'adapter à des défauts de préhension.

Améliorer la qualité et la force des prises

- Moyens :
  - exercices visant à corriger les défauts de préhension ;
  - travail sur l'approche, l'ouverture, l'adaptation de la main à l'objet à prendre, le transport et le lâcher.

S'adapter à des défauts de préhension

- Moyens : exercices visant à développer des compensations gestuelles.

Encombrement bronchique

L'encombrement des voies respiratoires est présent dans de nombreuses situations pathologiques y compris celles de l'immobilité. Associé au traitement médical, le drainage bronchique est un aspect essentiel de la prise en charge thérapeutique. Les techniques sont adaptées aux capacités de coopération du patient, faibles ou inexistantes en cas de grande paralysie ou de troubles de vigilance, actives dans la BPCO.

- Objectifs : assurer le drainage des voies respiratoires et l'éducation.

Drainage des voies respiratoires

- Moyens :
  - ventilation dirigée à basse fréquence et grand volume, expiration lèvres pincées ;
  - accélération du flux expiratoire (AFE) + toux dirigée ;
  - pressions manuelles, vibrations thoraciques ;

- drainage postural ;
- parfois masque de pression expiratoire positive (Pep-Mask®), valves créant des pressions positives et des oscillations de la colonne d'air (flutter) ;
- aspirations nasopharyngées et/ou buccopharyngées ;
- dans certaines indications graves, le plus souvent en milieu spécialisé, drainage instrumenté : insufflateur-exufflateur ou oscillations à hautes fréquences (Cough Assist®, Percussionnaire®).

Éducation

- Moyens : apprentissage de l'autodrainage.

Troubles vésicosphinctériens

Les objectifs et les techniques utilisées sont traités dans l'item 121 au chapitre 10.

B. Ergothérapie

Dans cet ouvrage, toutes les techniques d'ergothérapie, malgré leur rôle important, ne sont pas développées comme elles le sont pour la kinésithérapie car l'ergothérapie ne fait pas l'objet de prescription remboursable par l'assurance maladie et n'est pas en tant que telle au programme de l'ECN.

1. Techniques de rééducation

Certaines techniques sont communes à la kinésithérapie. À l'aide d'exercices se rapprochant des activités de la vie quotidienne ou d'activités ludiques, l'ergothérapeute :

- évalue et rééduque les déficiences physiques en particulier motrices et sensorielles du membre supérieur ;
- participe à la rééducation des troubles des fonctions supérieures (mémoire, apraxie, fonctions exécutives) ;
- contribue à la prévention des désordres ostéoarticulaires, notamment des troubles musculosquelettiques d'origine professionnelle ;
- conçoit, réalise et adapte des orthèses provisoires à visée fonctionnelle ; adapte et préconise les orthèses de série, les aides techniques ou animalières et les assistances technologiques notamment nécessaires à la communication.

2. Techniques de réadaptation

Lorsqu'aucun gain analytique n'est plus possible, il faut développer des compensations ou des solutions palliatives, par exemple s'habiller malgré un bras paralysé ou monter dans une voiture à partir d'un fauteuil roulant.

Ce travail se déroule en salle d'ergothérapie, dans la chambre du patient, en appartement thérapeutique voire à domicile.

De nombreuses aides techniques peuvent être proposées par l'ergothérapeute, soit faisant partie de produits répertoriés et distribués dans les pharmacies ou les réseaux spécialisés, soit fabriquées sur mesure par l'ergothérapeute lui-même.

3. Aménagement de l'environnement

L'ergothérapeute a un rôle important dans les conseils pour l'aménagement de l'environnement, aussi bien domestique qu'urbain, d'une personne handicapée pour diminuer les restrictions de participation.

Il peut s'agir de modification d'emplacement ou de type de mobilier, de la réalisation de travaux (élargissement de porte, suppression de marche, changement de revêtements de sol…) et l'aménagement domotique pour des personnes lourdement handicapées.

L'ergothérapeute participe à la détermination des besoins dans le cadre de l'évaluation du projet de vie fait par les maisons départementales des personnes handicapées (item 115).

C. Orthophonie

L'orthophoniste intervient sur :

- les déficiences :
  - troubles de la voix (dysphonie) ;
  - troubles de l'articulation (dysarthrie) ;
  - troubles de la parole ;
  - troubles du langage qu'il soit parlé ou écrit ;
- les limitations d'activité : la communication ;
- les restrictions de participation : en particulier, les difficultés d'intégration scolaire.

Les principaux troubles nécessitant la rééducation orthophonique diffèrent selon l'âge.

1. Chez l'enfant

Les troubles de l'articulation ou le retard de la parole peuvent être d'origine auditive ou motrice. La rééducation vise à affiner la discrimination auditive des phonèmes ou à améliorer la prise de conscience sensorimotrice des mouvements articulatoires.

Il s'agit plus souvent des troubles de l'articulation des sons et des mots par défaut de la maîtrise de la phonétique : le **bégaiement**. La rééducation utilise à la fois des techniques orthophoniques et de relaxation visant à maîtriser la respiration et le rythme des phrases.

Le **retard du langage** peut être sévère, c'est la **dysphasie** de développement. Il nécessite alors un bilan neurolinguistique détaillé pour orienter la prise en charge et nécessite parfois une orientation vers un établissement scolaire spécialisé. Dans les cas plus légers, l'orthophoniste recherche un enrichissement du vocabulaire et une meilleure maîtrise de la grammaire.

Souvent le retard d'acquisition porte principalement sur le langage écrit (**dyslexie** de développement, **dysorthographie**) ou sur le calcul (**dyscalculie**) et fait l'objet d'une rééducation spécifique.

L'utilisation de téléthèse de communication peut être proposée chez les enfants les plus handicapés.

2. Chez l'adulte

- *Les troubles de la phonation et de la voix* : les **dysphonies** (paralysies récurrentielles, tumeurs bénignes des cordes vocales, dysphonie fonctionnelle…) sont rééduquées par un travail de maîtrise des techniques vocales et la relaxation. En cas de laryngectomie, la rééducation porte sur l'apprentissage de la voix œsophagienne.
- *Les troubles de la parole* : **dysarthrie** le plus souvent d'origine neurologique (cérébelleuse, paralytique, parkinsonienne) ; la rééducation, souvent difficile, ne peut faire disparaître le trouble mais porte sur l'amélioration de l'intelligibilité.
- *Les troubles du langage :* c'est l'**aphasie** qui constitue l'indication majeure de l'orthophonie chez l'adulte. Le plus souvent l'aphasie est consécutive à des lésions cérébrales de l'hémisphère droit chez le droitier d'origine vasculaire et dont la forme la plus courante est l'aphasie motrice (ou aphasie de Broca). La rééducation passe par différentes phases :
  - travail de l'apraxie bucco-lungo-faciale par des mouvements élémentaires de la langue, des lèvres et de la face ;

- lutter contre l'inhibition psycholinguistique, notamment le manque du mot, en essayant d'obtenir l'évocation de mots par des méthodes de facilitation (séries automatiques, dessins associés, complément de phrases ou de chansons connues);
- corriger l'agrammatisme lorsque le vocabulaire s'enrichit;
- lorsque le déficit de langage ne récupère pas, on cherche à développer des moyens palliatifs permettant de rétablir la communication par d'autres moyens. Par exemple, la PACE (*Promoting Aphasic's Communication Effectiveness*) est une méthode de rééducation globale reproduisant une situation de communication normale au cours de laquelle l'aphasique est incité à utiliser tous les moyens à sa disposition (gestes, mimiques, dessins...) pour communiquer avec son interlocuteur;
- pour être efficace, cette rééducation doit être effectuée de façon intensive et durable : au moins 4 à 5 séances par semaine durant plusieurs mois et souvent plusieurs années.

- *Les troubles de l'analyse visuo-spatiale* (négligence, apraxie...).
- *Les troubles de la mémoire* (dégénératifs, toxiques, post-traumatiques, post-AVC...).
- *Les troubles de la déglutition* : qu'ils soient d'origine neurologique ou ORL.
- *Le maintien et l'adaptation des fonctions de communication* dans les lésions dégénératives du vieillissement cérébral.

D. Techniques de manipulation

Les techniques de manipulation consistent en un mouvement forcé des articulations du rachis ou des membres, au-delà du jeu physiologique mais en deçà du jeu anatomique. Elles se déclinent, en pratique, en « ostéopathie » ou en « chiropraxie ». Elles sont effectuées dans un but antalgique, principalement dans les dérangements intervertébraux mineurs. Leurs mécanismes d'action sont principalement réflexes. Un diagnostic médical préalable de pathologie mécanique, non symptomatique, est indispensable et obligatoire. Des contre-indications strictes doivent être reconnues et respectées compte tenu des risques possibles de ce traitement en particulier au niveau cervical (dissection de l'artère vertébrale). Ces techniques sont pratiquées par un médecin spécialement formé dans une quinzaine d'UFR de médecine et, depuis 2002, par des non-médecins (kinés, infirmières, sages-femmes et non professionnels de santé) formés dans des « écoles » privées agréées.

E. Techniques de relaxation

Par le conditionnement à la douleur, la réduction des contractures musculaires et du stress, la relaxation s'est révélée très utile dans de nombreuses pathologies. Elle peut être pratiquée par des médecins, des psychologues et de nombreux paramédicaux formés.

Il existe plusieurs techniques de relaxation parmi lesquelles :

- les méthodes dérivant du training autogène de Schultz, dans lequel le relâchement musculaire est obtenu par des techniques de concentration mentale;
- les méthodes analytiques, dont le chef de file est la méthode de Jacobson, qui sont fondées sur l'existence d'un lien entre le tonus musculaire et l'état psychique. L'impact est périphérique. Le relâchement musculaire est obtenu par une prise de conscience de la sensation de contractions et de relâchement;
- la sophrologie, qui cherche à obtenir des modifications des niveaux de conscience permettant d'atteindre un état d'équilibre, d'harmonie et de calme profond appelé « état sophronique »; elle s'est largement inspirée du training autogène de Schultz.

III. Règles générales des modalités de prescription de la rééducation

A. Objectifs thérapeutiques

Le besoin de rééducation ne repose pas sur un simple diagnostic mais sur l'évaluation des déficiences et de leur retentissement, limitations d'activité et restrictions de participation. Ainsi, l'évaluation des besoins conduit le médecin à :

- établir les objectifs thérapeutiques avec le patient ;
- prescrire une rééducation ;
- choisir la modalité ou le champ sanitaire de prise en charge :
  - rééducation externe le plus souvent pour la plupart des pathologies nécessitant une rééducation simple ou en relais de l'hospitalisation ;
  - hospitalisation spécialisée dans les situations les plus complexes (exemple après un AVC sévère) en MPR : soit hospitalisation complète soit hospitalisation de jour.

La rééducation peut avoir pour objectif de :

- réduire des déficiences : la rééducation contribue à la guérison dans de très nombreuses situations : douleurs, ankylose articulaire, déficit moteur, encombrement bronchique, troubles de déglutition… ;
- réduire les conséquences des déficiences, limitations d'activité et restrictions de participation : lorsqu'une déficience n'est plus réductible, la fonction peut être améliorée ou même totalement restaurée grâce à la rééducation par l entraînement de compensations et d'éventuels appareillages (par exemple, l'appareillage d'un amputé de membre inférieur permettant la marche et la course à pied).

Le choix des objectifs prend en compte les besoins et les aspirations de la personne. Ainsi, un diagnostic d'arthrose de genou ne conduit pas nécessairement à la prescription de kinésithérapie. Ce sont la constatation clinique de certaines déficiences (flessum, amyotrophie, douleurs ou instabilité), la plainte du malade qui est souvent de l'ordre de limitation d'activité (réduction du périmètre de marche, difficulté pour se relever d'un siège bas) ou des restrictions de participation (difficultés à assumer ses obligations professionnel es) qui conduiront à décider de la prescription de la rééducation et détermineront le choix des outils d'évaluation.

B. Modalités de prescription

1. Prescription de masso-kinésithérapie

Elle doit comporter :

- les coordonnées complètes du prescripteur ;
- la date ;
- le nom et le prénom du patient ;
- la nature de la prescription : « Masso-kinésithérapie » ;
- l'intitulé « Kinébalnéothérapie » ou « Rééducation en piscine » si cette technique est indiquée ;
- l'intitulé du ou des segments anatomiques à rééduquer (une articulation, un membre, le tronc) ou des symptômes principaux (par exemple, hémiplégie, équilibre, paraplégie, insuffisance respiratoire…) ;
- les objectifs principaux attendus de la rééducation ;
- les éventuelles contre-indications (par exemple électrostimulation) ;
- le nombre et la fréquence des séances : ces précisions ne sont pas obligatoires et le nombre de séances s'il n'est pas précisé est alors négocié entre le professionnel et la caisse

d'assurance maladie. Il est utile autant que possible de préciser ces éléments selon l'objectif attendu, les impératifs de surveillance et les chances de récupération. Si cette précision est portée, la prescription s'impose au kinésithérapeute ;

- la mention « À domicile » si nécessaire ou avec transport sanitaire assis ou couché le cas échéant ;
- la mention « Accident de travail » si besoin (comme pour toute ordonnance).

Si le traitement est lié à une affection de longue durée (ALD), il faut utiliser la zone adéquate de l'ordonnance bizone.

Si la rééducation doit être effectuée tous les jours, c'est-à-dire pour des problèmes respiratoires, dimanche et jours fériés inclus, il faut le préciser. Il n'est pas nécessaire de préciser « en urgence » sauf pour un renouvellement au-delà de 40 séances, ce qui permet au rééducateur de ne pas attendre l'entente préalable de l'assurance maladie.

Il est fortement conseillé d'associer l'ordonnance à un courrier qui permet alors de préciser le diagnostic et tous les éléments du contexte clinique nécessaires.

Le kinésithérapeute doit fournir au prescripteur un bilan de fin de rééducation.

2. Prescription d'orthophonie

La prescription d'orthophonie doit être précédée de la prescription d'un « bilan orthophonique » précisant le motif principal de la réalisation du bilan. Un nouveau bilan est nécessaire en fin de rééducation ou si celle-ci doit être prolongée au-delà de 50 séances.

La rééducation orthophonique se fait sur prescription médicale ; les séances doivent durer au minimum 30 minutes et entre 45 minutes et 1 heure pour les affections neurologiques.

L'ordonnance précise les objectifs de rééducation et le nombre de séances, rarement inférieur à 30, avec un rythme variable selon les indications, par exemple de 2 à 5 séances par semaine dans l'aphasie.

L'orthophoniste envoie à la caisse d'assurance maladie l'ordonnance et la demande d'entente préalable ; la caisse a un délai de 10 jours pour éventuellement refuser la prise en charge.

Au terme des séances prescrites, l'orthophoniste envoie un bilan au médecin prescripteur et peut éventuellement redemander de son propre chef à la caisse d'assurance maladie une nouvelle série de séances de rééducation. Au-delà de cette nouvelle série, l'orthophoniste, s'il juge nécessaire la poursuite de la rééducation, envoie un bilan de fin de traitement au médecin et fait une proposition de prolongation de soins.

C. Arrêt de la rééducation

1. Modalités

L'arrêt de la rééducation comme tout traitement est un acte réfléchi. Lorsque les objectifs ont été clairement définis avec le patient et le rééducateur, l'arrêt de la rééducation ou la poursuite de celle-ci sont aisément prononcés.

L'arrêt est logique :

- lorsque les objectifs sont atteints ou que le sujet est asymptomatique ;
- lorsque les objectifs ne sont pas atteints parce que :
  - la prescription n'était pas adaptée : la rééducation n'est pas solution ;
  - la rééducation est mal tolérée et n'est donc finalement pas adaptée, même bien faite ;
  - le patient n'est pas coopérant.

Parfois, les techniques de rééducation doivent être modifiées.

2. Qu'est-ce qu'une rééducation d'entretien ?

Dans certaines situations pathologiques, un **entretien** est réellement nécessaire par un professionnel. Il s'agit bien là de rééducation comme par exemple, en cas de forte spasticité d'un malade hémiplégique ou paraplégique, douleurs et ankylose d'une polyarthrite rhumatoïde. La rééducation d'entretien nécessite alors habituellement un rythme de deux séances par semaine.

Le plus souvent, il faut pouvoir proposer, notamment dans les affections chroniques mais pas uniquement, un **autoentretien** plutôt qu'un entretien médicalisé. Le rééducateur propose au patient un programme d'exercices personnels indispensables pour pérenniser les résultats obtenus aussi bien dans les pathologies chroniques de l'appareil locomoteur que dans les pathologies neurologiques si celles-ci ne sont pas trop sévères ou que les troubles cognitifs ne l'empêchent pas. Les programmes d'autorééducation doivent être simples et ne comprendre qu'un nombre limité d'exercices. L'intérêt de ces programmes doit être expliqué au patient avec conviction par le médecin et le kinésithérapeute au besoin à plusieurs reprises. Il s'agit par exemple, de la lombalgie chronique ou de l'hémiplégie peu spastique.

La prescription discontinue de courtes séries de séances (10 à 15) peut être justifiée :

- pour retrouver un niveau fonctionnel précédent mais qui s'est détérioré au fil du temps ;
- pour réviser la qualité technique des exercices effectués par un patient dans son programme d'autoentretien.

Les activités physiques encadrées par un éducateur sportif spécialisé sont parfois proposées comme alternatives ou complément d'une rééducation d'entretien.

IV. Différentes situations pathologiques : objectifs de rééducation et principales techniques

Dans cette section sont abordés **essentiellement les objectifs** de kinésithérapie qui font l'objet de prescription dans toutes les pathologies au programme de l'ECN, groupées par :

- appareil locomoteur ;
- affections neurologiques ;
- affections cardiaques et respiratoires.

Pour une description plus détaillée, consulter le site du Collège des enseignants de MPR (www.cofemer.fr), le site numérique francophone « campus MPR » (en cours de construction : http://campus-mpr.univ-lyon1.fr/webapp/website/website.html?id=1561322).

Item 92

Rachialgie

Les objectifs et les techniques utilisées sont traités dans l'item 92 au chapitre 5 de l'ouvrage.

Item 93

Radiculalgie

Indication

L'indication de la rééducation au cours des radiculalgies est le déficit moteur associé. La rééducation pour déficit moteur radiculaire comprend la masso-kinésithérapie et parfois l'appareillage.

Modalités organisationnelles

La rééducation pour déficit moteur radiculaire est réalisée en séances individuelles, ambulatoires.

Cibles thérapeutiques

Les cibles de la rééducation des déficits moteurs radiculaires sont la faiblesse musculaire, la limitation d'amplitude articulaire et les attitudes vicieuses statiques ou dynamiques susceptibles d'être associées au tableau clinique. Ces limitations peuvent être d'origine articulaire ou ab-articulaire.

Programme de rééducation

Objectifs	Moyens
Récupération de la force motrice	• Sollicitation et renforcement des muscles déficitaires
Récupération ou prévention des limitations d'amplitude articulaire et attitudes vicieuses	• Mobilisation articulaire passive, étirements des muscles antagonistes non déficitaires • Postures du segment déficitaire en attitude fonctionnelle • Protection distale contre l'équin du membre inférieur déficitaire au repos par arceau • Attelle anti-steppage pour pied tombant à la marche

Commentaires

Au cours des déficits moteurs sévères et étendus, la rééducation comprend également les mesures de prévention des complications du décubitus.

Item 95

Polyradiculonévrite

Indication

La kinésithérapie (et le plus souvent l'ergothérapie) est indispensable dès la première phase d'installation.

La forme la plus typique des polyradiculonévrites aiguës est le syndrome de Guillain-Barré qui permet de résumer les principes de rééducation applicables à d'autres formes; mais le potentiel de récupération habituellement bon (bien que pas toujours) ne s'observe pas dans toutes les causes de polyradiculonévrite.

Modalités d'organisation

À l'hôpital, dès la phase initiale en réanimation puis en service de MPR, enfin en ambulatoire.

Cibles thérapeutiques

- Douleurs, complications cutanées et encombrement respiratoire principalement dans la phase d'extension et de plateau.
- Risque de rétractions musculaires liées aux muscles paralysés et d'enraidissement articulaire.
- Parésies, troubles sensitifs.
- Récupération de la fonction et de l'autonomie même en l'absence de récupération complète.

Programme de rééducation

Objectifs	Moyens
Antalgie	• Massages • Orthèse de repos • Kinébalnéothérapie en phase de récupération • TENS
Prévention des complications cutanées	• Mesures de prévention d'escarres • Protection des points d'appui anesthésiés • Orthèse de repos
Empêcher l'encombrement respiratoire	• Kinésithérapie respiratoire
Améliorer la récupération motrice	• Uniquement après la phase d'extension • Renforcement musculaire actif prudent, analytique et global • Électrostimulation musculaire contrôlée uniquement en phase de récupération
Lutter contre les rétractions musculaires, les déformations articulaires et les rétractions capsulo-ligamentaires	• Postures et mobilisations articulaires manuelles • Auto-postures si possibles • Orthèse de repos
Améliorer la récupération sensitive	• Exercices d'éveil sensitif et de discrimination
Améliorer l'autonomie quelle que soit la récupération	• Développer les compensations fonctionnelles • Recourir éventuellement aux appareillages et aides techniques

Commentaires

La qualité de la récupération est habituellement corrélée à la gravité initiale et à la durée de la phase de plateau (plus réservé au-delà de 14 jours). La rééducation doit être prolongée souvent au-delà de 2 ans.

Item 101

Vertiges et troubles de l'équilibre

Indications

La kinésithérapie est indiquée chaque fois qu'un trouble de l'équilibre a un retentissement : réduction d'activité voire isolement par peur de sortir et chutes principalement.

Le vertige lorsqu'il est typique avec sensation de vertige rotatoire est lié à un déséquilibre brutal entre les deux vestibules. Toute modification lentement progressive ne donne pas de vertige en raison de l'adaptation du système nerveux central. En dehors de pathologies vestibulaires aiguës, les plaintes sont principalement de l'ordre de « sensations d'instabilité ».

Modalités organisationnelles

Le plus souvent, la kinésithérapie pourra être effectuée en ambulatoire en cabinet ou en centre de rééducation auprès de kinésithérapeutes spécialisés. La rééducation peut nécessiter une hospitalisation de courte durée en cas d'intenses vertiges aigus.

Cibles thérapeutiques

L'objectif est de retrouver un niveau d'activité antérieure ou d'améliorer le niveau d'activité du patient : sécurité lors des transferts et de la marche et possibilité de déplacements extérieurs.

Programme de rééducation

Objectifs	Moyens
Rééducation « spécifique » de l'équilibre	• Exercices de la tête et des yeux (poursuite oculaire, fixation dans le mouvement) • Exercices posturaux (statiques puis dynamiques ; en réaction ou en anticipation ; utilisant des plans instables et des plateformes de force ; intérêt du biofeedback) • Manipulations sensorielles : perturbation de l'information visuelle ou proprioceptive (yeux fermés, lunettes opaques, stimulations optocinétiques, tapis de mousse…)
Rééducation non spécifique des déficiences sous-jacentes	• Exercices adaptés à d'autres déficiences associées : parésies, troubles de coordination, troubles sensitifs, déformations orthopédiques, perturbation visuelle, négligence visuo-spatiale, perception de la verticale gravitaire

Commentaires

Le vertige paroxystique positionnel bénin (VPPB) ne nécessite pas de rééducation mais des manœuvres libératoires spécifiques (mobilisation du patient fortement de 180° dans le sens opposé à celui qui déclenche le vertige).

Il faut toujours confronter le patient à son déséquilibre par toute situation possible dans une grande variété de tâches et en stimulant toutes les afférences (rééducation multisensorielle).

Les principes de rééducation de l'équilibre sont les mêmes que les principes généraux de rééducation de la motricité : des exercices ayant un sens « écologique » ; répétition pour apprentissage des tâches en réaction et en anticipation ; avec information sur le résultat (feedback) ; d'intensité croissante en durée et en difficulté et utilisant la richesse des interactions sensorimotrices.

Item 102

Sclérose en plaques

Indications

La kinésithérapie est nécessaire dès que surviennent les déficiences habituelles : parésies (membres supérieurs, tronc et membres inférieurs), d'autant plus que s'y associent une spasticité habituellement gênante, des troubles de sensibilité, un syndrome cérébelleux. Il s'agit de :

- diminuer ou limiter les déficiences en améliorant la commande motrice, l'équilibre et en diminuant la spasticité ;
- en réduire les conséquences quelles qu'elles soient : préserver l'autonomie le plus longtemps possible ;
- empêcher l'apparition de complications secondaires.

L'orthophonie peut être indiquée devant l'apparition de dysarthrie paralytique, spastique ou le plus souvent cérébelleuse.

Modalités organisationnelles

Lors d'une poussée, la rééducation se fait habituellement à l'hôpital ou en centre de rééducation (hospitalisation complète ou de jour). En phase chronique, tant que cela est possible, rééducation en ambulatoire (cabinet ou domicile) jusqu'à un stade avancé de perte d'autonomie.

Cibles thérapeutiques

L'altération de la commande et la perte de force ; la spasticité (souvent au premier plan) et ses conséquences ; l'équilibre ; les troubles de sensibilité.

Programme de rééducation

Objectifs	Moyens
Réduire la spasticité	• Postures quotidiennes d'étirement • Kinébalnéothérapie, cryothérapie • (Et le plus souvent traitements médicamenteux *per os* et localement)
Empêcher les rétractions musculotendineuses secondaires à l'immobilisation et à la spasticité	• Exercices passifs et activo-passifs de mobilisation articulaire • Apprentissage d'autoexercices d'étirements • Éducation à la recherche de causes aggravantes de la spasticité
Améliorer la commande motrice	• Exercices actifs de renforcement moteur prudents, analytiques et fonctionnels pour l'équilibre, la marche et la préhension • Réentraînement progressif à l'effort • Fractionner les exercices pour éviter la fatigue
Réduire les troubles sensitifs ou au moins leur retentissement	• Exercices d'éveil sensitif et de discrimination, du contrôle articulaire des membres et du tronc, de contrôle de l'équilibre
Améliorer l'autonomie, quelle que soit la récupération	• Développer les compensations fonctionnelles • Recours éventuel aux appareillages et aides techniques

Commentaires

La durée de la prescription est déterminée par la stabilisation de l'état.

La fatigue ne contre-indique pas l'activité physique mais doit la faire fractionner.

Une spasticité souvent marquée nécessite une prescription à vie au moins deux fois par semaine.

Ne pas oublier l'éducation du patient aux techniques d'autoentretien et d'autorééducation tant que cela est possible.

Item 104

Maladie de Parkinson

Indications

À un stade débutant, il faut conseiller le maintien de l'activité physique. La kinésithérapie deviendra nécessaire lorsque le ralentissement moteur et l'hypertonie commenceront à gêner le mouvement malgré le traitement.

Deux situations un peu schématiques sont présentées dans les tableaux ci-dessous; il y a bien entendu, un continuum entre les deux stades et l'on passera de l'une à l'autre des deux stratégies de rééducation progressivement en fonction de l'évolution du patient.

Modalités organisationnelles

La kinésithérapie sera réalisée le plus longtemps possible en ambulatoire, en cabinet, par séances de préférence groupées par 10 à 15 deux à trois fois par an. Elle peut être organisée sous forme de séances collectives dans le cadre d'hôpital de jour en MPR. À un stade plus avancé, la kinésithérapie régulière, quasi quotidienne, accompagne le patient au domicile et au cours de ses hospitalisations.

Cibles thérapeutiques

La kinésithérapie agit essentiellement sur l'akinésie, les troubles de la motricité volontaire; elle n'a pas d'action directe sur l'hypertonie sauf sur ses conséquences (éviter les enraidissements articulaires) ni sur les dyskinésies.

Il s'agit de travailler sur la défaillance des automatismes en favorisant le maintien et le réapprentissage du mouvement volontaire; de préserver l'autonomie de déambulation le plus longtemps possible.

Programme de rééducation

Maladie de Parkinson débutante ou à un stade modéré

(Déambulation encore autonome et cognition compatible avec l'apprentissage d'exercices moteurs.)

Objectifs	Moyens
Améliorer la disponibilité dopaminergique au striatum : l'exercice aérobie avant la prise de lévodopa permet la production de dopamine endogène au striatum, ainsi qu'une meilleure absorption et utilisation de la lévodopa exogène	• Exercices en aérobie : travail soutenu sur bicyclette ergométrique pendant 20 à 30 minutes
Améliorer l'équilibre et réduire la rigidité musculaire	• Exercices de renforcement moteur, notamment sur les quadriceps, les moyens et les grands fessiers aux membres inférieurs • Travail moteur sur les extenseurs paravertébraux (par des exercices en abduction et en antépulsion d'épaule contre résistance légère)
Améliorer la performance motrice pendant la séance	• Utilisations de signaux sensoriels, acoustiques (métronome), visuels (barres sur le sol), émotionnels et cognitifs (musique, travail de groupe, instructions verbales) • Travail moteur par des exercices assis-debout, répétés à partir de chaises de hauteur décroissantes, et des exercices de relevé du sol
Maintien de la capacité au lever, d'une chaise ou du sol	
Maintien voire augmentation de la longueur du pas à la marche	• Travail régulier de marche sur une distance spécifique, en se concentrant sur la longueur du pas et non sur la vitesse de marche
Travail de la phonation et de l'articulation en orthophonie	• Technique LSVT (*Lee Silverman Voice Therapy*)

Maladie de Parkinson à un stade avancé

(Autonomie de déambulation altérée, ou cognition incompatible avec l'apprentissage d'exercices moteurs.)

Objectifs		**Moyens**
Apprentissage de compensations	Pour préserver les capacités fonctionnelles	• Séparation de tâches quotidiennes en sous-tâches : décomposer les séquences motrices nécessaires pour se lever d'un lit, d'une chaise, enfiler certains vêtements • Répétition mentale à effectuer avant certaines tâches difficiles *(le patient peut de moins en moins compter sur sa motricité automatique et doit « recorticaliser » les efforts moteurs)* • Utilisation de signaux sensoriels au domicile : barres colorées nettes au bord de chaque marche d'escaliers, sur le sol pour sortir ou rentrer dans l'espace exigu des toilettes, écouteurs avec musique rythmée ou aimée du patient pour sortir faire les courses
	Pour prévenir les chutes	• Apprendre à effectuer des demi-tours en arc de cercle, c'est-à-dire sur un plus grand espace que le demi-tour normal • Éviter les tâches simultanées, surtout lorsqu'une des deux tâches consiste à marcher • Enseignement de stratégies pour limiter les épisodes d'enrayage cinétique (exemple : « STOP et UN grand pas seulement ») • Si une aide technique semble nécessaire, elle doit être auparavant testée, en séance et entre les séances (avec la tierce personne)
	Pour préserver la statique rachidienne et la capacité respiratoire	• Renforcement des muscles extenseurs et travail de la capacité respiratoire
	Pour préserver l'état orthopédique	• Mobilisations articulaires passives
	Pour améliorer la phonation	• Utilisation de masqueur de voix pendant les conversations • Poursuite du travail en orthophonie (*Lee Silverman Voice Therapy*)
	Pour améliorer la déglutition	• Manger et boire en face d'un miroir, travail de la déglutition en orthophonie

Commentaires

À tous les stades de la maladie, il faut préférer des séances de kinésithérapie quotidiennes courtes, adaptées à la fatigue et de préférence le matin avant la prise de lévodopa.

À un stade avancé, pouvant de moins en moins compter sur la discipline personnelle du patient à cause des troubles dysexécutifs croissants, l'effort du rééducateur se tourne vers l'enseignement de la tierce personne autant que du patient, auxquels on apprendra une discipline de compensations pour aider le patient à préserver le maximum de fonction.

Il est souvent utile de retarder autant que possible l'usage d'aide à la marche type déambulateur et de préférer celui d'une canne simple pour éviter l'effet secondaire de rétropulsion par déconditionnement des réactions d'équilibre antéropostérieur.

Item 125

Arthrose de hanche et de genou

Indications

La masso-kinésithérapie est indiquée dans le traitement des gonarthroses et coxarthroses non suffisamment soulagées par la médication systémique et locale.

Modalités organisationnelles

La masso-kinésithérapie des gonarthroses et coxarthroses est réalisée en séances individuelles, ambulatoires.

Cibles thérapeutiques

Les cibles de la masso-kinésithérapie pour gonarthrose et coxarthrose sont la douleur, la limitation d'amplitude articulaire et la faiblesse musculaire segmentaire. S'y ajoute pour la gonarthrose, l'instabilité articulaire.

Programme de rééducation

Rééducation pour coxarthrose

Objectifs	Moyens
Diminution de la douleur	• Massages • Décharge du membre inférieur en cas de poussée douloureuse • Apprentissage de la canne en controlatéral
Entretien ou récupération des amplitudes	• Mobilisations articulaires • Postures articulaires en abduction et en extension • Étirements des muscles pelvi-fémoraux
Entretien ou récupération de la force musculaire segmentaire	• Sollicitation ou renforcement des muscles pelvi-fémoraux

Rééducation pour gonarthrose

Objectifs	Moyens
Diminution de la douleur	• Massages • Décharge du membre inférieur en cas de poussée douloureuse • Apprentissage de la canne en controlatéral
Entretien ou récupération des amplitudes	• Mobilisations articulaires • Postures articulaires en extension • Étirements du quadriceps et des ischio-jambiers
Entretien ou récupération de la force musculaire segmentaire	• Sollicitation ou renforcement du quadriceps et des ischio-jambiers
Amélioration de la stabilité articulaire	• Mise en situation d'instabilité en appui monopodal

Commentaires

En cas de poussée douloureuse arthrosique, la décharge est obtenue par un repos relatif ou par l'usage de cannes anglaises. Elle est de courte durée.

Qu'il y ait ou non de la kinésithérapie, il convient de donner des conseils pour une activité physique régulière et bien tolérée telle que la marche, hors période de poussée douloureuse.

Elle est également accompagnée d'une sensibilisation à l'intérêt du contrôle pondéral voire d'une réduction pondérale si celle-ci est possible en cas de surpoids.

Item 128

Troubles de la marche et de l'équilibre du sujet âgé

Indications

La rééducation est indiquée dans le traitement des troubles de la marche et de l'équilibre en association au traitement étiologique lorsque celui-ci est envisageable. Elle comprend la masso-kinésithérapie et les conseils.

Modalités organisationnelles

La rééducation des troubles de la marche et de l'équilibre peut être réalisée en séances individuelles ou collectives, et selon le contexte, en milieu hospitalier ou ambulatoire.

Cibles thérapeutiques

Les cibles de la rééducation des troubles de la marche et de l'équilibre sont les facteurs de risque de chute, les perturbations de l'orientation du corps ou partie dans l'espace ainsi que celle de la stabilité posturale.

Programme de rééducation

Objectifs	Moyens
Correction des facteurs de risque de chute	• Conseils • Comportement : réassurance ou avertissement des dangers • Environnement domestique : sols, éclairage, appuis, téléphonie mobile, alarme • Chaussage : chaussures plates maintenant l'arrière-pied • Médication : usage parcimonieux des traitements psychotropes et hypotenseurs • Vision : correction des troubles visuels appareillables ou opérables
Amélioration de l'orientation du corps ou partie dans l'espace	• Prise ou correction de position sur sollicitation verbale, tactile ou par contrôle visuel (exemple : redressement du tronc en position assise ou debout)
Amélioration de la stabilité posturale	• Sollicitation des muscles posturaux • Mise en situation déstabilisante intrinsèque (induite par le patient lui-même ; exemples : lancer de ballon, activités gymniques de coordination) ou extrinsèque (induite par un facteur extérieur ; exemple : plan instable) • Mise en situations usuelles : activités fractionnées et répétées ou non

Commentaires

L'amélioration de l'orientation et de la stabilité peut être facilitée par le contrôle non seulement visuel mais également sonore (biofeedback).

Une activité cognitive concomitante favorise l'automatisation de l'orientation et de la stabilité posturale.

Repère visuel, plan instable, privation du contrôle visuel permettent une sollicitation sélective des afférences sensorielles visuelles ou proprioceptives.

Item 192

Polyarthrite rhumatoïde

Indications

La rééducation est indiquée dans le traitement des polyarthrites rhumatoïdes insuffisamment soulagées par le traitement médicamenteux. Elle comprend l'ergothérapie et la masso-kinésithérapie.

Modalités organisationnelles

La rééducation est réalisée en séances individuelles ou collectives, ambulatoires.

Cibles thérapeutiques

Les cibles de la rééducation sont la douleur, la limitation articulaire, la faiblesse musculaire segmentaire et la limitation fonctionnelle.

Programme de rééducation

Objectifs	Moyens
Diminution de la douleur	• Massages • Thermothérapie : application de froid en poussée, application de chaud hors poussée • Orthèses de poignet, main ou doigts de repos ou de fonction
Entretien des amplitudes articulaires	• Mobilisation articulaire active et passive en secteur fonctionnel
Entretien ou renforcement musculaire	• Sollicitation ou renforcement musculaire segmentaire
Amélioration fonctionnelle	• Mise en situations requérant manutention et manipulation : activités ludiques, artisanales • Conseil technique • Aides techniques

Commentaires

En poussée la rééducation se limite à l'application de froid sur les articulations douloureuses, la mobilisation passive voire l'usage d'orthèse distale de membre supérieur de repos.

Hors poussée, les techniques antalgiques sont utiles à la mise en route et à l'initiation des séances de rééducation.

Appareillage et aides techniques ne sont pas systématiques. Ils répondent à une difficulté spécifique rencontrée par le patient. Les aides techniques ne sont introduites qu'à titre palliatif afin de restituer une fonction perdue.

Le travail musculaire cible les déficiences liées à la sous-utilisation et les muscles s'opposant aux déformations articulaires induites par la maladie.

Le travail fonctionnel (appelé « économie articulaire ») vise à améliorer l'efficience du geste tout en limitant les contraintes allant dans le sens des déformations articulaires induites par la maladie.

Item 193

Spondylarthrite

Indication

La masso-kinésithérapie est l'essentiel de la rééducation au cours des spondylarthrites. L'appareillage y répond à des indications très sélectives.

Modalités organisationnelles

La rééducation est réalisée en séances individuelles ou collectives, ambulatoires.

Cibles thérapeutiques

Les cibles de la rééducation sont les déformations et limitations de mobilites axiales et périphériques induites par la maladie.

Programme de rééducation

Objectifs	Moyens
Entretien ou récupération des mobilités	• Mobilisation rachidienne globale et segmentaire active et passive • Mobilisation de la paroi thoracique active et passive • Mobilisation de la hanche et du genou active et passive
Prévention ou réduction des déformations	• Cyphose thoracolombaire et antéprojection cervicale : postures en extension rachidienne ; étirements des muscles pectoraux contre l'enroulement des épaules ; renforcement des muscles extenseurs et érecteurs du rachis • Flexum de hanche : postures en extension coxofémorale ; étirements des psoas et droit fémoral ; renforcement du grand fessier • Flexum de genou : postures en extension fémoro-tibiale ; étirements des ischio-jambiers ; renforcement de l'appareil extenseur du genou

Commentaires

La masso-kinésithérapie des spondylarthrites est initialement supervisée puis prolongée par une autorééducation.

Un appareillage rachidien peut être proposé dans l'indication sélective d'une déformation axiale cyphosante évolutive sous traitement pharmacologique et masso-kinésithérapique. Elle est réalisée selon le concept de l'appui et du contre-appui pour s'opposer à la déformation sagittale.

Item 195

Syndrome douloureux régional complexe

(Anciennement « algodystrophie ».)

Les objectifs et les techniques utilisées sont traités dans l'item 195 au chapitre 11 de l'ouvrage.

Item 205

Bronchopneumopathie chronique obstructive

Indications

- En poussée aiguë d'encombrement : 10 séances de drainage bronchique en moyenne.
- De façon systématique à titre préventif chez un patient porteur d'une BPCO lorsqu'il existe un risque d'aggravation (alitement, chirurgie, surinfection bronchopulmonaire…).
- À titre préventif en dehors des risques cités précédemment en vue de ralentir l'évolution et améliorer la qualité de vie.

Modalités organisationnelles

Le plus souvent en ambulatoire à domicile.

Cibles thérapeutiques

L'encombrement bronchique, les capacités physiques.

Programme de rééducation

Objectifs	Moyens
Désencombrement, assurer le drainage des voies respiratoires	• Cf. § Encombrement bronchique dans la kinésithérapie
Éduquer à : l'utilisation des médicaments ; l'utilisation d'une oxygénothérapie ; l'utilisation du drainage bronchique	• Titrer les besoins en O_2 pour $SaO_2 > 90$ pendant l'exercice • Apprentissage de la respiration diaphragmatique, de l'expiration lèvres pincées, de l'utilisation de spiromètre incitatif, des inhalateurs
Accroître les capacités physiques de marche et de l'autonomie dans les actes de la vie quotidienne	• Améliorer l'endurance aérobie (cf. commentaire) par : – travail endurant sur cycloergomètre, manivelle à bras, tapis roulant ou vélo elliptique – travail musculaire segmentaire en puissance – marche rapide, marche de type norvégienne
Réduire l'anxiété et améliorer l'estime de soi	
Favoriser la participation sociale	

Commentaires

Une épreuve d'effort préalable est nécessaire pour choisir la fréquence cardiaque cible et la résistance au seuil aérobie.

Association aux mesures d'hygiène de vie et diététique, sevrage tabagique…

Item 334

Syndrome coronaire aigu

Indications

La rééducation et la réadaptation dans ce contexte sont souvent regroupées sous le terme unique de réadaptation. La réadaptation est envisagée au décours d'un épisode coronaire aigu, avec ou sans infarctus. Elle peut également être envisagée dans les suites d'une angioplastie ou d'un pontage coronaire.

Modalités organisationnelles

La réadaptation est réalisée par des équipes multidisciplinaires, dans des centres spécialisés (sous contrôle d'un cardiologue), au cours d'hospitalisation complète, en hôpital de jour ou en externe, pendant 3 à 6 semaines, à raison de 3 à 5 jours ou séances par semaine.

Évaluation initiale

Indispensable, elle précise le risque évolutif du patient et de régler le programme de réadaptation.

Stratification des patients en fonction du risque évolutif

Les patients à risque bas ou intermédiaire constituent une indication à la réadaptation d'emblée. Les patients à risque élevé sont du ressort d'un renforcement du traitement pharmacologique, d'une revascularisation voire d'une transplantation, et ne répondent donc pas aux critères d'indication première de la réadaptation. Ce risque est déterminé à partir de données cliniques, des investigations fonctionnelles et de l'imagerie.

L'examen clinique permet de dépister les facteurs péjoratifs que sont : l'âge > 65 ans, le sexe féminin, un antécédent d'infarctus du myocarde, un diabète, une hypercholestérolémie et l'existence de signe d'insuffisance cardiaque à la phase aiguë.

L'ECG de repos et l'épreuve d'effort permettent d'évaluer le seuil d'ischémie résiduelle, le pic de consommation en oxygène ou la capacité à l'effort maximale, le profil tensionnel et fréquentiel, ainsi que la présence de troubles du rythme. L'échographie cardiaque permet d'évaluer la fonction ventriculaire gauche systolique.

Adaptation du programme de réadaptation

La consommation maximale en oxygène obtenue au cours de l'épreuve d effort contribue à établir l'intensité des exercices physiques proposés et sa progression au cours du programme de réadaptation. L'intensité de la pratique peut aussi être établie à partir de la fréquence cardiaque maximale théorique ou de l'échelle de Borg.

Les tests fonctionnels et les échelles psychométriques que sont le test de marche des 6 minutes et les échelles d'anxiété, de dépression, de détresse psychologique ou de qualité de vie. sont utilisés.

Cibles thérapeutiques

Les cibles de la réadaptation sont la capacité physique à l'effort et les facteurs de risque cardiovasculaire. La réadaptation améliore la survie après infarctus du myocarde, la capacité fonctionnelle, la qualité de vie ainsi que le contrôle des facteurs de risque cardiovasculaire.

Programme de réadaptation

Objectifs	Moyens
Augmentation de la capacité à l'effort	• Activités gymniques • Activités aérobies (endurance) résistance • Renforcement musculaire faible
Contrôle des facteurs de risque cardiovasculaire : tabagisme, sédentarité, syndrome métabolique	• Sevrage du tabac • Conseils de vie et éducation thérapeutique : détente, activité physique, alimentation
Réinsertion socioprofessionnelle	• Conseil social • Ergothérapie • Orientation et formation professionnelles

Commentaires

L'intensité des exercices physiques est comprise entre 50 et 85 % de celle correspondant à la consommation maximale en oxygène. La progression se fait par paliers hebdomadaires de 10 à 30 %.

La réinsertion socioprofessionnelle est le corollaire de l'amélioration fonctionnelle. Elle peut être favorisée par des mesures spécifiques de réadaptation.

Item 335

Accident vasculaire cérébral

Indications

Tous les patients victimes d'AVC constitué doivent bénéficier de kinésithérapie dès lors qu'ils présentent des troubles moteurs ou sensitifs. Pour schématiser, les tableaux ci-dessous proposent trois périodes de la vie de l'hémiplégique après AVC.

Modalités organisationnelles

La kinésithérapie doit être effectuée dès le premier jour en unité neurovasculaire sous réserve des restrictions médicales éventuelles (comme l'absence de verticalisation pour des raisons hémodynamiques), quotidiennement. Elle sera ensuite effectuée (au rythme de 3 à 5 séances par semaine) selon l'état du patient, soit à partir du domicile, au cabinet du kinésithérapeute ou en hôpital de jour de MPR si le programme associe aussi ergothérapie et/ou orthophonie, soit en hospitalisation en structure de MPR ou gériatrique.

Cibles thérapeutiques

Toutes les déficiences et leurs conséquences : les déficits moteurs et sensitifs, les troubles de coordination, la spasticité et l'encombrement respiratoire si besoin.

La rééducation doit stimuler les mécanismes de plasticité cérébrale pour déclencher la récupération la plus proche possible de l'état antérieur avant de développer les compensations permettant de retrouver une autonomie malgré des déficiences persistantes.

Programme de rééducation

Hémiplégie après AVC datant de moins de 8 jours

<table>
<tr><th colspan="2">Objectifs</th><th>Moyens</th></tr>
<tr><td colspan="2">Améliorer la commande motrice : à ce stade, il faut avant tout stimuler la plasticité cérébrale et restaurer le mieux possible la commande déficiente sans compensation</td><td>• Exercices d'éveil moteur
• Exercices de contrôle du tronc si l'hémodynamique permet la station assise
• Exercices actifs de renforcement analytique et global de la motricité (préhension, équilibre et marche)
• Exercices passifs de contrôle de la spasticité par postures d'étirement
• À ce stade, il faut éviter les compensations fonctionnelles</td></tr>
<tr><td colspan="2">Réduire les troubles sensitifs.</td><td>• Exercices d'éveil sensitif et de discrimination, de contrôle articulaire des membres et du tronc</td></tr>
<tr><td rowspan="3">Empêcher certaines complications</td><td>Rétractions musculotendineuses secondaires à la spasticité et à l'immobilisation de certains muscles en position courte (qui débutent dès les premiers jours et ne font que s'aggraver ensuite en l'absence de traitement préventif)</td><td>• Postures prolongées d'étirement et mobilisations articulaires passives douces</td></tr>
<tr><td>Douleurs d'épaule (dont le syndrome douloureux régional complexe de type 1)</td><td>• Protéger le membre supérieur déficient de toute traction intempestive lors de l'assistance (à la toilette, habillage, retournements…)
• S'assurer que les règles de protection de l'épaule côté parétique sont connues de l'entourage proche</td></tr>
<tr><td>Encombrement bronchique</td><td>• Contrôle biquotidien et exercices de désencombrement respiratoire (éveil de la toux, postures) selon besoin</td></tr>
<tr><td colspan="2">Si négligence visuo-spatiale</td><td>• Contribuer à la prise de conscience</td></tr>
</table>

Hémiplégie après AVC datant de 2 mois, au retour au domicile

Objectifs		**Moyens**
Améliorer la commande motrice : continuer à stimuler la plasticité cérébrale, restaurer le mieux possible la commande déficiente sans compensation		• Exercices d'éveil moteur • Exercices actifs de renforcement moteur analytique et fonctionnel pour la préhension, l'équilibre et la marche sur les muscles les plus faibles • Progressivement amélioration de la force si la commande est suffisamment analytique. • Réentraînement progressif à l'effort
Réduire les troubles sensitifs ou au moins leur retentissement		• Exercices d'éveil sensitif et de discrimination, de contrôle articulaire des membres et du tronc, de contrôle de l'équilibre
Empêcher certaines complications	Rétractions musculotendineuses secondaires à l'immobilisation et à la spasticité	• Continuer les postures quotidiennes d'étirement • Exercices passifs et activo-passifs de mobilisation articulaire • Apprentissage d'autoexercices quotidiens
	Douleurs d'épaule (dont le syndrome douloureux régional complexe de type 1)	• S'assurer que les règles de protection de l'épaule côté parétique sont connues du patient et de son entourage proche
Améliorer l'autonomie, quelle que soit la récupération (si celle-ci est insuffisante)		• Développer les compensations fonctionnelles • Recours éventuel aux appareillages et aides techniques • Entraînement intensif de la marche et l'équilibre • Compensation des préhensions par le membre supérieur sain • Réentraînement à l'effort

Hémiplégie après AVC datant de 2 ans

Objectifs	**Moyens**
Améliorer la commande motrice : une certaine plasticité cérébrale reste possible, quel que soit le délai après l'AVC, surtout si elle n'avait pas été stimulée	• Exercices actifs de renforcement analytique et global de la motricité (préhension, équilibre et marche) • Progressivement amélioration de la force si la commande est suffisamment analytique
Réduire le retentissement des troubles sensitifs	• Exercices d'éveil sensitif et de discrimination, de contrôle articulaire des membres et du tronc, de contrôle de l'équilibre
Empêcher certaines complications : à ce stade si la spasticité est très sévère, les rétractions musculotendineuses restent à craindre	• Continuer les postures quotidiennes d'étirement ; exercices passifs et activo-passifs de mobilisation articulaire ; apprentissage d'autoexercices d'entretien
Améliorer l'autonomie, quelle que soit la récupération (si celle-ci est insuffisante)	• Développer les compensations fonctionnelles. • Recours éventuel aux appareillages et aides techniques. • Entraînement intensif de la marche et l'équilibre ; • Compensation des préhensions par le membre supérieur sain • Réentraînement à l'effort

Commentaires

La kinésithérapie est nécessaire tant que les progrès sont possibles soit environ pendant 6 mois à un an pour la marche mais souvent plus d'un an pour la préhension.

Elle doit être poursuivie par des exercices d'autorééducation autant que possible. Dans le cas de spasticité très importante, la kinésithérapie peut être nécessaire à vie, seule susceptible d'empêcher les déformations orthopédiques. Une reprise est souvent utile par période de 12 à 15 seances groupées.

Item 357

Lésions ligamentaires de genou

Indications

La masso-kinésithérapie est indiquée dans le traitement des entorses du ligament collatéral médial et en cas de lésion isolée du ligament croisé antérieur ou postérieur. Les enjeux sportifs de haut niveau peuvent motiver un traitement chirurgical. Elle est réalisée après une phase d'immobilisation dont la durée (de quelques jours à 6 semaines) dépend de la localisation et de la gravité lésionnelle. La masso-kinésithérapie est également indiquée en cas d'instabilité chronique faisant suite à une lésion du ligament croisé antérieur ou postérieur ancienne.

Modalités organisationnelles

La masso-kinésithérapie est pratiquée en séances individuelles, ambulatoires.

Cibles thérapeutiques

Les cibles de la rééducation sont la douleur, la raideur articulaire susceptible de venir compliquer le tableau traumatique initial et l'instabilité articulaire.

Programme de rééducation

Objectifs	Moyens
Diminution de la douleur	• Glaçage initial • Attelle d'extension amovible pour une durée de quelques jours à 6 semaines selon gravité • Appui contrôlé guidé par la douleur
Prévention de la raideur articulaire	• Mobilisation articulaire passive précoce
Récupération de la stabilité articulaire	• Renforcement musculaire des quadriceps et ischio-jambiers • Travail de la proprioception : co-contraction des muscles péri-articulaires agonistes et antagonistes en appui stable puis instable (plateau mobile) avec puis sans contrôle de la vue, sans puis avec sollicitations extérieures déstabilisantes

Commentaires

La rééducation respecte la cicatrisation ligamentaire et la remise en tension progressive du ligament.

Les techniques antalgiques directes que sont le massage et la physiothérapie contribuent également à la diminution de la douleur.

Le travail en chaîne fermée facilite l'obtention de la co-contraction des muscles péri-articulaires agonistes et antagonistes.

La rééducation des lésions anciennes du ligament croisé antérieur ou postérieur est essentiellement orientée vers la récupération de la stabilité articulaire.

Item 357

Lésions ligamentaires de cheville

Indications

La masso-kinésithérapie occupe une place importante dans le traitement des entorses du ligament collatéral latéral de la cheville. Elle est mise en œuvre sans délai en cas d'entorse bénigne ou de gravité moyenne, associée initialement à une contention souple (strapping) ou semi-rigide (orthèse amovible). Elle fait suite à une immobilisation semi-rigide ou rigide (botte plâtrée ou en résine) en cas d'entorse grave.

Modalités organisationnelles

La masso-kinésithérapie est pratiquée en séances individuelles, ambulatoires.

Cibles thérapeutiques

Les cibles de la rééducation sont la douleur, la raideur articulaire susceptible de venir compliquer le tableau traumatique initial et l'instabilité articulaire.

Programme de rééducation

Objectifs	Moyens
Diminution de la douleur	• Glaçage initial • Contention souple, semi-rigide ou rigide de quelques jours à 6 semaines selon gravité • Appui contrôlé guidé par la douleur
Prévention de la raideur articulaire	• Mobilisation articulaire passive précoce
Récupération de la stabilité articulaire	• Renforcement musculaire des fibulaires, jambier postérieur, triceps sural et tibial antérieur • Travail de la proprioception : co-contraction des muscles péri-articulaires agonistes et antagonistes en appui stable puis instable (plateau mobile) avec puis sans contrôle de la vue, sans puis avec sollicitations extérieures déstabilisantes

Commentaires

La rééducation respecte la cicatrisation ligamentaire et la remise en tension progressive du ligament. Cette phase autorise l'entretien passif des mobilités articulaires.

Les techniques antalgiques directes que sont le massage et la physiothérapie contribuent également à la diminution de la douleur.

Le renforcement musculaire est réalisé sur un mode isométrique puis dynamique. Le renforcement musculaire dynamique excentrique est également un temps préparatoire au travail de la proprioception.

Le travail en chaîne fermée facilite l'obtention de la co-contraction des muscles péri-articulaires agonistes et antagonistes.

Points clés

- Les techniques de rééducation et de réadaptation sont nombreuses. La rééducation vise à aider l'individu à réduire les déficiences et les limitations d'activités, alors que la réadaptation vise à l'aider à s'y adapter lorsqu'elles deviennent stabilisées et persistantes. Il est important de connaître les indications de ces techniques afin de les prescrire à bon escient, après avoir établi un diagnostic et déterminé, avec le patient, des objectifs.
- La masso-kinésithérapie comporte des techniques permettant de lutter contre :
  - la douleur ;
  - les œdèmes et troubles trophiques ;
  - les raideurs articulaires ;
  - la faiblesse musculaire ;
  - l'altération de la commande motrice ;
  - les troubles du tonus ;
  - les troubles sensitifs ;
  - l'instabilité articulaire ;
  - l'intolérance à l'effort ;
  - les gênes à la préhension ;
  - l'encombrement bronchique ;
  - les troubles vésicosphinctériens.
- L'ergothérapie est une discipline de rééducation et réadaptation ayant pour objectif le maintien et l'accession de l'individu à un maximum d'autonomie dans son environnement quotidien. Elle ne peut être appliquée qu'en milieu hospitalier ou institutionnel.
- L'orthophonie est indiquée dans les troubles de la voix, de la parole et du langage, qu'il soit parlé ou écrit. Les troubles de déglutition sont également souvent pris en charge par l'orthophoniste.
- L'appareillage désigne à la fois les matériels et leurs applications. Il comprend les prothèses, destinées à suppléer un organe, et les orthèses, destinées à corriger une fonction perdue ou perturbée. Elles peuvent être utilisées de façon transitoire dans l'attente d'une normalisation ou de façon définitive.
- La prescription de la masso-kinésithérapie et de l'orthophonie passe par la définition des objectifs. Ces objectifs se situent à trois niveaux :
  - réduction de la déficience (objectifs symptomatiques) ;
  - réduction des limitations d'activités (objectifs fonctionnels) ;
  - compensation du désavantage (objectifs situationnels).
- Les divers objectifs doivent être clairement exprimés au patient, à sa famille et à l'ensemble de l'équipe qui prend en charge le malade.
- La rédaction de l'ordonnance est un acte médical qui doit comporter un certain nombre d'éléments et doit être accompagné d'une évaluation des résultats.

CHAPITRE

4

L'enfant handicapé : orientation et prise en charge

Marion Roquet, Vincent Gautheron, Mickael Dinomais, Laetitia Houx, Sylvain Brochard*

Item 54 L'enfant handicapé : orientation et prise en charge.

Objectifs pédagogiques

- Argumenter les principes d'orientation et de prise en charge d'un enfant handicapé.
- Connaître les filières de prise en charge médicale, médico-sociale et de scolarisation de l'enfant handicapé : décrire le rôle de la maison départementale des personnes handicapées et identifier les interlocuteurs du médecin dans le système éducatif.

I. Généralités

La survenue d'un handicap ou d'une maladie chronique chez l'enfant en France est une situation fréquente.

- Première cause de handicap moteur : la **paralysie cérébrale** (le facteur de risque principal de paralysie cérébrale est la prématurité).
- Première cause de retard mental héréditaire et de retard mental non héréditaire : respectivement la **trisomie 21** et le **syndrome d'alcoolisation fœtale** (SAF).
- Première cause de troubles spécifiques des apprentissages : la **dyslexie-dysorthographie**.
- Première cause de handicap d'origine psychiatrique : les **troubles envahissants du développement** (TED).

A. Définitions

- **L'enfant handicapé** est un enfant n'ayant pas les activités ni la participation normale selon la classification internationale du fonctionnement (CIF) pour son groupe d'âge dans la société dans laquelle il vit.

* Les auteurs remercient Sébastien Houx pour ses dessins. Les clichés proviennent du centre de rééducation fonctionnelle de Kerpape (Ploemeur) et du centre Mathieu Donnart (Brest).

- Le multi-handicap, ou pluri-handicap, est la coexistence de plusieurs déficiences à l'origine du handicap. Par exemple, l'enfant traumatisé crânien sévère peut présenter des séquelles neurologiques motrices mais également neuropsychologiques, par exemple des troubles de l'humeur ou de la mémoire.
- Le polyhandicap est un handicap sévère associant l'existence de déficiences graves et durables à un retard mental grave ou profond.
- Le surhandicap est l'ajout de déficiences secondaires ou des troubles du comportement à un handicap préexistant. En effet, le handicap de départ peut provoquer des difficultés relationnelles ou des difficultés d'apprentissage et ainsi conduire à une aggravation du handicap. Par exemple, chez un enfant atteint de malvoyance, cette déficience peut entraîner des difficultés d'apprentissage.
- Le handicap peut être :
  - acquis (par exemple, le traumatisme crânien) ou congénital génétique (par exemple, trisomie 21) ou non génétique (par exemple, agénésie de membre) ;
  - transitoire (par exemple, ostéochondrite de hanche) ou durable (par exemple, déficience intellectuelle) ;
  - stable (par exemple, déficience visuelle) ou évolutif (par exemple, dystrophie musculaire de Duchenne).

Ces grandes caractéristiques modifient le projet thérapeutique. Par exemple, chez un enfant ayant une paralysie cérébrale, un des enjeux principaux sera la marche au prix de prises en charge parfois contraignantes, alors que chez un enfant ayant une maladie neuromusculaire, le projet sera plus orienté vers une préparation à la perte de la marche puisque celle-ci deviendra inéluctable du fait de l'évolution naturelle de la maladie.

B. Particularités de la rééducation et de la réadaptation d'un enfant handicapé

L'enfant est un **être en développement** ! Ce n'est pas un adulte en miniature.

- Sa croissance et son développement lui confèrent des particularités physiques, mentales et psychologiques. Les déficiences et limitations d'activités retentissent sur la croissance musculosquelettique et sur les acquisitions psychomotrices et cognitives. Par exemple, une lésion cérébrale chez l'enfant intervient sur un cerveau en cours de maturation : le but de la prise en charge rééducative est d'évaluer et de limiter les conséquences de cette lésion et de stimuler le développement de l'enfant (plasticité cérébrale +++).
- Le dépistage, la rééducation et l'accompagnement doivent être précoces, dès le diagnostic posé.

Une prise en charge rééducative peut démarrer avant de connaître précisément le diagnostic étiologique d'une affection chronique. De même, un diagnostic peut être reconsidéré devant une évolution clinique inhabituelle. Par exemple, l'aggravation clinique d'un tableau de diplégie spastique doit faire rechercher une pathologie évolutive dégénérative.

- Le projet de l'enfant est triple : thérapeutique (médical, paramédical…), éducatif (scolarité), social (familial, activités de vie, environnement, maintien à domicile, compensations…) (figure 4.1). Ces trois domaines de prise en charge interagissent entre eux mais, pour chaque enfant, des objectifs dans chacun de ces trois champs doivent être fixés et doivent être évoqués systématiquement en consultation de MPR pédiatrique.
- **Prévenir les complications** potentielles liées au handicap est un objectif thérapeutique. Il faut :

- dépister les causes de surhandicap : par exemple, certains enfants présentant un handicap moteur important sont à risque d'obésité du fait de leur peu de mobilité ; l'obésité en elle-même peut aggraver ses limitations d'activités ;
- et minimiser les conséquences du handicap : par exemple, un enfant ayant une paralysie cérébrale présente une structure musculosquelettique normale à la naissance ; mais, du fait du déficit moteur, de l'hypertonie spastique et de la croissance, il va développer des rétractions musculaires induisant une limitation d'amplitude articulaire et parfois des déformations osseuses à l'origine d'une dégradation fonctionnelle ; l'objectif thérapeutique sera donc de prévenir ou de traiter ces **troubles dits neuro-orthopédiques**.

- La scolarité à envisager en premier lieu est la **scolarité ordinaire**. Une orientation scolaire différente pourra être proposée dans un second temps.
- L'objectif à long terme est d'**amener l'enfant à l'âge adulte vers un projet personnalisé de vie autonome** dans une situation médico-chirurgicale, cognitive et psychique optimale. **L'élaboration de ce projet se fait de façon progressive et conjointe avec l'enfant et sa famille et conduit à une transition fluide vers la vie adulte.**

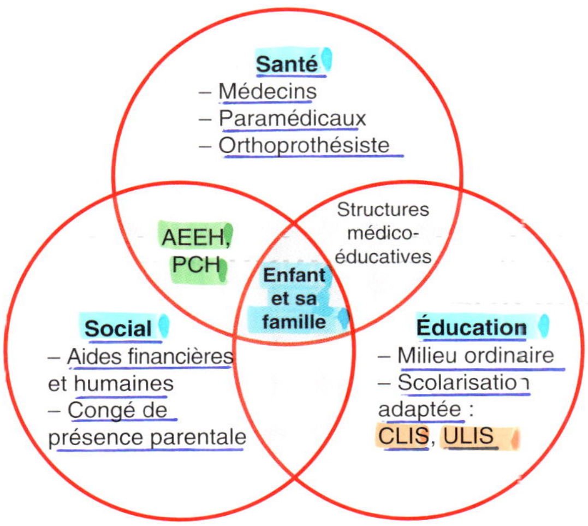

Fig. 4.1. Prise en charge triple et interaction des différents domaines de prise en charge.
AEEH, allocation d'éducation de l'enfant handicapé ; CLIS, classe d'inclusion scolaire ; PCH, prestation de compensation du handicap ; ULIS, unité localisée d'inclusion scolaire.

II. Origines du handicap

Les origines du handicap sont multiples (figure 4.2). Un même enfant peut présenter plusieurs déficiences qui interagissent alors entre elles.

Dans cet item 54, nous détaillons plus spécifiquement le handicap d'origine motrice mais les principes de prise en charge et d'orientation sont applicables aux autres situations dont certaines sont abordées dans des items spécifiques (les troubles sensoriels et orthopédiques sont traités dans l'item 44, la trisomie 21 dans l'item 43, les troubles des apprentissages dans l'item 53, les troubles psychiques dans l'item 58, les troubles envahissants du développement dans l'item 65, les troubles de la miction dans l'item 49).

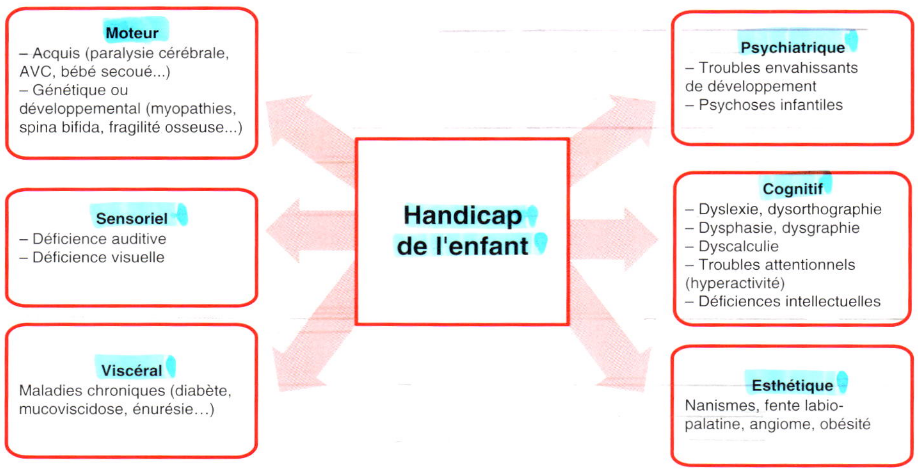

Fig. 4.2. Les différentes origines d'un handicap.

III. Évaluation des déficiences, des activités et de la participation

Toute prise en charge est précédée d'une évaluation. Chez l'enfant elle procède, comme chez l'adulte, de la classification internationale du fonctionnement et de la santé (CIF) : déficiences/activités/participation (cf. item 115 au chapitre 2). Cette évaluation est du domaine de compétences des praticiens de médecine physique et de réadaptation (MPR), qui agissent au sein d'une équipe pluridisciplinaire.

A. Évaluation des déficiences

L'évaluation clinique permet de repérer certaines déficiences :

- **générales** : la courbe poids/taille, douleur, état psychoaffectif, sommeil, troubles digestifs, troubles de la continence… ;
- **neurologiques** : développement psychomoteur incluant motricité globale et fine, langage, déficit sensitivomoteur, tonus axial, recherche d'hypertonie (spasticité…), de mouvements anormaux (dystonie, ataxie…) et de l'équilibre ;
- **orthopédiques** : recherche de déformations (inégalité de longueur des membres inférieurs, statique du pied sur podoscope, scoliose…), de limitations d'amplitudes articulaires (équin, flexum…) (figure 4.3) ;
- **cognitives** : retard mental, troubles attentionnels, troubles du comportement ;
- **sensorielle** : audition, vue… ;
- évaluation de la **qualité de la marche** (asymétrie du pas, vitesse, position des différentes articulations au cours du cycle de marche…).

Une des particularités de l'examen de l'enfant avec handicap moteur est l'évaluation des **troubles neuro-orthopédiques**. Cet examen demande de prendre en compte la spasticité, le bilan articulaire, le testing moteur et l'examen dynamique pour comprendre leurs interactions et répercussions sur le mouvement.

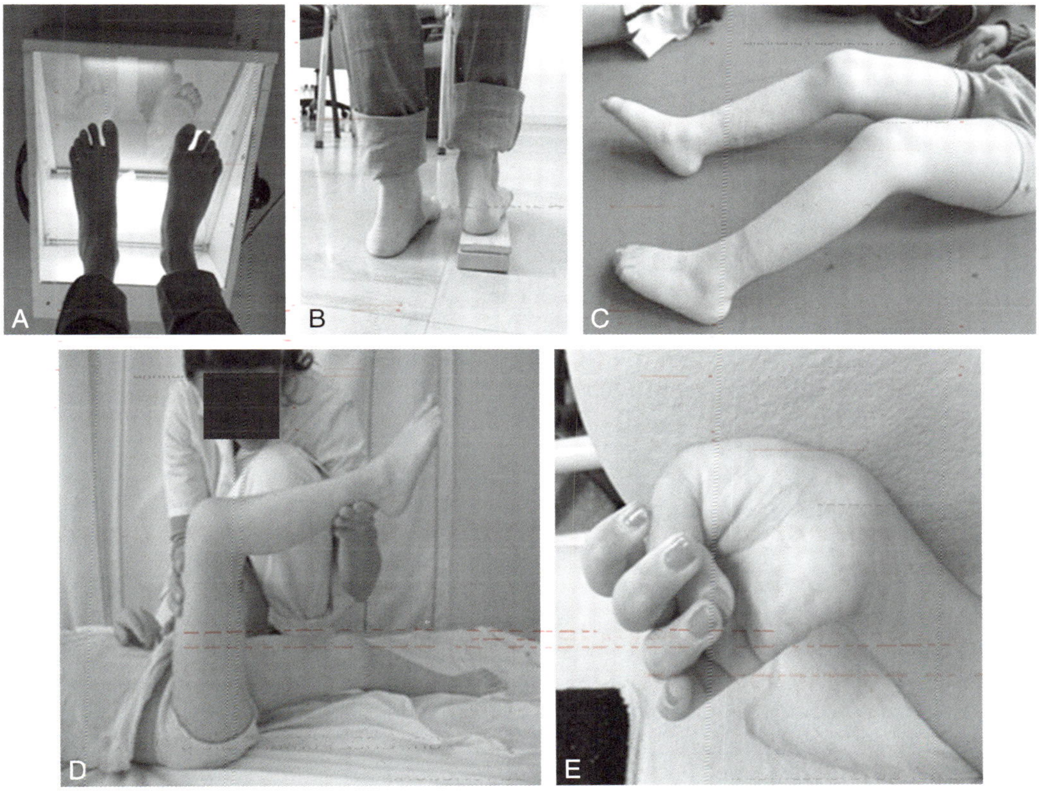

Fig. 4.3. **Examen clinique *(voir aussi cahier couleur)*.**

A. Podoscopie : pied plat ou creux. **B.** Mesure de l'inégalité de longueur de membres inférieurs. **C.** Pied en équin et flessum de genou. **D.** Mesure des amplitudes articulaires : angle poplité. **E.** Déformation du membre supérieur : pouce adductus, inclinaison cubitale du poignet.

L'examen clinique est souvent complété par des **examens complémentaires** (par exemple, radiographies, électromyogramme, échographie, bilan urodynamique…).

B. Évaluation de la limitation d'activités

L'observation de l'enfant et les données rapportées par ses proches permettent d'avoir une bonne idée de ses limitations d'activités. Cependant, le suivi de ces enfants se fait sur une durée prolongée et incite à l'utilisation de **bilans standardisés**. Une des échelles génériques communément utilisée pour mesurer l'autonomie est la **MIF-môme** (mesure d'indépendance fonctionnelle pour enfants de 0 à 8 ans : activités de base, déplacements et manipulations, langage et cognition).

C. Évaluation de la restriction de participation

En consultation, la simple information concernant le niveau scolaire, le réseau d'amis et les activités périscolaires (sports, musique...) permet d'avoir un bon reflet de la participation de l'enfant. Il existe des échelles spécifiques mais elles sont peu utilisées en pratique.

D. Évaluations spécifiques fréquentes en MPR pédiatrique

1. Bilan neuropsychologique

De nombreux tests existent. Ils peuvent être soit généraux (par exemple, la WPPSI, *Wechsler Preschool and Primary Scale of Intelligence*, de 4 à 6 ans, et la WISC, *Wechsler Intelligence Scale for Children*, de 6 à 16 ans), soit spécifiques d'un domaine particulier (fonctions exécutives, attentionnelles, troubles visuo-spatiaux, dysphasie...).

2. Analyse vidéographique et quantifiée du mouvement (marche et préhension)

Elle est indiquée dans le suivi ou en pré-chirurgie des troubles neuro-orthopédiques complexes. Elle permet d'objectiver les paramètres du mouvement (vitesse, symétrie, longueur de pas, cinématiques articulaires en trois dimensions pour la marche, figure 4.4) et l'activation musculaire au cours du mouvement si un EMG dynamique est associé.

3. Calendriers mictionnels, débitmétrie, bilan urodynamique (BUD)

Ils permettent une analyse spécifique des troubles urinaires avec recherche notamment de troubles neuro-urologiques.

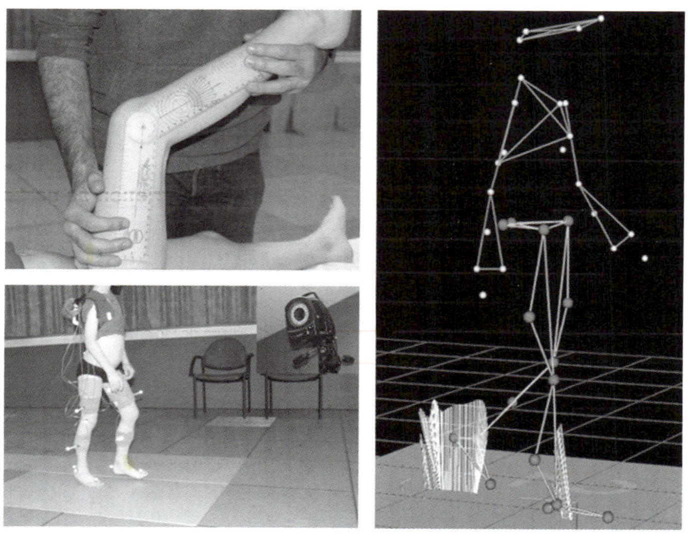

Fig. 4.4. **Analyse quantifiée de la marche (AQM)** ***(voir aussi cahier couleur).***

IV. Orientation et prise en charge médicale, scolaire et sociale

A. Généralités

1. Pluridisciplinaire et coordonnée

La prise en charge d'un enfant handicapé doit être globale sur le plan **médical**, **psychologique**, **scolaire** et **social**.

Il s'agit d'une procédure complexe qui nécessite une bonne connaissance du rôle des différents acteurs au sein des différentes structures afin de proposer la prise en charge la plus pertinente. Ces aspects de la prise en charge coexistent habituellement au sein d'une même structure dont la fonction est à la fois éducative et médicale (par exemple : IEM, institut d'éducation motrice; SESSAD, service d'éducation et de soins spécialisés à domicile). De même, à n'importe quel moment de sa scolarité, l'enfant peut avoir besoin d'une hospitalisation pour un bilan de rééducation, un séjour chirurgical ou en service de SSR (soins de suite et de réadaptation) pédiatrique après réanimation ou intervention chirurgicale… Dans certains cas, il bénéficiera d'une prise en charge ambulatoire ponctuelle en secteur libéral (kinésithérapie, orthophonie).

La prise en charge est personnalisée, différente d'un enfant à l'autre, et tient compte du projet de l'enfant et de sa famille. Le rôle de l'équipe est de les soutenir, les informer et les guider.

La prise en charge d'un enfant handicapé doit tenir compte du rythme de vie de l'enfant : un excès de stimulations, un rythme d'activités qui ne respecterait pas la régularité des repas, les temps de repos et les temps de travail, ne sauraient répondre de façon adaptée à ses besoins physiologiques, psychologiques et sociaux.

2. Intervenants principaux

Les professionnels sont nombreux, au service d'un projet pluri- et interdisciplinaire (figure 4.5). Ils peuvent intervenir individuellement ou en groupe; la caractéristique principale de leur organisation est de rechercher la concertation afin de proposer un projet d'accompagnement cohérent, coordonné et applicable dans la durée. Les professionnels peuvent officier en secteur libéral (masseurs-kinésithérapeutes, orthophonistes, psychologues…) ou au sein de structures

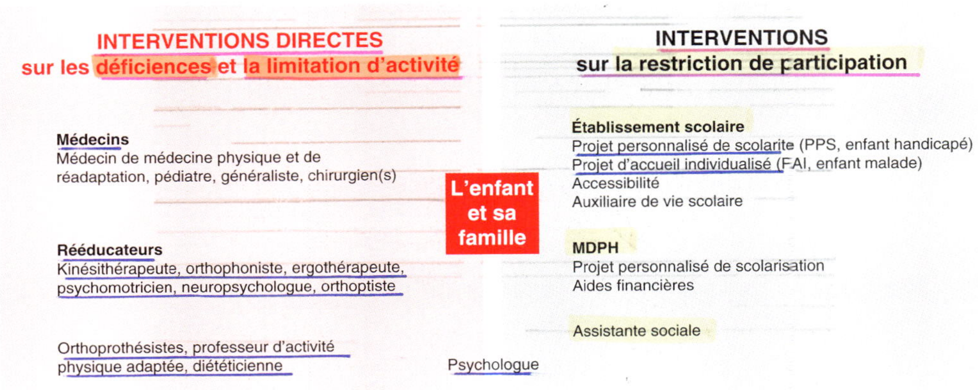

Fig. 4.5. Prise en charge pluridisciplinaire.

ambulatoires (CAMSP, centre d'action médico-sociale précoce ; CMPP, centre médico-psycho-pédagogique ; services médicaux sociaux d'accompagnement…) et institutions diverses (IME, institut médico-éducatif ; IEM, institut d'éducation motrice ; hôpital de jour…).

B. Prise en charge médicale et rééducative

1. Intervenants et appareillage

Le médecin spécialisé en médecine physique et de réadaptation (MPR) reçoit l'enfant au cours de consultations externes et/ou pluridisciplinaires à l'hôpital et au sein de structures médico-éducatives.

Le médecin a plusieurs missions (figures 4.6 et 4.7) :

- évaluer et surveiller la croissance et le développement staturo-pondéral de l'enfant ;
- évaluer le développement, l'état neuro-orthopédique, la douleur, l'état psychologique et neurocognitif de l'enfant ;
- prendre en compte les demandes de la famille ;
- coordonner et réévaluer la pertinence des prises en charge rééducatives : en fonction de leur tolérance et leur efficacité, et éviter la surcharge des emplois du temps ;
- réévaluer l'utilisation, la bonne tolérance, l'adaptation des différents appareillages et aides techniques ;
- organiser des examens ou prises en charge particulières si nécessaire : AQM, BUD, injections de toxine botulique ;
- réévaluer l'orientation au sein du système éducatif et la prise en charge sociale ;
- définir le projet de vie et préparer l'âge adulte.

2. Principes de prises en charge

Ils sont exposés dans le tableau 4.1.

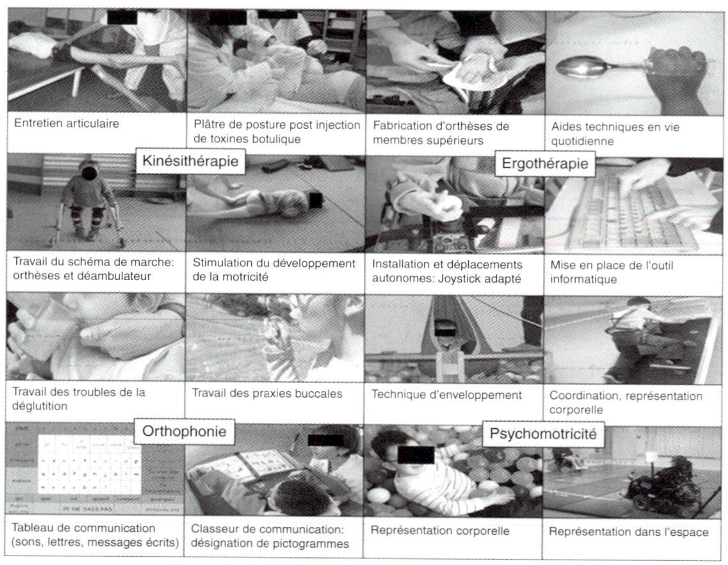

Fig. 4.6. Illustrations de prise en charge rééducative en pédiatrie *(voir aussi cahier couleur).*

Tableau 4.1. **Grands principes de prise en charge en fonction d'origines de handicap différentes**

Principales pathologies	Fréquence	Description	Problématiques et enjeux principaux	Prise en charge
Paralysie cérébrale	2/1 000	Troubles moteurs ou de posture touchant un ou plusieurs membres dus à des lésions non progressives sur un cerveau immature (lésion anté-, péri- ou postnatale).	Déficit moteur, retard de développement psychomoteur : marche, préhension.	Kinésithérapie, ergothérapie, appareillage de fonction
			Troubles neuro-orthopédiques, spasticité	Mobilisation articulaire, orthèses de posture, injections de toxine botulique, chirurgie
			Troubles neuropsychologiques et du langage	Remédiation neuropsychologique, orthophonie, synthèse vocale
			Troubles sensoriels	Dépistage et corrections par lunettes ou appareil auditifs
Dystrophie musculaire de Duchenne	1 garçon sur 3 300	Maladie neuromusculaire caractérisée par une atrophie et une faiblesse musculaire progressive due à une dégénérescence des muscles squelettiques, lisses et cardiaques	Acquisition puis perte de la marche, préhension	Kinésithérapie, ergothérapie, corticothérapie
			Troubles neuro-orthopédiques, scolioses	Mobilisation et posture, orthèses, corsets.
			Atteinte cardiorespiratoire	Surveillance, assistance respiratoire (VNI, trachéotomie), prévention des déformations rachidiennes et des troubles de la déglutition
Traumatisme crânien	3/10 000 TC sévère/an	Lésions cérébrales acquises secondaires à un traumatisme responsable de lésions péri- et/ou intracérébrales	Troubles neurocognitifs : mémoire, attention, fonctions exécutives, troubles du comportement → répercussion sur les apprentissages scolaires	Remédiation neuropsychologique, orthophonie, psychomotricité
			Troubles moteurs	Kinésithérapie
			Épilepsie	Traitement médicamenteux
Dysraphisme spinal (spina bifida)	0,5 à 2,5/10 000	Atteinte congénitale locorégionale de l'axe vertébro-médullaire par trouble de la neurulation primaire ou secondaire.	Déficit sensitivomoteur	Kinésithérapie, appareillage de fonction
			Déformation orthopédique : pied creux, scoliose	Appareillage de posture : corsets, attelles, chaussures orthopédiques
			Troubles vésicosphinctérien : risque néphrologique, incontinence anale ou fécale, infections, lithiases	Surveillance : fonction rénale, BUD, échographie, traitements diminuant l'hyperactivité vésicale, autosondages
			Anomalies cutanées avec porte d'entrée visible ou non : risque infectieux	Chirurgie
Brûlures	3/10 000	Brûlures profondes et intermédiaires entraînant un risque de cicatrices hypertrophiques et de rétractions articulaires	Esthétique : cicatrices hypertrophiques	Pressothérapie : vêtements compressifs et orthèses rigides
			Fonctionnel : rétractions avec limitation articulaire	Orthèse de posture pour mise en tension cutanée maximale
			Retentissement psychologique, esthétique	Psychologue, psychomotricien

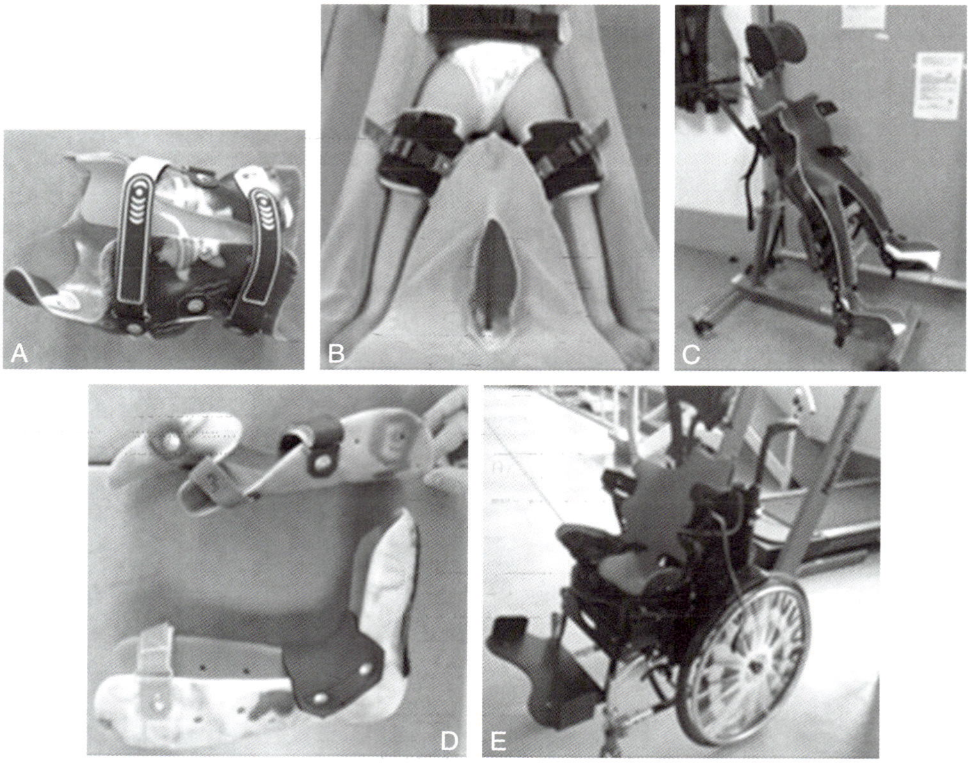

Fig. 4.7. Illustration d'appareillage en pédiatrie *(voir aussi cahier couleur)*.

A. Corset lors de scolioses. **B.** Matelas mousse : installation de nuit. **C.** Coquille de verticalisation. **D.** Orthèse de posture nocturne de membre supérieur et de membre inférieur. **E.** Coquille de station assise.

3. Exemple de prise en charge globale : l'enfant présentant un polyhandicap

Le but de ce paragraphe est d'illustrer à partir d'un exemple de situation clinique fréquemment rencontrée en MPR pédiatrique, la nécessité d'une **prise en charge globale** non centrée sur un organe. Le schéma ci-dessous montre de façon non exhaustive les différentes déficiences et atteintes rencontrées par un enfant en situation de polyhandicap (figure 4.8).

Le rôle du médecin de MPR est de **définir les priorités, fixer l'intensité** et **établir la chronologie des prises en charge** parmi l'ensemble des problèmes identifiés.

Lorsque ces patients se présentent dans un service d'urgences ou dans une consultation de médecine générale pour un problème intercurrent comme la fièvre ou une modification du comportement, **le diagnostic peut être plus difficile** — par exemple, enfant non communicant, problèmes d'accessibilité aux examens complémentaires… La prise en charge demande de prendre en compte l'enfant **dans sa globalité** : par exemple, une infection pulmonaire peut être favorisée par un défaut de ventilation et de désencombrement, des troubles de la déglutition et/ou par un reflux gastro-œsophagien.

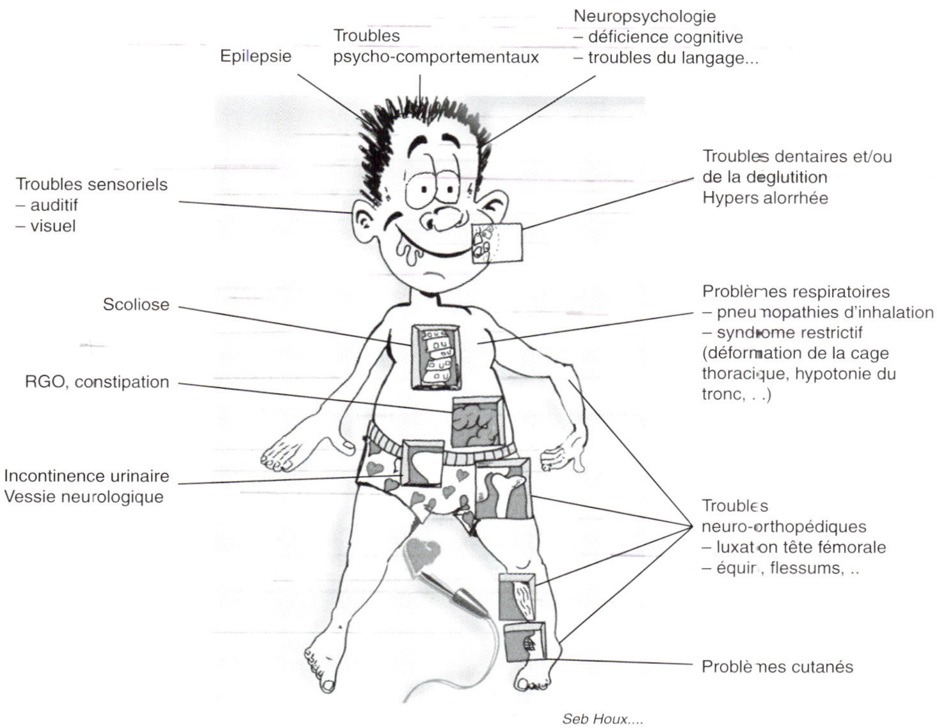

Fig. 4.8. **Prise en charge globale de l'enfant présentant un polyhandicap.**

C. Rôle de la maison départementale des personnes handicapées (MDPH)

Selon le texte de la loi de 2005, la MDPH doit « *offrir un accès unique aux droits et prestations, à toutes les possibilités d'appui dans l'accès à la formation et à l'emploi, et à l'orientation vers des établissements et services, ainsi que faciliter les démarches des personnes handicapées et de leur famille* » (figure 4.9). Au sein de la MDPH, la commission des droits et de l'autonomie des personnes handicapées (CDAPH) prend toutes les décisions concernant les **aides** et les **prestations** à la lumière de l'**évaluation** menée par l'**équipe pluridisciplinaire** mise en place au sein des MDPH.

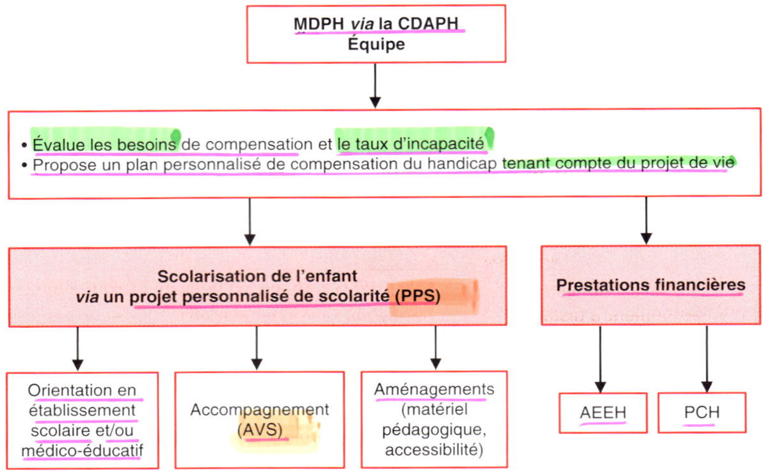

Fig. 4.9. **Rôle de la MDPH.**

AVS, auxiliaire de vie scolaire; PCH, prestation de compensation du handicap; AEEH, allocation d'éducation de l'enfant handicapé; CDPH, commission des droits et de l'autonomie des personnes handicapées.

D. Orientation scolaire et structures d'accueil

La priorité est de privilégier le maintien au domicile et l'intégration en milieu scolaire ordinaire.

1. Structures éducatives

Depuis la loi du 11 février 2005, tout enfant présentant un handicap ou une maladie chronique doit être inscrit à l'école.

Différentes mesures permettent l'intégration à l'école.

Projet d'accueil individualisé (PAI)

Projet souvent simple, mis au point par l'établissement à la demande de la famille devant des besoins thérapeutiques précisés dans une ordonnance médicale. Ce document organise la vie de l'élève en tenant compte de ses besoins particuliers du fait d'un problème de santé : continuité scolaire en cas d'hospitalisation, régime alimentaire, protocole d'urgence ou de soins (par exemple, épilepsie, asthme…).

Projet personnalisé de scolarisation (PPS)

Projet plus complexe mis en place par une équipe pluridisciplinaire. L'équipe de suivi de scolarisation (ESS) autour du référent scolaire évalue les besoins spécifiques de l'enfant et élabore en concertation avec l'enfant et sa famille un projet de scolarisation. Ce projet comprend des préconisations sur l'orientation scolaire et d'éventuelles mesures d'accompagnement (AVS, matériel pédagogique adapté, outil informatique, temps supplémentaire pour les épreuves, photocopies etc.). Ces préconisations doivent être validées par la CDAPH pour être mises en œuvre.

Auxiliaires de vie scolaire (AVS)

Les auxiliaires de vie scolaire peuvent intervenir individuellement ou collectivement. Leur rôle est l'accompagnement des élèves dans les actes de la vie quotidienne, dans l'accès aux activités d'apprentissage, dans les activités de la vie sociale et relationnelle. L'attribution d'une AVS est validée par la MDPH.

Orientation (tableau 4.2 et figure 4.10)

Elle est validée par la CDAPH d'après les propositions du PPS. Elle peut se faire vers des structures purement éducatives ou médico-éducatives. Lorsque la scolarisation est difficile voire

Tableau 4.2. **Orientation scolaire et médico-sociale**

			Public visé	Rôle
Structures éducatives : scolarisation ordinaire	Scolarisation	Classe ordinaire ± PAI, AVS…	Tous dans la mesure du possible	Scolarisation ordinaire
		CNED, Centre national d'enseignement à distance	Élèves de 6 à 16 ans ne pouvant fréquenter physiquement un établissement scolaire	Formation scolaire et professionnelle par correspondance
		Enseignement en structure sanitaire	Tout enfant hospitalisé	Continuité scolaire pendant l'hospitalisation
	Dispositifs collectifs de scolarisation adaptée	CLIS*, classe d'inclusion scolaire ULIS*, unité localisée d'inclusion scolaire	Enfants ayant des troubles spécifiques des apprentissages : – CLIS : 3 à 12 ans – ULIS : 12 à 18 ans	En établissement ordinaire : – accueil en petits groupes – par un professeur spécialisé
		SEGPA**, section d'enseignement général et professionnel adapté	Enfant de niveau collège ayant des difficultés scolaires globales	Enseignements généraux adaptés aux difficultés (petits groupes, professeurs spécialisés) Préparation à l'accès à une formation professionnelle
		EREA**, établissement régionaux d'enseignement adapté	Enfant de niveau collège ayant des difficultés scolaires et sociales	
Structures médico-éducatives	Prise en charge éducative et rééducative en complément de la scolarisation	CAMSP***, centre d'action médico-sociale précoce	Enfants de moins de 6 ans à risque de présenter ou présentant un handicap	Dépistage prévention et prise en charge précoce des déficiences motrices, sensorielles ou mentales
		Services médico-sociaux d'accompagnement : SESSAD* → moteur, cognitif SSAD* → polyhandicap SAFEP*, SSFIS*, SAAIS* → sensoriel	Enfants de 0 à 20 ans nécessitant un soutien spécialisé : – éducation, scolarité – soins, rééducation	Intervention dans tous les lieux fréquentés (domicile, école) Équipe pluridisciplinaire : éducateur, enseignant spécialisé, kinésithérapeute, ergothérapeute
		CMPP***, centre médico-psycho-pédagogique	Enfant de 0 à 20 ans ayant des troubles psycho-comportementaux, d'apprentissage ou de développement	Équipe pluridisciplinaire : orthophoniste, psychomotricien, psychothérapeute… Dépistage et prise en charge psychopédagogique
		CMP***, centre médico-psychologique	Enfant de 0 à 20 ans ayant des troubles psychiatriques	Prévention, diagnostic et soins psychothérapeutiques
	Structures intégrant la scolarisation et la rééducation		Enfant de 3 à 20 ans nécessitant une prise en charge éducative et thérapeutique incompatible avec une scolarisation en milieu ordinaire présentant :	Équipe pluridisciplinaire : – rééducateurs : kiné, orthophoniste… – éducateurs : apprentissage de l'autonomie – scolarisation par des professeurs spécialisés Prise en charge en internat ou en externat
		IEM*, institut d'éducation motrice	– des troubles moteurs	
		IES*, institut d'éducation sensoriel	– des troubles visuels ou auditifs	
		ITEP*, institut thérapeutique éducatif et pédagogique	– des troubles du comportement	
		IME*, institut médico-éducatif	– des troubles des fonctions cognitives ou TED	

(*Suite*)

Tableau 4.2. Suite

			Public visé	Rôle
Structures sanitaires	En libéral	Prise en charge libérale	Tout enfant qui le nécessite	Kinésithérapie, orthophonie…
	En hospitalier	Soins de suite et réadaptation pédiatrique : hospitalisation continue ou de jour	Prise en charge spécifique de durée déterminée : lors du diagnostic, en postopératoire…	Équipe : – soins : médecins, infirmière, puéricultrices – équipe de rééducation : kiné, orthophoniste, ergothérapeute…

* Sur orientation MDPH. ** Sur orientation de l'Éducation nationale. *** Accès libre possible.

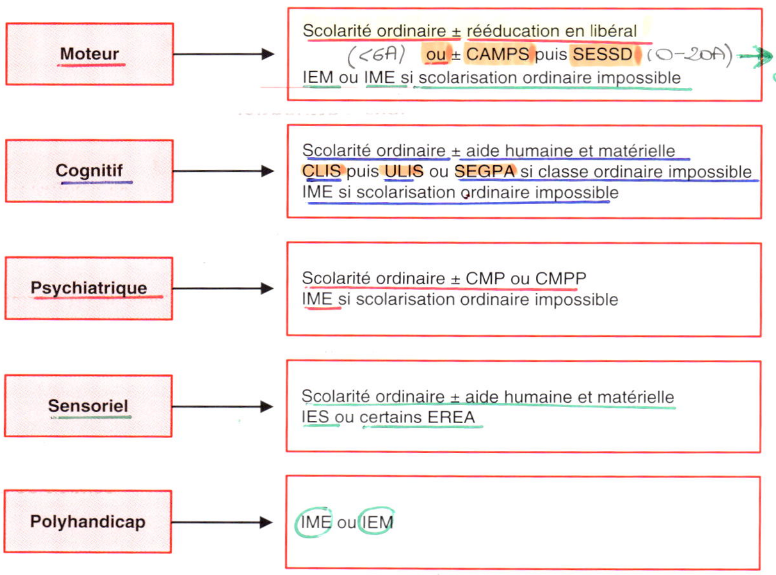

Fig. 4.10. **Les grandes lignes de l'orientation médico-éducative en fonction de l'origine du handicap.**

impossible, une orientation vers une classe adaptée (CLIS ou ULIS) ou vers un établissement médico-social (IEM, IME) est envisagée.

2. Transition vers l'âge adulte

Quatre-vingt-dix pour cent des enfants atteints d'une maladie chronique ou d'un handicap vont atteindre l'âge adulte. Or ce passage de l'âge enfant à l'âge adulte est contemporain de nombreux changements : la croissance et les apprentissages ouvrent vers l'autonomie, la vie professionnelle, sociale et sexuelle; l'individuation s'affirme en même temps que la dépendance aux parents décroît. Cette étape « nécessaire » passe par la définition d'un projet de vie adulte réfléchi, réaliste et adapté.

Cette période représente l'un des enjeux majeurs de la prise en charge.

Recommandations (HAS, 2012) pour l'amélioration du passage de l'enfant à l'adulte :

- dans le domaine du soin : transformer progressivement le jeune en interlocuteur principal, éducation à la santé et à ses besoins médicaux spécifiques;

- administratif : bilan social et accès au guide des démarches administratives avant la majorité ;
- participation sociale : relais entre projet scolaire et professionnel, choix du lieu de vie, associations de personnes handicapées ;
- médico-social : interlocuteur référent et programme de transition écrit.

E. Prise en charge sociale

La prise en charge sociale (tableau 4.3) repose sur la rédaction de **certificats médicaux** et, pour cela, tout médecin qui suit l'enfant peut être sollicité. La rédaction de ces certificats est soumise au secret médical. Elle doit être précise, claire et contenir des éléments pertinents. Attention ! les critères d'attribution des aides sont restrictifs et certaines aides ne sont pas cumulables. Par exemple, les compléments de l'AEEH et la PCH ne sont pas cumulables.

Tableau 4.3. Prise en charge sociale

	Modalités	Conditions d'attribution	Objectifs
Aides financières pour la compensation du handicap			
Allocation d'éducation de l'enfant handicapé (AEEH)	Dossier MDPH	Taux d'incapacité ≥ 80 % (perte d'autonomie pour la plupart des actes de la vie quotidienne) Ou : > 50 % si soins nécessaires ou fréquentation d'un établissement adapté	Compenser les frais d'éducation et de soins apportés à un enfant handicapé associant une base fixe ± un complément financier s'il existe un retentissement sur l'activité professionnelle d'un des parents, s'il existe une intervention d'une personne extérieure salariée ou des frais supplémentaires liés au handicap
Prestation de compensation du handicap (PCH)	Dossier MDPH	*Idem* que AEEH	Financer des dépenses liées à : – un besoin d'aides humaines pour les actes essentiels de la vie quotidienne (par exemple, séances d'ergothérapie, psychomotricité) – un besoin d'aides techniques – l'aménagement du logement et du véhicule – des charges spécifiques ou exceptionnelles
Présence parentale			
Congé de présence parentale (CPP)	Certificat médical + demande écrite à remettre à l'employeur	La maladie ou le handicap rend indispensable une présence parentale soutenue	Cessation d'activité non rémunérée pour présence parentale Le poste de travail est conservé
Allocation journalière de présence parentale (AJPP)	Certificat médical + Demande à la Caisse d'allocations familiales après accord de l'assurance maladie	*Idem* que CPP	Allocation de compensation du salaire perdu lors d'un congé de présence parentale
Aide aux soins			
Exonération du ticket modérateur	Formulaire spécifique à adresser à la Sécurité sociale	Entre dans la définition d'une des trente affections longue durée listées (ALD 30) ou d'une affection « hors liste » (ALD 31) si affection longue et coûteuse	Recouvre les frais liés aux soins, transports et dispositifs médicaux en partie

(*Suite*)

Tableau 4.3. Suite

	Modalités	Conditions d'attribution	Objectifs
Aides à la vie quotidienne			
Carte d'invalidité	Dossier MDPH	Accessible à partir d'un taux d'incapacité permanente de 80 %	Priorité d'accès, avantages fiscaux et réductions tarifaires
Carte européenne de stationnement	Dossier MDPH	*Idem* que la carte d'invalidité	Stationnement sur les places réservées aux personnes handicapées

Points clés

Définitions :

- handicap de l'enfant/pluri-handicap/polyhandicap;
- acquis *versus* congénital/transitoire *versus* durable/stable *versus* évolutif.

Spécificités

- prise en charge pluridisciplinaire et coordonnée médico-socio-éducative;
- développement et croissance à prendre en compte.

Filières de prises en charge médicale, médico-sociale et de scolarisation :

- médicale :
  - évaluation clinique et paraclinique;
  - rôle du médecin MPR, des professionnels de rééducation;
  - principes de prise en charge;
- éducative : privilégier le maintien au domicile et la scolarisation (figure 4.11);

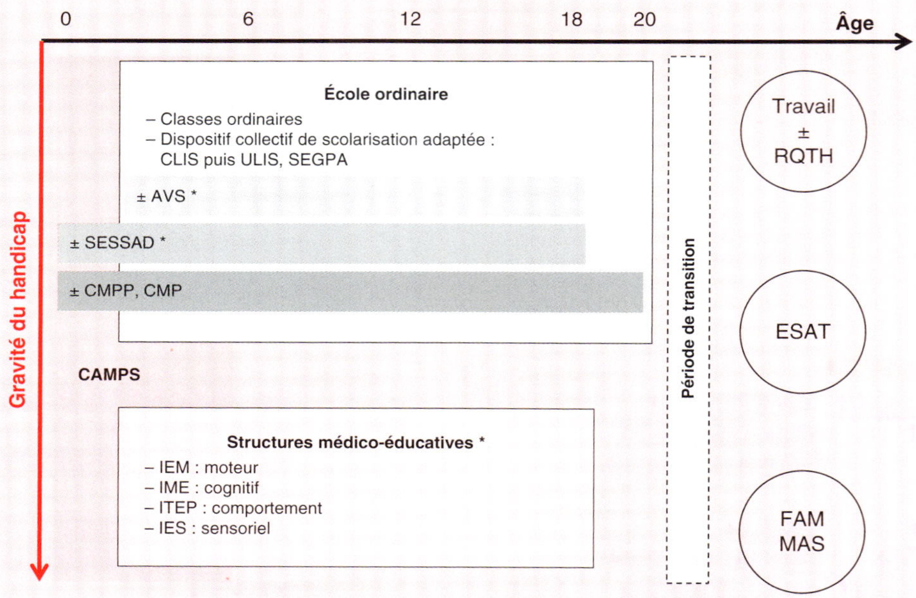

Fig. 4.11. Orientation médico-éducative en fonction de l'âge et de la gravité du handicap.
* Soumis à accords MDPH.
RQTH, reconnaissance de la qualité de travailleur handicapé; ESAT, établissement et service d'aide par le travail; FAM, foyer d'accueil médicalisé; MAS, maison d'accueil médicalisé.

- sociale :
  - demande MDPH : AEEH et PCH, carte d'invalidité et de stationnement;
  - demande à l'assurance maladie : AJJP, exonération du ticket modérateur.

Pour en savoir plus

Orphanet, www.orphanet-france.fr/.

Maison départementale des personnes handicapées, http/www.mdph.fr.

Collège des enseignants universitaires de médecine physique et de réadaptation, http://www.cofemer.fr/.

Société francophone d'étude et de recherche sur le handicap de l'enfant, http://www.sferhe.org/.

CHAPITRE

5

Complications de l'immobilité et du décubitus

Pierre-Louis Doutrellot, Patrick Dehail

Item 116 Complications de l'immobilité et du décubitus : prévention et prise en charge.

Objectifs pédagogiques

- Expliquer les principales complications de l'immobilité et du décubitus.
- Argumenter l'attitude thérapeutique et planifier le suivi du patient.

I. Généralités

Sans conséquences pendant une nuit de sommeil chez un sujet sain, le décubitus et l'immobilité sont à l'origine de complications chez le patient alité, en raison de :

- l'incapacité à changer de position ou à contracter volontairement ses muscles, lors d'un coma — ou d'une anesthésie prolongée — ou du fait d'une pathologie neurologique, de contraintes liées à la pathologie ou à son traitement (alitement pour fracture du rachis, mise en traction, contention, suite de chirurgie, par exemple) ;
- la désadaptation cardiorespiratoire, induite par l'absence ou la réduction importante des efforts ;
- la réduction ou la suppression de contraintes sur l'appareil locomoteur, à l'origine d'une amyotrophie, de rétractions musculo-ligamentaires et d'une résorption osseuse (et d'une hypercalciurie) ;
- l'appauvrissement des afférences sensorielles ;
- la position inadéquate pour l'élimination urinaire et fécale, et pour l'alimentation ;
- la perturbation de la mécanique ventilatoire, parfois aggravée par une cause traumatique (traumatisme thoracique) ou par une réduction du réflexe de toux (suites d'anesthésie, douleur thoraco-abdominale d'origine chirurgicale ou non, effet central d'un traitement…) ;

Médecine physique et de réadaptation

- la difficulté de communication et de prises d'informations, et la dépendance, avec un retentissement neuropsychologique, s'ajoutant aux conséquences directes de la pathologie dont souffre le patient.

On peut distinguer les complications de l'immobilité et du décubitus selon leur précocité et leur caractère local, régional ou général (tableau 5.1).

Certaines engagent le pronostic vital; toutes retentissent sur le pronostic fonctionnel et allongent la durée d'hospitalisation et la prise en charge.

Elles sont prévisibles et, dans une grande mesure, prévenues par une prise en charge thérapeutique adaptée, mise en œuvre dès le début du décubitus. Leur prévalence augmente avec l'âge du patient.

Enfin, elles peuvent être observées même au domicile du patient, favorisées par le maintien au lit, en raison de la crainte d'une chute (anxiété de l'entourage) ou d'une insuffisance d'aides humaines pour les transferts ou les déplacements.

Ainsi, il important d'éviter au maximum les situations de décubitus prolongé, en particulier chez les personnes âgées. En dehors de suites de certaines chirurgies, les circonstances médicales qui nécessitent réellement un alitement prolongé sont peu nombreuses :

- coma ou troubles importants de la vigilance ;
- déficit neurologique avec troubles du tonus du tronc, au stade initial ;
- décompensation cardiaque ou respiratoire à la phase aiguë ;
- état de choc.

II. Complications cutanées

A. Mécanismes

Les escarres sont des lésions d'origine **ischémique**, par compression, supérieure à la pression de perfusion capillaire, des parties molles entre les reliefs osseux et un plan dur.

Elles peuvent apparaître lors d'un appui prolongé **au-delà de 3 à 4 heures**, et parfois même 2 heures en cas de pression continue sur les parties molles au-delà de 200 mm Hg.

B. Facteurs favorisants

1. Facteurs extrinsèques

- La pression exercée par le support sur les plans cutanés, en tenant compte de son intensité et de sa durée. Elle est influencée par le poids du patient avec, dans les cas de **maigreur ou de dénutrition**, une réduction des plans sous-cutanés qui perdent alors leur rôle amortisseur,

Tableau 5.1. **Chronologie et localisation des complications du décubitus**

Complications	Locales	Régionales	Générales
Précoces	Escarre	Complications thromboemboliques Compressions nerveuses	Troubles urinaires (dysurie, infection) Constipation
Tardives	Escarre	Rétractions musculaires	Ostéoporose Désadaptation cardiaque Désadaptation posturale Troubles psychologiques

et, dans **l'obésité**, des plans sous-cutanés pourtant plus épais soumis à une augmentation de la pression en raison de la surcharge pondérale. D'où l'importance d'une évaluation de l'état nutritionnel du patient.

- La **friction**, où une agression directe de la peau provoque une abrasion.
- La **macération** de la peau, liée à la sudation ou à une incontinence.
- Le **cisaillement**, où des forces s'appliquent obliquement sur les plans sous-cutanés.

Les massages intempestifs des zones à risque ou l'application de glace sont à proscrire.

2. Facteurs intrinsèques

- L'hypovolémie, l'anémie et l'hypoxie (insuffisance cardiaque ou respiratoire, artériopathie) qui **réduisent le débit circulatoire cutané**.
- Les **lésions préexistantes des plans cutanés** (cicatrices, brûlures, excoriations, plaies, lésions de frottement), l'atrophie des plans de couverture.
- L'**état nutritionnel**, déjà évoqué.
- Les **incontinences urinaire et fécale**.
- Les **maladies neurologiques**, réduisant la sensibilité et la capacité à changer de position.
- L'état psychologique du patient, limitant la participation aux soins.
- L'âge.

3. Autres facteurs prédictifs de risque

- La **durée de l'immobilité**.
- Les **traitements** du patient, en particulier les corticoïdes et les cytotoxiques ; mais aussi les vasoconstricteurs.
- Les comorbidités : **diabète**, pathologie cardiorespiratoire, tabagisme, troubles circulatoires, vascularites, troubles de la coagulation, syndrome inflammatoire.
- L'existence de **troubles de la sensibilité**, de troubles de la conscience et/ou de la vigilance, qui diminuent ou font disparaître la perception ou la prise en compte de la douleur.
- L'existence de troubles du tonus musculaire en particulier l'hypotonie (flaccidité) mais également l'hypertonie spastique (spasticité) qui peut entraîner des malpositions avec des points de pression au niveau des segments de membres.
- L'existence d'éléments extrinsèques traumatisants (plis du drap, miettes, objets durs, contention, mauvaise installation au lit ou au fauteuil) au contact de la peau du patient.
- L'importance du déficit moteur (quelle qu'en soit l'origine).

C. Caractéristiques et signes de gravité

Les localisations les plus fréquentes sont la **région sacro-coccygienne** et les **talons** chez le patient en décubitus dorsal (figure 5.1).

Les escarres peuvent également survenir :

- en décubitus dorsal ; en regard des processus épineux thoraciques et des épines des scapula, au niveau occipital ;
- en décubitus ventral : sur le dos du pied, la crête tibiale et en regard des épines iliaques antérieures (attention également à la position de la sonde urinaire) ;

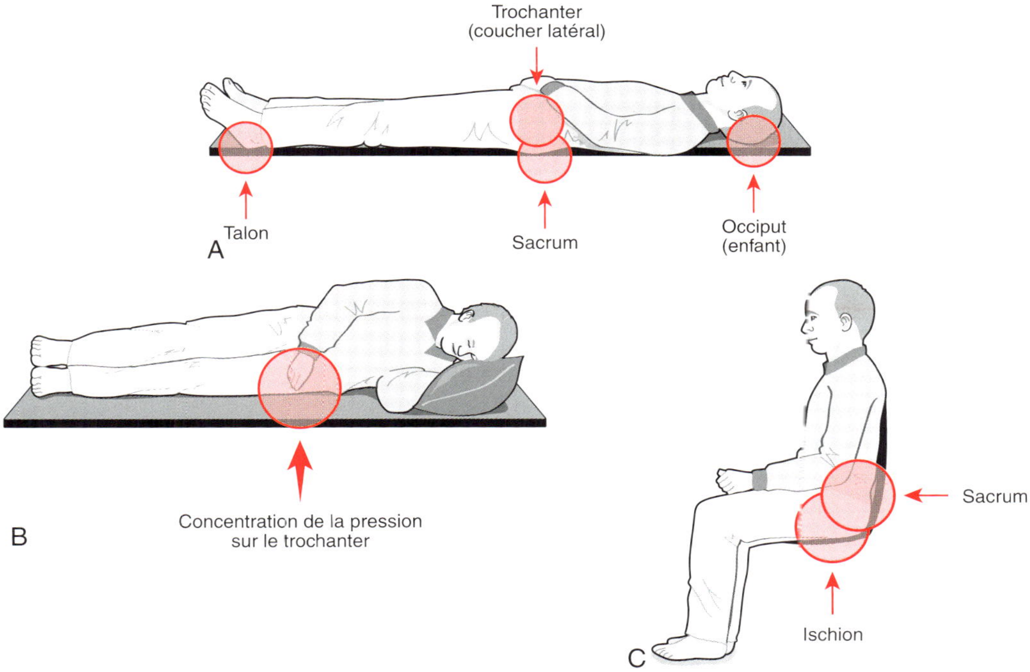

Fig. 5.1. Les principales localisations des escarres en décubitus dorsal, latéral et en position assise ***(voir aussi cahier couleur).***

- en décubitus latéral : sur le grand trochanter, les condyles fémoraux, la tête de la fibula, les malléoles, le bord latéral du pied et du talon, en regard de l'acromion, au coude et à l'oreille;
- en station assise : en regard des ischions et du sacrum, des talons, parfois au niveau occipital et des épines des scapula.

Les escarres sont sources de **douleurs** et, dès le stade d'ouverture cutanée, exposent à un risque **infectieux**. Elles contribuent à la **perte d'autonomie**, et **augmentent la durée de séjour**.

Stades des escarres

- **« Stade 0 » : hyperhémie réactionnelle,** avec érythème disparaissant à la pression digitale pour se recolorer en quelques secondes; à ce stade les lésions sont réversibles en moins de 24 heures. C'est un élément d'alerte qu'il faut rechercher systématiquement, plusieurs fois par jour. C'est un stade d'alerte mais pas encore un stade d'escarre proprement dite.
- **Stade 1** : **érythème persistant**, ne disparaissant pas à la pression (sur peau pigmentée, aspect rouge ou violacé, persistant); modification par rapport à la peau saine de voisinage : chaleur ou froid, consistance modifiée (ferme ou molle), sensibilité modifiée (douleur, prurit) sauf en cas de troubles de la sensibilité. Il n'y a pas encore à ce stade d'ouverture des plans cutanés.
- **Stade 2** : **abrasion**, **phlyctène** ou **ulcération peu profonde**, touchant l'épiderme, le derme ou les deux.
- **Stade 3** : altération ou nécrose des trois plans cutanés et du tissu sous-cutané, pouvant atteindre le fascia (sans le dépasser); cette **ulcération profonde** peut s'étendre vers les tissus adjacents, avec un volume de nécrose plus important que ce que laisse voir l'orifice superficiel.
- **Stade 4** : **destruction importante des tissus sous-cutanés dépassant le fascia**, pouvant toucher les muscles, les tendons, l'os sous-jacent, avec risque d'ostéite, d'ouverture articulaire et d'arthrite.

D. Prévention

La prévention est envisagée dès l'admission du patient, s'il existe un risque cutané selon les critères d'évaluation afin d'adapter le support et la prise en charge à mettre en œuvre pour éviter des escarres, ou l'aggravation ou la récidive chez les patients déjà porteurs d'escarres (ANAES, 2001). Parmi les échelles permettant d'évaluer le risque d'escarres, citons l'échelle de Norton et l'échelle de Waterloo données à titre d'illustration dans les tableaux 5.2 et 5.3.

Les mesures préventives impliquent l'ensemble des personnels de santé :

- identifier les **facteurs de risque** ;
- **examiner, de façon pluriquotidienne, l'état cutané et surtout les zones à risque** ;
- éviter des appuis prolongés : mobilisation, **changements de position planifiés** toutes les 2 ou 3 heures, en alternant le décubitus dorsal, latéral, latéral oblique et si besoin ventral (et en proscrivant un appui sur une zone pathologique) ;
- **mise au fauteuil** ; verticalisation et reprise de la marche dès que c'est médicalement possible ;
- prévenir des frottements et phénomènes de cisaillement ;

Tableau 5.2. Échelle de Norton

Item		Score
Condition physique	Mauvaise	1
	Passable	2
	Bonne	3
	Excellente	4
Condition mentale	Stupeur	1
	Confusion	2
	Apathie	3
	Alerte	4
Activité	Alité	1
	Confiné au fauteuil	2
	Aide à la marche	3
	Ambulant	4
Mobilité	Immobile	1
	Très limitée	2
	Légèrement limitée	3
	Complète	4
Incontinence	Urinaire et fécale	1
	Urinaire	2
	Occasionnelle	3
	Continent	4
Total		----
		Score de Norton
Risque d'escarre	Faible	13 à 16
	Modéré	12 à 13
	Élevé	11 à 12
	Très élevé (escarres brûlures)	< 11

D'après Norton D. Calculating the risk: reflections of the Norton scale. Decubitus 1989 ; 2 : 24–31.

Tableau 5.3. **Échelle de Waterlow**

Item		Score
Sexe	Masculin	1
	Féminin	2
Âge	14–19 ans	1
	50–64 ans	2
	65–74 ans	3
	75–80 ans	4
	80 ans	5
Continence	Totale (ou sonde)	0
	Incontinence occasionnelle	1
	Incontinence fécale/sonde	2
	Incontinence fécale et urinaire	3
Mobilité	Complète	0
	Agilité	1
	Apathique	2
	Restreinte	3
	Immobilité (traction)	4
	Patient mis au fauteuil	5
Malnutrition	Cachexie terminale	3
	Déficience cardiaque	5
	Insuffisance vasculaire	5
	Anémie	2
	Tabagisme	1
Masse corporelle	Moyenne	0
	Au-dessus de la moyenne	1
	Obèse	2
	En dessous de la moyenne	3
Aspect de la peau	Saine	0
	Fine	1
	Sèche	1
	Œdémateuse, inflammatoire	1
	Décolorée	2
	Irritation cutanée	3
Appétit	Moyen	0
	Faible	1
	Sonde gastrique	2
	Anorexie ou à jeun	3
Déficience neurologique	Diabète ; SEP ; AVC : paraplégie, déficit sensoriel	4 à 6
Chirurgie orthopédique	Chirurgie membre inférieur, rachis, intervention 2 heures	5
Médicaments	Cytotoxiques, corticoïdes à haute dose, AINS	4
	Total	---

(*Suite*)

Tableau 5.3. Suite

		Score de Waterlow
Risque d'escarres	Faible	< 10
	Moyen	10 à 14
	Haut	15 à 19
	Très élevé	20 ou +

D'après Edwards M. The levels of reliability of the Waterlow Pressure Sore Index calculator. J Wound Care 1995 ; 4 : 373–8.

- éviter la macération, maintenir une hygiène cutanée correcte (sans friction ni application de glace) ;
- assurer l'**équilibre nutritionnel** et l'**hydratation** ;
- **faire participer le patient** et son entourage à ces mesures autant que possible (éducation thérapeutique) ;
- utiliser des **supports adaptés**, en fonction des critères de risque, afin de répartir au mieux les pressions.

Les critères de choix d'un support habituellement retenus sont :
– surmatelas statique : absence d'escarre et risque peu élevé ; patient pouvant se mouvoir dans le lit et passant moins de 12 heures/jour au lit ;
– matelas statique : absence d'escarre et risque moyen ; patient pouvant se mouvoir dans le lit et passant moins de 15 heures/jour au lit ;
– surmatelas dynamique : antécédents d'escarres ou escarre peu profonde ou risque élevé. Patient incapable de bouger seul et passant plus de 15 heures/jour au lit ;
– matelas dynamique : plusieurs escarres de stade élevé ; patient incapable de changer seul de position et passant plus de 20 heures par jour au lit.

E. Complications

Une fois constituées, les escarres exposent à des risques de complications locales ou générales.

1. Complications locales

- Extension de la nécrose.
- **Infections** : les lésions ouvertes sont systématiquement le siège d'une colonisation bactérienne ; un traitement antibiotique de cette colonisation — tant qu'elle reste strictement locale — risque de sélectionner des germes résistants et n'est pas justifié. En revanche, la survenue d'une infection (érythème, chaleur locale, œdème, suppuration, odeur) ou d'une extension régionale (cellulite, abcès, ostéite, arthrite) ou générale est une indication à l'utilisation d'antibiotiques par voie générale adaptés au germe (prélèvement par ponction-aspiration à l'aiguille, biopsie) et au patient.
- **Fistule**.
- Parfois perforation de viscères ou de vaisseaux, avec un risque hémorragique, parfois létal.
- À terme, risque de cancérisation de l'escarre ou de la cicatrice, imposant une surveillance au long cours, même après cicatrisation.

Ni les antiseptiques, ni les antibiotiques locaux n'ont de place dans la prise en charge des escarres constituées infectées ou non. Les prélèvements bactériologiques systématiques des escarres, en l'absence de signes d'infection, doivent être proscrits.

2. Complications générales (pouvant engager le pronostic vital)

- Septicémie, choc septique.
- Dénutrition, hypercatabolisme et fuite ionique.

- Anémie carentielle ou inflammatoire.
- Embolies septiques, endocardite.

F. Traitement des escarres

Il est à la fois **local et général**, et nécessite une **prise en charge pluridiscipinaire** mobilisant l'équipe soignante dans son ensemble, le patient et son entourage.

La **douleur** doit être évaluée et traitée.

Les retournements et les soins doivent être programmés, le type de soins (détersion, nettoyage, choix du type de pansement) prescrit clairement et le support chois de manière adaptée.

1. Aux stades 0 et 1

- Suppression de l'appui sur la zone jusqu'à retour à un aspect normal de la peau, en adaptant les positions lors des retournements ; au besoin, utiliser un film semi-perméable ou un hydrocolloïde transparent en cas de risque de macération.
- Interdiction des massages, des frictions et applications de glace ou d'air chaud.
- Adaptation ou intensification de la correction des autres facteurs de risque.

2. Au stade 2 (phlyctène)

- Évacuation du contenu par ponction ou ouverture au bistouri, en maintenant si possible l'épiderme décollé.
- Puis recouvrir d'un pansement hydrocolloïde ou gras.

3. Sur les lésions ouvertes

- Nettoyage au sérum physiologique.
- Pas d'antiseptiques ou antibiotiques locaux.
- Détersion des ulcérations nécrotiques ou fibrineuses : détersion mécanique ou aidée par le pansement (hydrogels, alginates) ; le recours au *Vacuum-Assisted Closure* (VAC) sur les escarres creusantes, assurant une pression négative, reste réservé aux situations où les techniques classiques sont en échec — coûteuse et non validée, cette technique doit encore être évaluée.
- Le pansement de recouvrement doit respecter le bourgeonnement, favoriser l'épidermisation et éviter la surinfection. Il n'existe pas de pansement idéal : selon l'état local, on propose habituellement :
  - sur les plaies anfractueuses :
    - hydrocolloïdes pâte ou poudre ;
    - alginate mèche ou hydrofibre mèche ;
    - hydrocellulaire de forme cavitaire ;
  - sur les plaies exsudatives :
    - alginate ou hydrocellulaire ;
    - hydrofibre ;
  - sur les plaies hémorragiques : alginate ;
  - sur les plaies bourgeonnantes :
    - pansement gras ;
    - hydrocolloïdes ;
    - hydrocellulaire ;

- sur les bourgeonnements excessifs :
  - corticoïde local ;
  - nitrate d'argent ;
- sur les plaies en voie d'épidermisation :
  - hydrocolloïdes ;
  - film polyuréthane transparent ;
  - hydrocellulaire, pansement gras ;
- sur les plaies malodorantes : pansement au charbon.

La surveillance de la cicatrisation s'effectue lors de chaque pansement, avec des évaluations régulières, permettant d'adapter la prise en charge. La surveillance associe la mesure de la surface (schéma, calques, photographies) et de la profondeur (utilisation d'un stylet), la topographie de chaque lésion (au moyen de schémas), l'évaluation de la douleur, spontanée et lors des soins.

Avis des chirurgiens pour un éventuel geste chirurgical (excision chirurgicale d'un abcès, d'une cellulite, abord et drainage d'une arthrite septique, greffe cutanée ou lambeau) en fonction de l'escarre, de l'état du patient, de sa pathologie et de son environnement. Dans les suites d'une intervention, les stratégies de prévention d'une récidive d'escarre sont indispensables.

III. Complications bronchopulmonaires

La mécanique ventilatoire est perturbée par le décubitus, modifiant la course diaphragmatique et le jeu costal. La cinétique muco-ciliaire peut être altérée par une modification du volume des sécrétions, de leur fluidité ou par une inhibition du jeu ciliaire et/ou des mécanismes de toux.

Il en résulte une stase des sécrétions bronchiques pouvant aboutir :

- à un **encombrement bronchique** ;
- à une **atélectasie** ;
- et à une **infection bronchopulmonaire**.

Les troubles de la déglutition, quelle qu'en soit la cause, peuvent induire des pneumopathies d'inhalation.

Parmi les facteurs favorisant une hypersécrétion bronchique ou une défaillance des processus d'élimination des sécrétions bronchiques, il convient de rechercher :

- un tabagisme ;
- des antécédents de BPCO ;
- la prise de traitements inhibant ou réduisant le réflexe de toux (opiacés notamment) ;
- la notion d'une manœuvre endotrachéale récente (fibroscopie, intubation) ;
- l'existence de douleurs pariétales, thoraciques au abdominales, d'origine traumatique ou post-chirurgicale : ainsi, une intervention thoracique ou une laparotomie vont induire une réduction de 25 à 50 % de la capacité vitale et inhiber la toux. De même, une fracture de côtes aggrave le risque d'encombrement pulmonaire et de complications infectieuses.

Il en résulte la nécessité d'un examen auscultatoire quotidien, d'une hydratation correcte du patient, d'une prise des repas en position assise ou demi-assise dès que possible, et une kinésithérapie de désencombrement, dès que des signes évoquant un encombrement bronchique sont perçus. Les traitements supposés fluidifiants peuvent être associés, avant les séances de kinésithérapie, mais n'ont pas fait la preuve de leur efficacité.

En outre, si le décubitus se prolonge, il faut prendre en compte la désadaptation cardiorespiratoire liée à l'hypoactivité : on prescrit au besoin une kinésithérapie active au lit et, lors de la reprise des déplacements, on tient compte de la dyspnée pour adapter le programme rééducatif.

IV. Complications cardiovasculaires

A. Maladie thromboembolique

L'immobilité favorise la **stase veineuse** (réduction du débit vasculaire, baisse d'activité musculaire) et la survenue de la **maladie thromboembolique** avec un risque d'**embolie pulmonaire**. La thrombose peut survenir dès les premiers jours de décubitus.

Les antécédents médicaux (coagulopathie, insuffisance cardiaque, artériopathie oblitérante, cancer…) et chirurgicaux (chirurgie des membres inférieurs, du petit bassin, polytraumatisme), de même que l'existence d'une déshydratation, d'un syndrome inflammatoire ou d'une hypotonie musculaire (paralysie flasque) constituent des facteurs de risque supplémentaires.

Le traitement préventif repose sur les HBPM si la fonction rénale du patient le permet (cf. items 224 et 326).

D'autres mesures doivent être associées, telles que le port d'une contention veineuse élastique par bas antithrombotique ou bandes de contention, des manœuvres de drainage manuel par massage, l'apprentissage d'une respiration abdomino-diaphragmatique qui favorise le retour veineux (quand le niveau de coopération du patient est suffisant).

Des séances d'électromyostimulation des muscles des membres inférieurs peuvent également être proposées pour favoriser le retour veineux, quand l'état du patient ne lui permet pas de réaliser un travail actif de mobilisation de ses membres.

L'état d'hydratation du patient doit être surveillé et ajusté.

La surveillance clinique au moins quotidienne et paraclinique au moindre doute permet de vérifier l'efficacité du traitement préventif.

B. Hypotension orthostatique

Liée à une altération de la régulation tensionnelle, l'hypotension orthostatique est plus souvent retrouvée chez le sujet âgé ou chez les patients hypertendus traités. Plusieurs facteurs concourent à son développement : désadaptation des réflexes neurovégétatifs, stase veineuse, dégradation de la sensibilité des barorécepteurs, déshydratation. Elle doit être systématiquement recherchée chez les patients présentant des risques de dysautonomie (paraplégie haute ou tétraplégie, polyradiculonévrite, diabète notamment). Certains médicaments accentuent le risque d'hypotension orthostatique (certains antihypertenseurs, diurétiques ou neuroleptiques).

L'installation des mécanismes de ce symptôme peut être assez rapide, mais les signes cliniques ne sont observés que lorsque les transferts et la verticalisation sont à nouveau possibles.

Elle se définit comme une diminution de 20 mm Hg de la systolique et/ou de 10 mm Hg de la diastolique dans les 3 premières minutes d'orthostatisme, par rapport aux chiffres de référence notés après 5 minutes de décubitus.

Elle est au moins partiellement prévenue par :

- une activité physique régulière pendant le décubitus ;
- la mise en place, avant le lever, de chaussettes (bas ou de bandes) de contention élastique sur les membres inférieurs ;
- une verticalisation progressive ;
- une hydratation correcte ;
- un ajustement des traitements ayant une action hypotensive si nécessaire.

Dans les cas les plus graves, le recours à certains médicaments (vasoconstricteurs, alphastimulants ou fludrocortisone) est possible en l'absence de contre-indication.

C. Désadaptation cardiaque

La diminution des sollicitations induit, en quelques semaines, une majoration du rythme cardiaque de repos, avec réduction du volume sanguin total et modification des fibres myocardiques (atrophie). Il en résulte une chute du volume d'éjection systolique et une réduction importante des performances cardiaques et des capacités d'endurance (VO_2max). Cet état s'accompagne également d'une augmentation de la diurèse (diminution de sécrétion de l'ADH) et de la natriurèse, observées pendant les phases de décubitus et pouvant entraîner une perte sodique chez le sujet âgé.

À la reprise de la verticalisation et des déplacements, cette désadaptation se manifeste par une moindre tolérance à l'effort : tachycardie, dyspnée, inadaptation tensionnelle à l'effort.

Elle est partiellement prévenue par la pratique d'une rééducation active régulière pendant la phase de décubitus, par le port d'une contention élastique de classe 2 aux premiers levers.

Le réentraînement à l'effort constitue un volet important de la rééducation post-immobilisation en améliorant la fonction aérobie. La mise en place de ce réentraînement se fera de manière très progressive et sera ajustée aux paramètres cardiovasculaires (surveillance du rythme cardiaque et de la tension artérielle).

D. Œdèmes

Les modifications de répartition du volume sanguin lors du décubitus, associées à la diminution des résistances périphériques (diminution du tonus sympathique) et, suivant les cas, à une diminution du tonus musculaire favorisent la constitution d'œdèmes déclives. Des œdèmes de dénutrition peuvent accompagner ceux liés au décubitus, en particulier chez le sujet âgé.

Le traitement de ces œdèmes repose sur :

- la surélévation des membres œdémateux pour favoriser le drainage ;
- des massages de drainage ;
- l'utilisation de bas ou bandes de contention ;
- des contractions musculaires actives des membres inférieurs ou à défaut, des contractions induites par électromyostimulation (contractions passives).

V. Complications locomotrices

L'immobilité a un retentissement progressif sur l'os, les structures péri-articulaires et les muscles.

A. Ostéoporose

En cas d'immobilité prolongée, la réduction des contraintes liées à la gravité ou d'origine musculaire induit une réduction de l'ostéoformation associée à une augmentation de la résorption osseuse. Cette hyperrésorption ostéoclastique va entraîner une perturbation du métabolisme phosphocalcique avec constitution d'une hypercalcémie en général modérée et bien tolérée, accompagnée d'une hypercalciurie. Réversibles à la reprise d'appui et de la déambulation, ces phénomènes peuvent être intenses et durables dans les pathologies où cette reprise d'activité est retardée ou impossible. Une perte osseuse significative peut alors être observée.

Habituellement indolore, cette perte osseuse augmente le risque fracturaire, en particulier chez les sujets déjà ostéoporotiques.

Le déséquilibre entre ostéoformation et résorption touche essentiellement les régions osseuses en charge et prédomine sur l'os trabéculaire.

L'hypercalciurie est un phénomène adaptatif d'apparition précoce, limitant l'hypercalcémie. Néanmoins, cette hypercalciurie expose au risque de lithiase urinaire

Dans un but de prévention de la perte osseuse, les techniques non médicamenteuses telles que le travail musculaire actif et la verticalisation précoce sont entrepris dès que possible, même si leur efficacité n'est pas clairement démontrée. Dans les cas de handicaps sévères et chroniques, les bisphosphonates par voie veineuse sont parfois proposés pour réduire la résorption osseuse.

B. Enraidissement articulaire et péri-articulaire

En l'absence de mobilisation chez l'animal en conditions expérimentales, on observe des rétractions capsulo-ligamentaires. Partiellement régressif en cas de reprise de la mobilité, ce processus aboutit à une ankylose si l'immobilisation se poursuit.

Les tendons subissent également un processus de rétraction, surtout net sur les structures immobilisées en position raccourcie, qui, associé aux modifications musculaires, participe également à la réduction des amplitudes articulaires.

L'enraidissement se produit dans les positions prises spontanément par le sujet ou, en cas de déséquilibre musculaire, dans la position induite par les muscles les moins déficitaires ou les plus hypertoniques. Les déformations le plus fréquemment rencontrées sont le flessum de hanche et de genou, l'équin, la griffe des orteils aux membres inférieurs ; la réduction de la rotation externe et de l'abduction d'épaule, le flessum de coude, l'enraidissement des métacarpophalangiennes aux membres supérieurs.

Les objectifs de la prévention sont de prévenir les attitudes vicieuses et de préserver les amplitudes articulaires, au mieux complètes, au minimum fonctionnelles.

La prévention s'appuie sur l'installation correcte au lit (en utilisant selon besoins des blocs de mousse taillés à la demande ou prédécoupés), les postures alternées et la mobilisation non douloureuse des articulations, au minimum passive et dès que possible active.

C. Complications musculaires

Lors du décubitus, la suppression des contraintes gravitaires et la sous-utilisation des muscles sollicités dans la station debout et la marche ont des conséquences sur l'appareil musculaire, auxquelles s'ajoutent les effets directs des éventuelles pathologies neurologiques centrales ou périphériques (paralysie, hyper- ou hypotonie musculaire).

Les muscles subissent :

- une amyotrophie rapide, souvent visible, et quantifiable par mesure des périmètres du membre ;
- une diminution de la force maximale (perte de 15 à 30 % de la force du quadriceps dès le 8e jour d'immobilisation) ;
- une réduction de l'endurance à l'effort (fonction de la répartition entre les différents types de fibres et de la vascularisation) ;
- une modification de l'extensibilité, de l'élasticité, avec un risque de raccourcissement (rétraction) qui dépend de la position d'immobilisation. Les rétractions sont plus fréquentes lorsqu'existe un déséquilibre entre agonistes et antagonistes, ou un trouble du tonus (hypertonie spastique ou extrapyramidale).

La prévention associe :

- l'installation correcte du patient, qui doit être la plus proche possible de la position de fonction ;

- les mobilisations articulaires et les étirements musculaires, en privilégiant les muscles les plus exposés à une rétraction du fait de la position. Les exercices passifs contribuent à conserver une longueur musculaire correcte et sont d'autant plus importants qu'il existe un trouble du tonus musculaire. Le travail actif, lorsqu'il est réalisable, permet de limiter l'amyotrophie et même d'assurer un renforcement musculaire. Le cas échéant, des séances d'électrostimulation musculaire peuvent être utilisées pour pallier l'absence de contractions volontaires ;
- la correction des carences alimentaires, notamment protéiques ;
- le traitement éventuel d'une spasticité.

Ces mesures doivent être entreprises le plus tôt possible et se poursuivre tout au long de l'immobilisation, le renforcement musculaire étant poursuivi au-delà de cette période.

L'amyotrophie et la diminution de force (en l'absence de trouble neurologique) sont en partie régressives à la reprise des activités, nécessitant une rééducation prolongée. Les rétractions peuvent, malgré les postures et l'appareillage, persister et, lorsqu'elles sont fonctionnellement gênantes, font discuter une chirurgie d'allongement tendineux.

VI. Complications urinaires

Le décubitus limite les possibilités de vidange complète de la vessie, le bas-fond vésical n'étant plus déclive. L'existence d'obstacles préexistants (tels qu'un adénome prostatique), de troubles neurologiques (lésion médullaire, AVC, polyneuropathie) ou l'effet de certains traitements aggravent le risque rétentionnel.

La persistance d'un résidu après miction expose au risque d'infection urinaire, et de lithiase ; ce dernier est aggravé par l'hypercalciurie, évoquée plus haut.

Au moindre doute, et surtout si le besoin est mal ressenti ou non exprimé par le patient, la recherche d'un résidu postmictionnel par échographie est justifiée et permet de vérifier la réalité et l'importance du résidu, et de mettre en œuvre un traitement (sondages intermittents, traitement médical).

Pour prévenir les infections et les lithiases, il convient d'assurer une diurèse abondante, au moins égale à 1,5 litre par 24 heures.

Le drainage continu (sonde à demeure, cathétérisme sus-pubien) est à éviter et ne doit être proposé que dans les cas de contre-indication ou d'impossibilité à réaliser des sondages intermittents, ou dans le cas d'escarres imposant une continence parfaite (cf. item 121 au chapitre 9).

VII. Complications neurologiques et neuropsychologiques

A. Compression de nerfs périphériques

Plus souvent observées après une phase de coma ou une anesthésie longue induisant le maintien prolongé dans une même position, les compressions des nerfs périphériques se traduisent cliniquement par un déficit sensitivomoteur de topographie tronculaire.

Les atteintes les plus retrouvées touchent :

- le nerf ulnaire dans la gouttière épitrochléo-olécranienne ;
- le nerf radial dans sa gouttière à la face postérieure de l'humérus ;
- le nerf sciatique, en arrière de l'extrémité supérieure du fémur ;
- le nerf fibulaire commun, au col de la fibula.

L'examen clinique précise le caractère complet ou non du déficit, les examens électrophysiologiques (EMG) permettent de différencier les neuropraxies dont le pronostic est habituellement bon en 2 à 3 mois, et les atteintes axonales avec dégénérescence wallérienne, où la repousse axonale explique une évolution plus longue et souvent moins favorable.

Ces compressions sont à distinguer des neuropathies diffuses des quatre membres observées chez les patients de réanimation (polyneuropathie dite de réanimation), dont le mécanisme n'est pas lié à la compression.

La **prévention** des compressions nerveuses passe par l'installation correcte du patient et par les changements réguliers de position, permettant de modifier les points d'appui sur le support. Des orthèses de positionnement sont parfois utiles.

B. Douleurs

Elles sont présentes dans de nombreuses complications du décubitus (escarres, complications locomotrices, douleurs neurologiques) et peuvent également être liées aux soins médicaux ou rééducatifs.

Elles justifient un traitement spécifique adapté à l'intensité de la douleur et modifié en fonction de l'efficacité et des effets adverses (tels que la somnolence, les troubles vésicosphinctériens, la constipation…). Les situations algogènes pouvant survenir lors des soins infirmiers ou de la kinésithérapie doivent être prises en compte dans la posologie et les horaires d'administration des antalgiques.

C. Conséquences psychiques

Les conséquences psychiques sont influencées par l'âge du patient, la pathologie à l'origine du décubitus ou de l'immobilisation, les conditions de survenue et le caractère définitif ou non des déficiences et limitations d'activité, le type d'immobilisation ; elles dépendent également de la personnalité du patient et de la qualité de son environnement.

Les réactions d'angoisse sont fréquentes et peuvent se manifester par des insomnies, des plaintes somatiques, parfois des épisodes d'agitation. Elles sont parfois associées à des réactions dépressives. L'écoute de l'équipe soignante, l'information du patient, l'aide au maintien de contacts sont ici essentielles.

L'immobilité prolongée, la nécessité d'aides humaines pour les soins d'hygiène, les fonctions sphinctériennes ou parfois l'alimentation peuvent induire une *régression psychologique*.

Outre la prise en charge psychologique par l'équipe soignante et par des psychothérapeutes, on peut avoir recours à des psychotropes (anxiolytiques, neuroleptiques, thymoanaleptiques), en tenant compte du rapport efficacité/effets secondaires, avec une prudence particulière chez le sujet âgé. Chez ce dernier le risque de confusion ou d'aggravation d'un syndrome démentiel sous-jacent est augmenté.

VIII. Complications digestives

A. Reflux gastro-œsophagien

Favorisé par le décubitus (mais non par l'immobilité), le reflux gastro-œsophagien est souvent insidieux mais expose à des complications respiratoires. Sa fréquence augment avec la durée du décubitus.

Sa prévention passe par la position assise ou demi-assise pendant une heure après les repas.

Lorsque le reflux est symptomatique, il justifie la prescription d'accélérateurs de la vidange gastriques ou d'un surnageant protecteur.

B. Fausses routes

Liées à une anomalie ou un retard du réflexe de déglutition, les fausses routes sont plus fréquentes chez la personne âgée et les patients cérébrolésés. Elles doivent être systématiquement recherchées. Elles exposent le patient à des complications respiratoires (encombrement bronchique, infections, atélectasies).

Elles se traduisent par l'apparition d'une toux lors de la prise de repas ou de boisson, ou par des signes indirects tels que la voix gargouillante (« mouillée ») après déglutition, traduisant une stase laryngée. Ces signes doivent être recherchés lors des premières prises alimentaires par un membre de l'équipe soignante présent auprès du patient.

La prévention des fausses routes impose au minimum une position semi-assise pour la prise des repas, en privilégiant la prise des repas par le patient lui-même. Une bonne hygiène bucco-dentaire est nécessaire.

Selon l'importance des troubles de la déglutition, sont proposées :

- des postures de la tête en légère flexion lors de la déglutition, pour favoriser la protection laryngée par la base de langue. L'utilisation d'un verre à encoche nasale favorise la prise de boisson sans extension cervicale. En revanche l'utilisation de verre avec bec verseur, qui conduit à une extension cervicale doit être évitée ;
- une adaptation de la texture des aliments et des boissons (eau pétillante, eau gélifiée, alimentation moulinée ou mixée) ; il convient en outre d'informer les familles pour éviter les apports extérieurs d'aliments ou de boissons inadaptées.

C. Constipation

La constipation est fréquente chez le sujet alité, plus particulièrement chez le sujet âgé, et elle est favorisée par la prise de certaines thérapeutiques, notamment les antalgiques de palier 2 ou 3. Elle est également plus fréquente chez le sujet comateux et chez les blessés médullaires.

Elle favorise des modifications de la flore intestinale et peut induire un météorisme, des épisodes pseudo-occlusifs ou un fécalome.

La surveillance du nombre de selles hebdomadaires permet un diagnostic précoce.

La prévention fait appel à des apports liquidiens suffisants, à une alimentation équilibrée et à une verticalisation précoce, des massages abdominaux. Les médicaments susceptibles de ralentir le transit intestinal (morphine, anticholinergiques) doivent être évités autant que possible.

Le traitement est assuré par l'utilisation de laxatifs osmotiques ou lubrifiants, ou par stimulation du réflexe de défécation (suppositoire à libération gazeuse).

En cas de fécalome, l'évacuation au doigt par toucher rectal permet en outre de vérifier la vacuité de l'ampoule rectale.

D. Autres complications

Le décubitus prolongé favorise l'anorexie et la dénutrition protéino-énergétique en particulier chez le sujet âgé.

IX. Infections nosocomiales

Il s'agit d'infections contractées au-delà de 48 heures suivant l'admission du patient dans un secteur hospitalier.

L'infection peut être :

- endogène (autocontamination par les germes du patient);
- exogène (contamination croisée manuportée ou par un germe du personnel ou contamination environnementale).

Il existe des facteurs favorisants, tels que la durée de séjour, la multiplicité des lieux de soins et des intervenants, le terrain (personnes âgées, immunodéprimés, polytraumatisés) ou les thérapeutiques (antibiothérapie sélective et prolongée, dispositifs invasifs tels que sonde urinaire ou trachéotomie).

Même en l'absence d'infection patente, le patient peut être colonisé par des bactéries multirésistantes (BMR), exposant au risque de contamination des autres patients de la structure.

Des règles strictes d'hygiène permettent de limiter le risque de contamination. Parmi celles-ci, il peut être nécessaire d'isoler le patient. L'isolement peut être technique ou géographique, et est prescrit par le médecin pour une durée déterminée :

- l'*isolement technique* correspond aux « précautions contact » : port de gants non stériles, de surblouses, éventuellement de masques; individualisation du matériel de soins (thermomètre, stéthoscope, tensiomètre); lavage ou désinfection des mains à la sortie de la chambre, nettoyage et désinfection réguliers de l'environnement. Ces précautions doivent être appliquées strictement non seulement par l'équipe thérapeutique, mais également par l'entourage qui doit être informé de ces règles et des objectifs de ces mesures;
- l'*isolement géographique* nécessite une chambre individuelle ou, à défaut, un poste de lavage des mains à proximité du lit. Plus contraignant pour le patient qui est confiné en chambre, il est parfois mal toléré et constitue un frein aux activités rééducatives. Il est réservé aux situations où l'isolement technique n'est pas suffisant.

L'isolement des patients porteurs de BMR est d'autant plus nécessaire que le site colonisé ou infecté est potentiellement disséminateur, et que le patient est dépendant ou soumis à de multiples contacts, de soins notamment.

X. Désadaptation posturale

Lors d'un décubitus prolongé, la réduction ou la difficulté à percevoir des informations visuelles, vestibulaires, proprioceptives et somesthésiques peut conduire à un déconditionnement sensoriel. Celui-ci peut notamment entraîner une altération de la perception de la verticale et une désadaptation posturale, en particulier chez le sujet âgé (au bout de quelques jours) qui se manifestera par une rétropulsion lors des premiers levers. Une rééducation posturale précoce devra être mise en œuvre pour éviter la pérennisation de ce trouble, source de difficultés aux transferts, de troubles de la marche et d'un risque de chute accru (cf. item 128).

Points clés

- Complications cutanées :
  - les escarres sont provoquées par une compression des parties molles sur les reliefs osseux;
  - elles sont favorisées par des facteurs généraux (hypoxie, dénutrition), locaux (état cutané préexistant, macération) et des situations spécifiques (troubles neurologiques, mauvaise installation...);
  - selon la profondeur des lésions, on distingue quatre stades : stade 1 : érythème; stade 2 : lésion intéressant l'épiderme et/ou le derme, ulcération superficielle (abrasion, phlyctène); stade 3 : lésion profonde incluant l'épiderme, le derme et l'hypoderme, avec ouverture cutanée ou plaque de nécrose, sans atteinte osseuse, tendineuse ni articulaire associée; stade 4 : perte de substance profonde, touchant les trois couches de la peau et s'étendant à l'os, aux tendons et aux articulations sous-jacentes;

- le risque d'escarre est évalué grâce à des grilles de risque (Norton, Waterloo…);
- les escarres doivent être prévenues par les retournements, l'utilisation d'un support adapté, des apports hydriques et nutritionnels adaptés et la prévention de la macération.

- Complications bronchopulmonaires :
  - l'encombrement bronchique est fréquent et expose à des complications telles que les atélectasies et les surinfections;
  - il doit être évité par la kinésithérapie respiratoire : modulation du flux expiratoire, toux contrôlée.
- Complications cardiovasculaires :
  - les thromboses veineuses profondes doivent être prévenues par le port de bas de contention, la prescription d'héparine de bas poids moléculaire et le lever aussi précoce que possible;
  - la désadaptation cardiovasculaire se traduit par une hypotension orthostatique lors du lever après alitement prolongé; sa prévention passe par le port de bas de contention et un lever progressif.
- Complications locomotrices :
  - l'alitement prolongé expose à un risque de perte osseuse, de déminéralisation; il n'y a pas de mesure préventive efficace hormis la verticalisation la plus précoce possible;
  - l'enraidissement articulaire doit être prévenu par les mobilisations et les postures alternées. L'installation du patient au lit contribue à éviter les attitudes vicieuses;
  - les complications musculaires (rétraction, amyotrophie, perte de force et d'endurance) doivent être limitées par des exercices musculaires actifs.
- Complications urinaires :
  - l'alitement favorise le risque de stase urinaire et les infections;
  - il faut limiter les sondages permanents aux situations qui l'exigent, et préférer le sondage intermittent;
  - l'hypercalciurie, secondaire à la déminéralisation, est fréquente et justifie d'assurer une diurèse suffisante, supérieure à un litre par jour.
- Complications neurologiques :
  - les compressions nerveuses périphériques doivent être prévenues par une installation correcte, avec surveillance régulière;
  - les douleurs, souvent multifactorielles, doivent être évaluées et traitées;
  - les complications psychologiques de l'alitement (angoisse, agitation) doivent être dépistées et prises en charge pour éviter un déconditionnement psychologique.
- Complications digestives :
  - le reflux gastro-œsophagien doit être recherché et peut nécessiter une prise en charge spécifique;
  - les fausses routes doivent être recherchées; la présence de signes de fausses routes impose une adaptation de la position de prise des repas et de déglutition, de la texture des aliments et des boissons;
  - la constipation doit être dépistée et prévenue : alimentation équilibrée, hydratation correcte, massages abdominaux; au besoin, on aura recours à un traitement laxatif.
- Complications nosocomiales :
  - en cas d'infection à germe résistant, des mesures d'isolement sont mises en œuvre, en évitant les isolements géographiques abusifs;
  - le lavage des mains du personnel soignant et de l'entourage du patient est le premier moyen, indispensable, pour prévenir les infections nosocomiales.
- Désadaptation posturale :
  - la sous-utilisation des récepteurs en période d'alitement peut conduire à un déconditionnement sensoriel et une désadaptation posturale;
  - recherchée lors des premiers levers, la désadaptation posturale doit être traitée par des techniques adaptées de rééducation.

CHAPITRE 6

Diagnostic et suivi des lombalgies, dorsalgies et cervicalgies

Laura Boutevillain, Claire Pourtier-Piotte, François Rannou, Emmanuel Coudeyre

Item 92 Rachialgie.

Objectifs pédagogiques

- Diagnostiquer une rachialgie.
- Argumenter l'attitude thérapeutique et planifier le suivi du patient.

Les rachialgies sont très fréquentes dans la population générale. Elles sont classées selon l'étage anatomique douloureux du rachis : cervicalgies, dorsalgies et lombalgies.

Sont traitées ici uniquement les rachialgies sans atteinte neurologique, en particulier sans radiculalgies associées.

Lombalgies

I. Définitions

Définition de l'HAS et classification issue des recommandations européennes COST B13 :

- **lombalgies** : douleurs de la région lombaire, pouvant s'accompagner d'une irradiation à la fesse, à la crête iliaque, voire à la cuisse, et ne dépassant pas le genou ;
- **aiguë** : moins de 6 semaines ;
- **subaiguë** : 6 semaines à 3 mois ;
- **chronique** : supérieur à 3 mois ;
- **récidive de lombalgies** : nouvel épisode de lombalgies après une période minimum de 6 mois sans douleur.

II. Étiologie

A. Lombalgies symptomatiques

- **En faveur d'une fracture** : notion de traumatisme, prise de corticoïdes, âge supérieur à 70 ans, ostéoporose, antécédent de tassement vertébral.
- **En faveur d'une néoplasie** : âge supérieur à 50 ans ou inférieur à 20 ans, perte de poids inexpliquée, antécédent tumoral ou échec du traitement symptomatique.
- **En faveur d'une infection** : fièvre, douleur à recrudescence nocturne, contexte d'immunosuppression, infection urinaire récente, sonde urinaire à demeure, prise de drogue intraveineuse, prise prolongée de corticoïdes.
- **En faveur d'une inflammation** : début progressif avant 40 ans, raideur matinale majeure, atteinte des articulations périphériques, uvéite, psoriasis, signes d'appels cutanés, colites, écoulement urétral, antécédent familial de spondylarthropathie.

B. Lombalgies non spécifiques

En rapport avec une souffrance du segment mobile, non symptomatique d'une des pathologies ci-dessus. Elles sont source de handicap (figure 6.1).

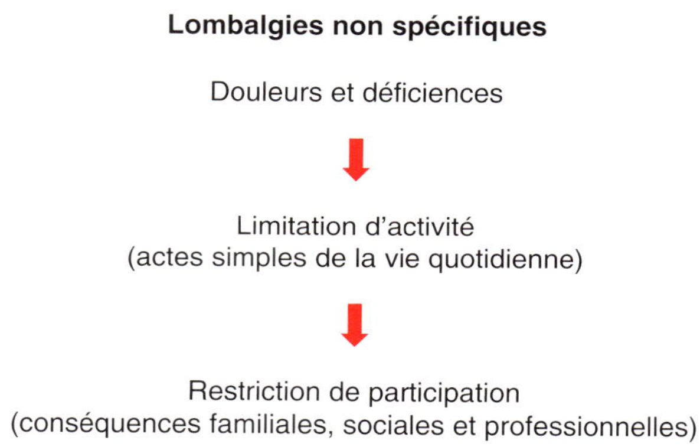

Fig. 6.1. **Handicap des lombalgies non spécifiques.**

Toujours **éliminer une lombalgie symptomatique** avant de conclure à une lombalgie non spécifique (commune).

Les «*red flags*», ou drapeaux rouges, évocateurs d'une lombalgie symptomatique (recommandations européennes) :

- âge < 20 ans ou >55 ans;
- antécédent de traumatisme violent récent;
- douleur d'horaire non mécanique, progressive;
- douleur thoracique;
- antécédent de tumeur maligne;
- prise de corticoïdes au long cours;
- prise de drogue, immunosuppression, VIH;
- perte de poids inexpliqué;
- fièvre;
- signes neurologiques étendus (par exemple, syndrome de la queue de cheval);
- déformation structurale;
- douleurs constantes.

III. Lombalgies non spécifiques aiguës (aussi appelées lumbagos)

A. Bilan clinique

1. Interrogatoire

- Douleur d'apparition brutale, d'horaire mécanique, en barre, au maximum pouvant empêcher le redressement du tronc (malade plié en deux), impulsive à la toux.
- Si un facteur déclenchant est souvent recherché à l'interrogatoire, il n'est pas systématiquement retrouvé.
- Recherche d'antécédents de lumbago.

2. Examen physique

- Déviation antalgique du rachis.
- Contracture paravertébrale.
- Douleur à la palpation des épineuses.
- Raideur du rachis souvent localisée à un secteur (indice de Schöber-McRae limité, figure 6.2).
- Signes négatifs : examen neurologique normal (pas de signes de souffrance nerveuse ni de déficit neurologique), absence de fièvre.

La position permettant un examen optimal du rachis lombaire est la position mettant le patient en décubitus ventral en travers de la table : cette position détend les fléchisseurs de hanche et corrige la lordose lombaire.

Il est important de rechercher les facteurs de risque de passage à la chronicité des lombalgies (facteurs psychosociaux), les « *yellow flags* », ou drapeaux jaunes :

- les fausses croyances (test FABQ, BBQ, cf. Annexes 1 et 2);
- insatisfaction au travail (facteur de risque essentiel), bénéfices secondaires;
- troubles psychologiques (dépression, anxiété...);
- sévérité de l'incapacité fonctionnelle (questionnaire de Québec, cf. Annexe 3), comportement inadapté (réduction importante de l'activité physique).

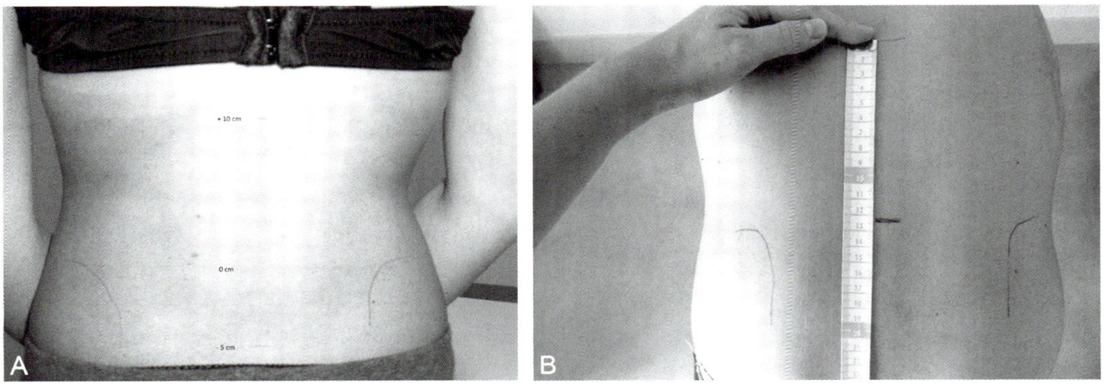

Fig. 6.2. Indice de Schober-McRae.

On place un repère 10 cm au-dessus de l'épineuse de L5 et 5 cm au-dessous, lorsque le sujet est debout, puis on note l'augmentation et la diminution de la distance entre ces deux repères lors de la flexion et de l'extension du tronc; la norme varie en fonction de la taille et du sexe.

A. Repères. **B.** Flexion antérieure.

Connaissances

B. Examens complémentaires

Aucun examen d'imagerie devant une lombalgie de moins de 7 semaines d'évolution, sauf lorsque certains éléments amènent à rechercher une lombalgie symptomatique ou lorsque les modalités du traitement choisi (manipulation vertébrale) exigent d'éliminer formellement toute lombalgie spécifique (HAS 2000).

L'absence d'évolution favorable conduira à raccourcir ce délai (HAS 2000, accord professionnel).

En cas de nécessité de réaliser des examens morphologiques : radiographies en première intention → **rachis lombaire face et profil, bassin de face**.

En cas de recherche d'une lombalgie symptomatique, numération-formule sanguine, protéine C-réactive et vitesse de sédimentation seront demandées, en complément des examens d'imagerie.

C. Traitement des lombalgies aiguës non spécifiques (recommandations européennes COST B13)

La plupart des épisodes de lumbagos évoluent naturellement vers la guérison en quelques jours.

Objectif du traitement

Calmer la douleur, restaurer la mobilité et la fonction, et surtout éviter le passage à la chronicité et les arrêts de travail prolongés.

- Délivrer une information adaptée et rassurer le patient (**éducation thérapeutique**).
- Traitement essentiellement médicamenteux : antalgique de palier 1 ou 2, en fonction de l'intensité des douleurs. Préférer une prise à intervalles réguliers (plutôt qu'à la demande). Il n'y a pas de place pour la corticothérapie (orale ou infiltration).
- Discuter l'ajout de myorelaxants, sur une courte durée, en cas d'échec des antalgiques, pour contrôler la douleur.
- Pas de prescription initiale de masso-kinésithérapie : absence de réelle efficacité prouvée dans la lombalgie aiguë.
- Une prise en charge en kinésithérapie de ville peut être envisagée en l'absence d'amélioration après 4 semaines de traitement médicamenteux ou en cas d'antécédents d'épisodes analogues.
- Les programmes multidisciplinaires de reconditionnement à l'effort en milieu professionnel peuvent être une option thérapeutique pour les actifs en arrêt de travail depuis au moins 4 à 8 semaines.
- **Proscrire l'alitement systématique !** Conseiller aux patients de rester actifs et de poursuivre leurs activités quotidiennes normalement, ainsi que leur activité professionnelle, si le niveau de douleur le permet.
- Les manipulations vertébrales peuvent être utilisées. Cependant, ces techniques sont formellement contre-indiquées en présence de signes de souffrance nerveuse (elles nécessitent des radiographies au préalable).

- Une ceinture de maintien lombaire peut être prescrite, en particulier pour la reprise des activités physiques et professionnelles ou pour les efforts physiques qui sollicitent le plus le rachis lombaire.

> Les ceintures de maintien lombaire et corsets lombaires n'entraînent pas d'amyotrophie des muscles du tronc (Fayolle-Minon, 2008). En effet, en orthostatisme, les muscles érecteurs du rachis sont soumis en permanence à la force de la gravité et sont donc stimulés en continu. Le port d'orthèse peut par contre entraîner un trouble de la proprioception, facilement rééducable.
> Ce raisonnement ne s'applique pas à l'immobilisation du rachis cervical, car ce dernier possède des amplitudes articulaires plus grandes et plus variées, ainsi que des groupes musculaires plus nombreux et qui ne sont pas tous soumis à la pesanteur lors de la position d'orthostatisme.

IV. Lombalgies non spécifiques chroniques

La lombalgie chronique est une pathologie courante. Avec une incidence comprise entre 60 et 90 % et une prévalence estimée entre un quart et un tiers de la population générale, elle constitue le trouble musculosquelettique le plus fréquent, devant les scapulalgies (20,9 %) et les cervicalgies (20,6 %). On considère que moins de 10 % des lombalgies aiguës évoluent vers la chronicité (Nguyen, 2009), mais ce faible pourcentage représente la majorité du coût de cette pathologie.

- Approche multifactorielle.
- Responsable de nombreux arrêts de travail et d'invalidité.
- Retentissement socioprofessionnel et économique important.

A. Examen clinique

1. Interrogatoire

- Date de début des douleurs, facteur déclenchant, antécédents de lumbagos, pratique d'une activité physique, mode de vie (escaliers).
- Évaluation de la douleur : siège et irradiation, horaire, impulsivite à la toux, facteurs aggravants/atténuants, EVA, traitements antalgiques déjà tentés et leur efficacité, port d'une ceinture lombaire.
- Cinésiophobie (peur du mouvement).
- Retentissement socioprofessionnel : arrêt de travail initial, accident du travail, temps d'arrêt de travail cumulé sur les deux dernières années, satisfaction professionnelle (EVA/100), description du contexte professionnel.

2. Examen physique

Examen du rachis lombaire

- Recherche d'un trouble de la statique rachidienne (figure 6.3).
- Recherche d'une inégalité de longueur des membres inférieurs.
- Examen de la mobilité rachidienne (figure 6.4 et 6.5).

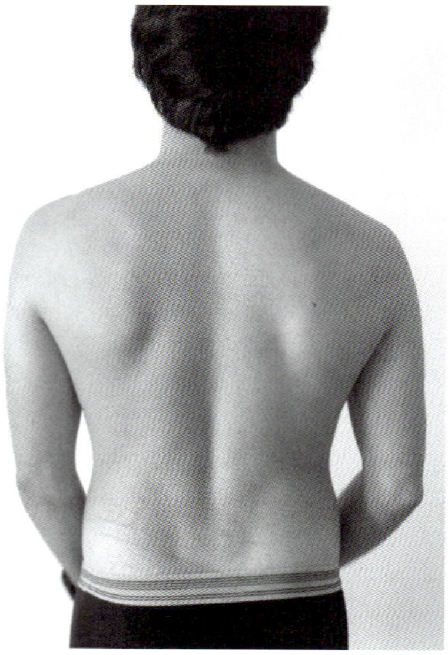

Fig. 6.3. **Évaluation de la statique rachidienne.**

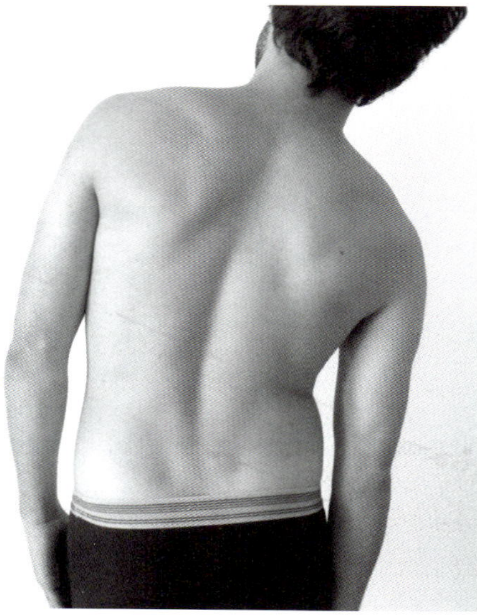

Fig. 6.4. **Évaluation de la mobilité en inclinaison.**

- Palpation des épineuses axiales et en regard des articulaires postérieures.
- Recherche d'une douleur à la charnière thoracolombaire (T12-L1).
- Recherche de contractures paravertébrales et d'un syndrome cellulo-téno-myalgique.

Examen neurologique

- Absence de signes neurologiques.
- Il peut exister un signe de Lasègue lombaire (douleur lombaire déclenchée par la flexion passive de la hanche, genou en extension, patient en décubitus dorsal) (figure 6.6) — différent du signe de Lasègue radiculaire.
- Recherche également d'un signe de Léri (Lasègue inversé).

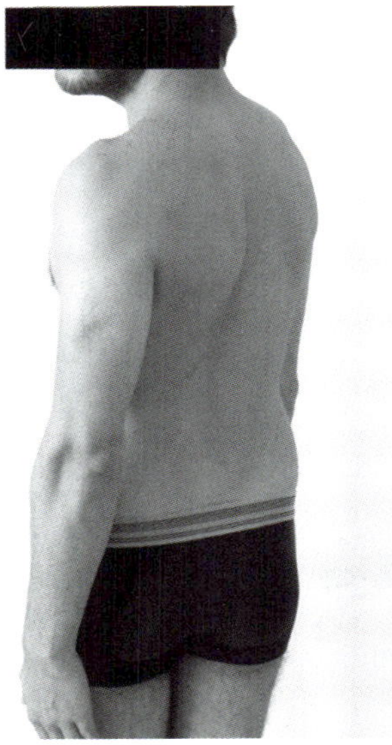

Fig. 6.5. **Évaluation de la mobilité en rotation.**

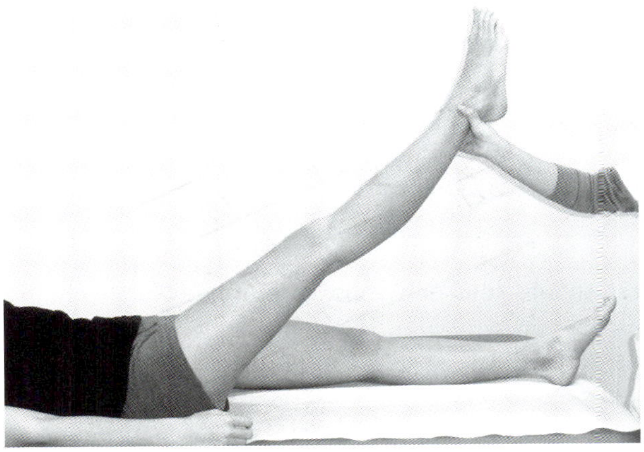

Fig. 6.6. **Recherche d'un signe de Lasègue.**

3. Bilan pré-rééducation, si besoin

- Recherche de rétractions des plans sous-pelviens : mesure de la distance talon-fesse sur un patient en décubitus ventral (rétraction des quadriceps); mesure des angles poplités (rétraction des ischio-jambiers) (figures 6.7 et 6.8);
- Mesure des amplitudes du rachis lombaire (rotations, inclinaisons, flexion, extension), avec notamment mesure de l'indice de Schöber-McRae qui recherche une raideur du rachis lombaire, ainsi que la mesure de la distance doigts-sol.
- Recherche d'un syndrome de déconditionnement à l'effort (décrit par Tom Mayer en 1985) : perte de la mobilité rachidienne, diminution des capacités musculaires et cardiovasculaires à l'effort, réduction des capacités fonctionnelles, cinésiophobie.

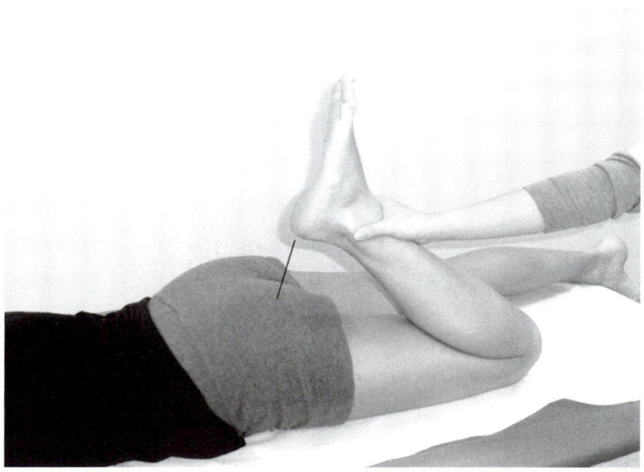

Fig. 6.7. Recherche des rétractions sous-pelviennes (distance talon-fesse).

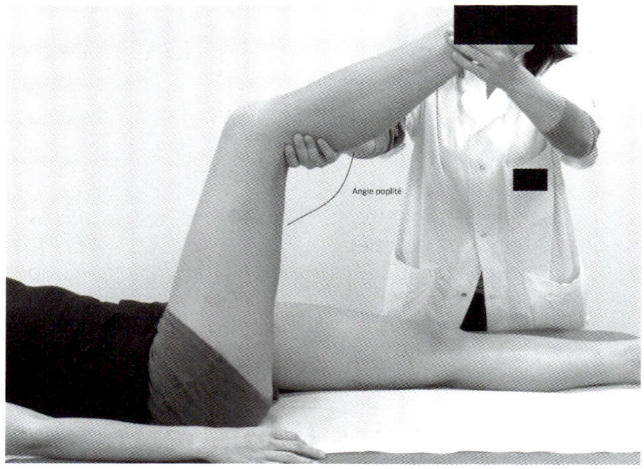

Fig. 6.8. Recherche des rétractions sous-pelviennes (mesure de l'angle poplité).

- Évaluation de la composante anxieuse et dépressive (score HAD[4]) et du retentissement sur les activités de la vie quotidienne (questionnaire de Québec, cf. Annexe 3).
- Évaluation des fausses croyances : test *Fear Avoidance Beliefs Questionnaire* (FABQ) (croyances concernant le travail et l'activité physique), *Back Beliefs Questionnaire* (BBQ) (cf. Annexes 1 et 2).
- Évaluation de la qualité de vie (autoquestionnaire de Dallas).

B. Examens complémentaires

- Radiographies du rachis lombaire (face et profil) et bassin (face) systématique.
- Scanner ou IRM en fonction du contexte clinique, en privilégiant l'IRM autant que possible (examen non irradiant).

Il n'y a pas lieu de réaliser des examens supplémentaires dans l'année qui suit la réalisation des premiers, sauf évolution des symptômes ou pour s'assurer de l'absence de contre-indications d'une thérapie nouvelle (par exemple, manipulations vertébrales) (HAS, 2000).

[4] Zigmond AS, Snaith RP. The hospital anxiety and depression scale. ActaPsychiatr Scand 1983 ; 67 : 361–70.

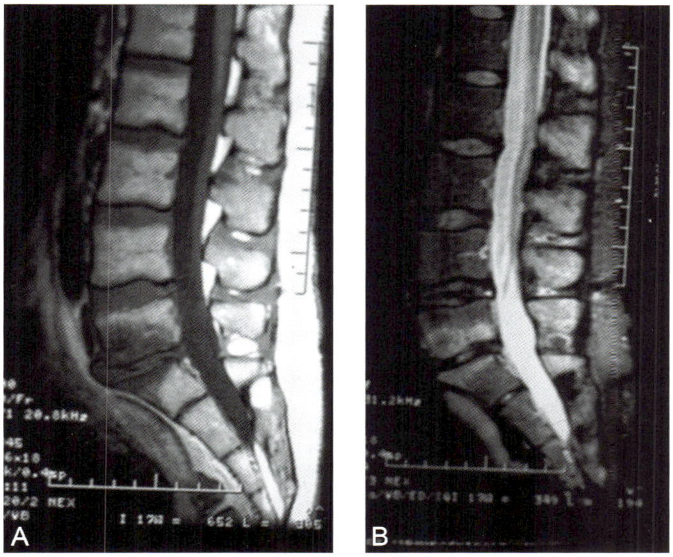

Fig. 6.9. Modifications de signal IRM des plateaux vertébraux L5 et S1 de type Modic I.
A. Hyposignal T1. **B.** Hypersignal T2.

Classification IRM de Modic des discopathies inflammatoires (modifications de signal des plateaux vertébraux associées à la dégénérescence discale) :
- type 1 : hyposignal T1 et hypersignal T2, correspondant à un œdème (Modic 1) (figure 6.9) ;
- type 2 : hypersignal T1 et T2, correspondant à une involution graisseuse (Modic 2) ;
- type 3 : hyposignal T1 et T2, correspondant à une ostéosclérose (Modic 3).

C. Traitements des lombalgies non spécifiques chroniques

« *Il existe peu de recommandations pour la prise en charge des lombalgies chroniques, par rapport à la lombalgie aiguë. La lombalgie chronique n'est pas une entité clinique et diagnostique, mais plutôt un symptôme chez des patients présentant différents stades d'incapacité et de chronicité. Dans l'ensemble, les preuves scientifiques sont limitées sur beaucoup d'aspects de l'évaluation diagnostique et des thérapeutiques concernant les patients lombalgiques chroniques.* » (recommandations européennes COST B13).

Objectif du traitement

Permettre au patient de contrôler et de gérer sa douleur, d'améliorer sa fonction et de favoriser sa réinsertion sociale et professionnelle le plus rapidement possible en collaboration avec le médecin du travail (ANAES, décembre 2000).

1. En première intention

Éducation thérapeutique

Rassurer le patient, expliquer la pathologie, fournir une information structurée et validée (*Guide du dos*) (figure 6.10).

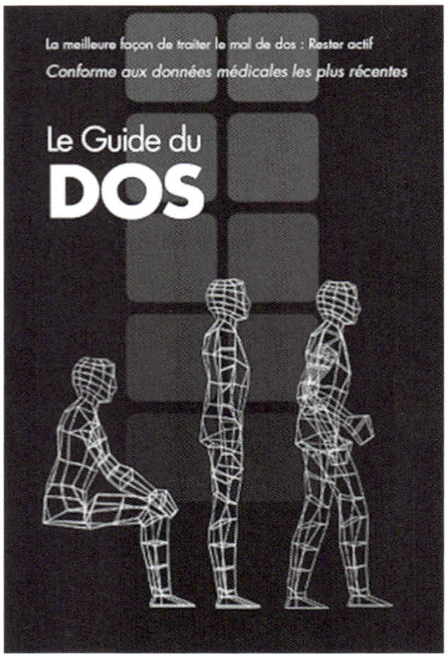

Fig. 6.10. ***Le Guide du Dos*, version française du *Back Book*.**

(Coudeyre E, Givron P, Gremeaux V, Lavit P, Hérisson C, Combe B, Burton K, Poiraudeau S. Traduction française et adaptation culturelle du « back book ». Ann Readapt Med Phys 2003 ; 46 : 553-7.)

Prise en charge de la douleur

- Traitement médicamenteux : antalgique de palier 1, puis de palier 2 si nécessaire. Exceptionnellement de palier 3.
- Les AINS sont à éviter à cause des effets indésirables qu'ils génèrent — ils peuvent cependant être prescrits en cure courte.
- Les myorelaxants ne sont pas recommandés.
- Les antidépresseurs tricycliques et les inhibiteurs de la recapture de la sérotonine n'ont pas ou peu d'effet en dehors d'un contexte de dépression.
- Les corticostéroïdes par voie générale ne sont pas recommandés.
- Les infiltrations épidurales de corticoïdes ne sont pas recommandées en première intention.
- Le TENS (neurostimulation électrique transcutanée) est efficace sur la douleur surtout en présence d'une radiculalgie associée.

Maintien des activités physiques

- Le repos au lit n'est pas recommandé.
- Poursuivre le niveau d'activité maximal compatible avec la douleur.
- Promouvoir l'activité physique régulière.

Séances de kinésithérapie

- Limiter les techniques passives et privilégier le travail actif.
- Renforcement musculaire : abdominaux, spinaux, quadriceps (figure 6.11).
- Étirement des plans sous-pelviens (psoas, ischio-jambiers, quadriceps).
- Physiothérapie antalgique — la balnéothérapie a un effet antalgique à court terme.
- Apprentissage d'auto-exercices à poursuivre à domicile.
- Reconditionnement aérobie.
- Travail de la proprioception.

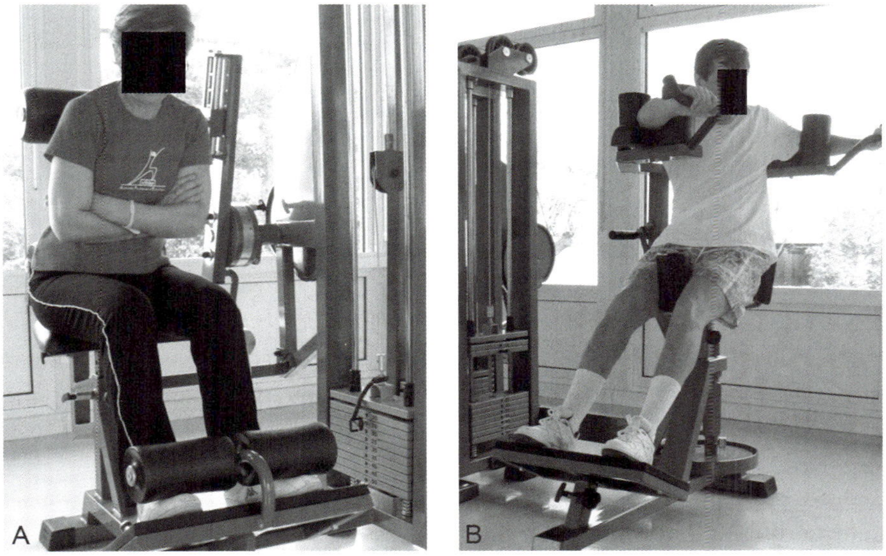

Fig. 6.11. **Renforcement musculaire des muscles du tronc.**

Accompagnement psychologique (si besoin)

Relaxation, sophrologie, thérapies comportementales encourageant l'activité physique.

Reprise des activités professionnelles et sociales

Objectif de reprise du travail si le patient est en arrêt de travail.

- Contact précoce avec la médecine du travail.
- Durées indicatives des arrêts de travail pour les lombalgies aiguës, subaiguës et chroniques recommandées par l'assurance maladie (après avis de l'HAS) : tableau 6.1.

Autres

Traitements n'ayant pas fait la preuve de leur efficacité concernant les lombalgies chroniques non spécifiques : tractions vertébrales, école du dos.

Tableau 6.1. **Arrêts de travail pour les lombalgies aiguës, subaiguës et chroniques**
La durée de référence est la durée à l'issue de laquelle la majorité des patients est capable de reprendre un travail ; elle est modulable en fonction des complications ou comorbidités du patient.

Type d'emploi		Durée de référence
Sédentaire		1 jour
Travail physique léger	Charge ponctuelle < 10 kg Charge répétée < 5 kg	3 jours
Travail physique modéré	Charge ponctuelle < 25 kg Charge répétée < 10 kg	14 jours
Travail physique lourd	Charge > 25 kg	35 jours

2. En deuxième intention

Prise en charge multidisciplinaire

Médecins, masso-kinésithérapeutes, ergothérapeutes, psychologues, assistants sociaux, médecins du travail, chargés d'insertion socioprofessionnel, diététiciennes, éducateurs sportifs spécialisés.

Programme de restauration fonctionnelle du rachis en centre de médecine physique et réadaptation

- Groupe de patients lombalgiques, en hospitalisation.
- Séances de rééducation collectives : kinésithérapie, ergothérapie, balnéothérapie.
- Reconditionnement à l'effort en séance d'activité physique adapté (APA) (figure 6.12).
- Éducation thérapeutique.
- Accompagnement psychologique.
- Réinsertion socioprofessionnelle : en collaboration avec la médecine du travail : aménagement de poste, changement de poste, mi-temps thérapeutique, demande de reconnaissance travailleur handicapé (figure 6.13).

Le pronostic fonctionnel de la lombalgie chronique est sombre puisque l'on considère qu'après 6 mois d'arrêt d'activité professionnelle pour lombalgies, la probabilité de reprise de travail est d'environ 50 %, qu'après 1 an elle est de 25 %, et qu'après 2 ans elle est à peu près nulle.

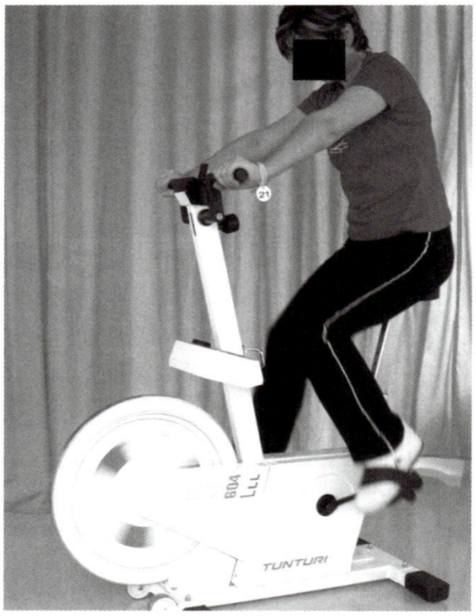

Fig. 6.12. Reconditionnement à l'effort.

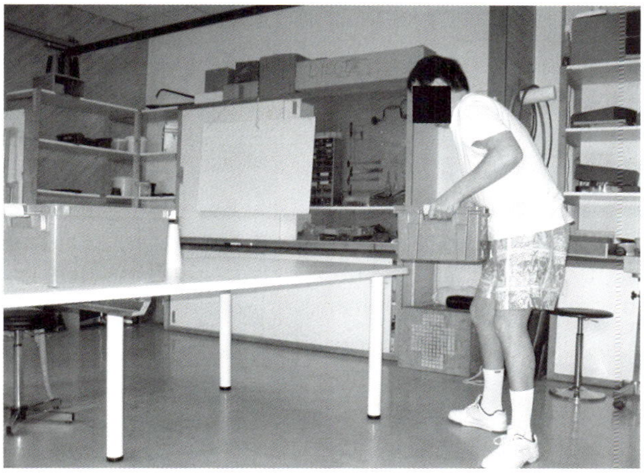

Fig. 6.13. **Réentrainement à l'activité professionnelle.**

Dorsalgies

I. Définition

Dorsalgies : douleurs ressenties en regard du rachis thoracique (T1 à T12).

II. Étiologie

Une origine viscérale ou symptomatique est plus souvent retrouvée pour les dorsalgies que pour les lombalgies ou cervicalgies.

L'origine des dorsalgies peut être rachidienne, viscérale ou symptomatique.

Les dorsalgies symptomatiques ont les mêmes étiologies que les lombalgies symptomatiques.

Tous les organes intrathoraciques et de l'étage sus-mésentérique peuvent être responsables de dorsalgies.

Parmi les dorsalgies rachidiennes bénignes, on peut évoquer :

- arthropathie costovertébrale ;
- dorsalgie statique (par exemple, sur scoliose) ;
- dorsalgie d'origine cervicale ;
- **dérangement intervertébral mineur** (par exemple, syndrome de la charnière thoraco-lombaire ou à l'insertion basse du muscle splénius) (cf. encadré).

Dans les cas sans étiologie précise, on parle de « dorsalgies fonctionnelles » (diagnostic d'élimination, fréquentes). Ces dorsalgies touchent plus fréquemment les femmes jeunes, associant des facteurs psychologiques avec une profession sollicitant le rachis thoracique.

Noter que les hernies discales dorsales sont rares.

Dérangement intervertébral mineur

Le dérangement intervertébral mineur (DIM) correspond à une dysfonction douloureuse bénigne auto-entretenue du segment vertébral de nature mécanique et réflexe, généralement réversible, sans traduction radiologique (décrit par R. Maigne, 1972).

Les étiologies peuvent être multiples : efforts, traumatismes, mauvaises postures, troubles statiques. Les DIM sont responsables de la plupart des douleurs non spécifiques d'origine vertébrale.

Un DIM peut être symptomatique ou non. Il peut être à l'origine de douleurs locales ou à distance, dans le métamère correspondant au nerf rachidien du segment vertébral en cause, *via* sa branche postérieure. Ceci constitue le syndrome cellulo-téno-myalgique (à rechercher par la manœuvre du palpé-roulé, la recherche de cordon musculaire et la palpation des points gâchettes).

Les autoétirements constituent le point essentiel du traitement de ces DIM. Lors des blocages aigus, les manipulations peuvent être utiles.

III. Démarche diagnostique

- Caractéristiques de la douleur : siège, type, horaire, irradiation en ceinture, ancienneté, facteurs déclenchants, facteurs d'aggravation et d'atténuation, sensibilité aux médicaments (en particulier aux AINS).
- Examen clinique général : cardiaque, pulmonaire, digestif, urologique.
- Recherche d'un syndrome rachidien.
- Recherche d'un trouble de la statique rachidienne.
- Évaluation du contexte psychologique.

IV. Examens complémentaires

- Systématique en l'absence d'orientation étiologique.
- Au minimum : radiographies du rachis thoracique.
- En fonction de l'examen clinique : IRM et/ou scanner.

V. Traitement

Le traitement des dorsalgies extra-rachidiennes et des dorsalgies symptomatiques relèvent du traitement de la pathologie en question.

Le traitement des « dorsalgies fonctionnelles » comprend, en plus d'une prise en charge antalgique, une prise en charge psychologique, ainsi qu'une éventuelle adaptation ergonomique du poste de travail. Malgré la bénignité de ces dorsalgies, l'évolution peut être longue.

Cervicalgies

I. Définition

Cervicalgies :

- douleur de la région postérieure du rachis cervical ;
- aiguë : < 6 semaines ;
- subaiguë : entre 6 semaines et 3 mois ;
- chronique : > 3 mois.

Deux tiers de la population sont concernés une fois dans leur vie par des cervicalgies.

Noter qu'il peut exister des cervicalgies d'origine projetée (douleur thoracique, dorsalgies).

II. Cervicalgies aiguës

A. Étiologie

- Post-traumatiques.
- Symptomatiques (inflammatoire, infectieuse, tumorale).
- Non spécifiques (communes) : posturales, cervicarthrose, torticolis.

B. Diagnostic de cervicalgies aiguës non spécifiques

Torticolis, ou cervicalgo

- Douleur d'apparition brutale, d'horaire mécanique, apparaissant souvent le matin au réveil.
- À l'examen physique : raideur du rachis souvent unilatérale entraînant une rotation de la tête, contracture paravertébrale, douleur à la palpation des épineuses.
- Signes négatifs : examen neurologique normal (pas de signes de souffrance nerveuse ni de déficit neurologique), absence de fièvre.

Cervicalgies posturales

Elles touchent principalement l'adulte jeune et sont liées le plus souvent à une mauvaise posture.

C. Examens complémentaires

En cas de cervicalgies aiguës non spécifiques, sans antécédent de traumatisme du rachis cervical, aucun examen complémentaire n'est nécessaire d'emblée.

En l'absence d'évolution favorable, des radiographies du rachis cervical (face, profil, trois quarts gauche et droit) pourront être demandées.

D. Traitement des cervicalgies aiguës non spécifiques

- Rassurer le patient.
- Prise en charge antalgique médicamenteuse et par agents physiques (thermothérapie).
- Éviter l'immobilisation par collier cervical, qui augmente la raideur. Si l'immobilisation est nécessaire (intensité douloureuse importante), elle doit être de **durée brève** (2–3 jours).

> Toute manipulation vertébrale cervicale doit être précédée de radiographies du rachis cervical et doit être réalisée par un médecin formé et ayant une pratique régulière.

- Des séances de rééducation (kinésithérapie ou ostéopathie) peuvent être prescrites pour prévenir les récidives, comprenant (SOFMMOO, 2003) :
  - physiothérapie antalgique ;
  - rééducation douce et progressive par contractions isométriques (techniques myotensives) ;
  - apprentissage d'exercices d'autoétirement.

III. Cervicalgies chroniques

A. Étiologie

- Symptomatiques (fracture, inflammatoire, infectieuse, tumorale).
- Non spécifiques : cervicarthrose.

B. Diagnostic de cervicarthrose

- La cervicarthrose peut se révéler par **quatre tableaux différents** :
  - syndrome cervical chronique ;
  - myélopathie cervicarthrosique ;
  - névralgie cervico-brachiale ;
  - insuffisance vertébro-basillaire.
- Le syndrome cervical chronique comprend :
  - douleur diffuse ou localisée ;
  - irradiation possible de la douleur en interscapulaire ou occipital ;
  - raideur et limitation des amplitudes articulaires avec limitation fonctionnelle ;
  - douleur à la palpation des épineuses axiales et des articulaires postérieures ;
  - présence d'un syndrome cellulo-téno-myalgique ;
  - contracture paravertébrale ;
  - examen neurologique normal.

C. Examens complémentaires dans les cervicalgies chroniques non spécifiques

Radiographies du rachis cervical (face, profil, trois quarts gauche et droit), afin d'éliminer les causes de cervicalgies symptomatiques et de rechercher des lésions radiologiques de cervicarthrose.

La réalisation de radiographies du rachis dorsal peut être utile, à la recherche de douleurs projetées.

D. Traitement des cervicalgies chroniques non spécifiques

- Informations du patient sur sa pathologie, le traitement…
- Prise en charge médicamenteuse antalgique : palier 1, éventuellement palier 2.
- Séances de masso-kinésithérapie en ville : physiothérapie antalgique, contractions isométriques et étirements, récupération de la mobilité active, travail proprioceptif.
- Le travail actif est recommandé dans le traitement des cervicalgies chroniques et aiguës.
- Éducation thérapeutique et apprentissage d'autoexercice d'étirements musculaires.
- Proscrire l'immobilisation de longue durée du rachis cervical.

Une immobilisation prolongée par collier cervical est source de raideur, douleur et limitation d'amplitude.

Points clés

- Les diagnostics de rachialgies d'origine dégénératives sont des diagnostics d'élimination.
- Les dérangements intervertébraux mineurs sont fréquents, bénins, et peuvent être retrouvés à tous les étages rachidiens.
- **Lombalgies** :
  - toujours rechercher les «*red flags*» et les «*yellow flags*»;
  - approche multifactorielle;
  - importance de l'éducation thérapeutique;
  - proscrire l'alitement systématique;
  - ne pas oublier la réinsertion socioprofessionnelle.
- **Dorsalgies** :
  - une origine viscérale ou symptomatique est plus souvent retrouvée que pour les lombalgies ou cervicalgies;
  - examens complémentaires systématiques.
- **Cervicalgies** : limiter à 2 ou 3 jours l'immobilisation par collier cervical si celle-ci est vraiment nécessaire.

Pour en savoir plus

Royer A, Cecconello R. Bilans articulaires cliniques et goniométriques. Généralités. Encycl Méd Chir Paris : Elsevier; 2004. 26-008-A-10.

Objectifs MPR de 2e cycle, COFEMER, novembre 2005 (www.cofemer.fr).

Van Tulder M, Becker A, Bekkering T, et al. COST B13 Working Group on Guidelines for the Management of Acute Low Back Pain in Primary Care. Chapter 3. European guidelines for the management of acute nonspecific low back pain in primary care. Eur Spine J 2006; (15 Supp 2) : S169–91.

Fayolle-Minon I, Calmels P. Effect of wearing a lumbar orthosis on trunk muscles: study of the muscle strength after 21 days of use on healthy subjects. Joint Bone Spine 2008; 75:58–63.

Nguyen Ch, Poiraudeau S, Revel M, Papelard A. Lombalgie chronique : facteurs de passage à la chronicité. Revue du Rhumatisme 2009 ; 76:537–42.

Éditorial. La discopathie de type Modic 1. Revue du Rhumatisme, 76 ; 2009. p. 4–6.

Réponse à saisine du 10 novembre 2009 en application de l'article 53 de la loi du 21 juillet 2009, HAS, décembre 2009 (www.has-sante.fr).

Maigne R. Sémiologie des dérangements intervertébraux mineurs. Ann Méd Phys 1972 ; 15:277–89.

Bogduk N, McGuirk B. Prise en charge des cervicalgies aiguës et chroniques. Une approche fondée sur les preuves. Paris: Elsevier ; 2007.

Goussard J-Cl. Rééducation des cervicalgies. SOFMMOO ; 2003. www.sofmmoo.com.

Gross M. Kinésithérapie des cervicalgies. Encycl Méd Chir. Paris: Elsevier ; 2006, kinésithérapie-MPR. 26-294-C-10.

Rééducation dans les cervicalgies non spécifiques sans atteinte neurologique. CNAMTS, Référentiels kiné : cervicalgie.

	Place de l'imagerie dans le diagnostic de la cervicalgie commune, la névralgie cervico-brachiale et de myélopathie cervicale chronique. ANAES, décembre 1998. http://www.unaformec.org/CDRMG/cederom_ol/recos/anaes/cervi_98.pdf
	Prise en charge diagnostique et thérapeutique des lombalgies et lombosciatiques communes de moins de trois mois d'évolution. ANAES, février 2000. http://www.has-sante.fr/portail/upload/docs/application/pdf/lombal.pdf
	Diagnostic, prise en charge et suivi des malades atteints de lombalgie chronique. ANAES, décembre 2000. http://www.has-sante.fr/portail/upload/docs/application/pdf/lombalgie_dec2000_recos.pdf
	Masso-kinésithérapie dans les cervicalgies communes et dans le cadre du coup du lapin ou whiplash. ANAES, mai 2003. http://www.has-sante.fr/portail/upload/docs/application/pdf/recommandations_cervicalgies_mel_2006_2006_12_28__11_50_51_550.pdf
	Prise en charge masso-kinésithérapique dans la lombalgie commune. HAS, mai 2005. http://www.has-sante.fr/portail/upload/docs/application/pdf/Lombalgie_2005_rap.pdf

Annexes

Annexe 1 – Évaluation individuelle face à la douleur : *Fear Avoidance Belief Questionnaire (FABQ)*[5]

Pourquoi ces questions ?

Voici des notions que d'autres patients que vous nous ont exprimé au sujet de leur douleur. Pour chaque affirmation veuillez entourer le chiffre de 0 à 6 pour indiquer combien les activités physiques telles que se pencher, soulever, marcher, conduire, influent ou pourraient influer sur votre mal de dos.

Comment remplir ce questionnaire ?

Le chiffre que vous ***entourerez*** *entre 0 et 6 exprimera votre degré de désaccord ou d'accord avec la proposition.*

	Désaccord total	Incertain	Accord total
1. L'activité physique aggrave ma douleur	0	1 2 3 4 5	6
2. L'activité physique pourrait abîmer mon dos	0	1 2 3 4 5	6
3. Je ne devrais pas faire d'activités physiques, lesquelles pourraient aggraver ma douleur	0	1 2 3 4 5	6
4. Je ne peux pas faire d'activités physiques lesquelles pourraient aggraver ma douleur	0	1 2 3 4 5	6

Les affirmations suivantes concernent la manière dont votre travail habituel influe ou pourrait influer sur votre mal de dos

	Désaccord total	Incertain	Accord total
5. La douleur a été provoquée par mon travail ou par un accident de travail	0	1 2 3 4 5	6
6. Mon travail a aggravé ma douleur	0	1 2 3 4 5	6
7. Mon travail est trop dur pour moi	0	1 2 3 4 5	6
8. Mon travail augmente ou pourrait augmenter mes douleurs	0	1 2 3 4 5	6
9. Mon travail pourrait abîmer mon dos	0	1 2 3 4 5	6
10. Je ne devrais pas faire mon travail habituel avec ma douleur actuelle	0	1 2 3 4 5	6
11. Je ne pense pas que je pourrai reprendre mon travail habituel avant 3 mois	0	1 2 3 4 5	6

Total des items :

- Échelle 1 – Croyances concernant le travail : 6 + 7 + 9 + 10 + 11 + 12 + 15 (score qui s'étend de 0 à 42).
- Échelle 2 – Croyances concernant l'activité physique : 2 + 3 + 4 + 5 (score qui s'étend de 0 à 24).

5 Waddell G. et al., 1993. Version française : Chaoryk et al., 2004.

Annexe 2 – *Back Beliefs Questionnaire* (BBQ) (version française en cours de validation)[6]

Consigne

Nous essayons de comprendre ce que les gens pensent des problèmes de dos. Merci de nous donner votre avis concernant le mal de dos, **même si vous n'en avez jamais souffert.**

Répondez à TOUTES les questions en indiquant votre degré d'accord avec les propositions suivantes en entourant le nombre approprié sur l'échelle : [1] Pas du tout d'accord; [5] Complètement d'accord.

1. Il n'existe pas vraiment de traitement pour le mal de dos	1 2 3 4 5
2. Le mal de dos peut vous empêcher à la longue de travailler	1 2 3 4 5
3. Le mal de dos signifie des épisodes de douleur pour le restant de la vie	1 2 3 4 5
4. Les médecins ne peuvent rien faire contre le mal de dos	1 2 3 4 5
5. L'exercice physique est recommandé pour le mal de dos	1 2 3 4 5
6. Le mal de dos rend tout plus difficile dans la vie	1 2 3 4 5
7. La chirurgie est le moyen le plus efficace pour soigner le mal de dos	1 2 3 4 5
8. Le mal de dos peut vouloir dire que vous finirez dans une chaise roulante	1 2 3 4 5
9. Les médecines parallèles sont la réponse au mal de dos	1 2 3 4 5
10. Le mal de dos est synonyme d'arrêt de travail de longue durée	1 2 3 4 5
11. Les médicaments sont le seul moyen de soulager le mal de dos	1 2 3 4 5
12. Le dos reste toujours fragile après un premier épisode douloureux,	1 2 3 4 5
13. Il faut impérativement se reposer quand on a mal au dos	1 2 3 4 5
14. Le mal de dos s'aggrave progressivement en vieillissant	1 2 3 4 5

Le score prend en compte les items 1, 2, 3, 6, 8, 10, 12, 13, 14. Il s'obtient en inversant la valeur obtenue (1 pour 5, 2 pour 4...) puis en faisant la somme des neuf items.

Ainsi le score s'étend de 9, croyances inadaptés à 45, croyances adaptées.

Annexe 3 – Questionnaire de Québec (*Quebec Back Pain Disability Scale*)

Pourquoi ces questions ?

Ce questionnaire porte sur la façon dont votre douleur au niveau du dos affecte votre vie de tous les jours. Les patients souffrant de maux de dos trouvent difficile d'entreprendre certaines activités quotidiennes. Nous aimerions savoir si vous éprouvez de la difficulté à accomplir les tâches énumérées ci-dessous en raison de votre douleur au dos.

Comment remplir ce questionnaire ?

Veuillez entourer la case (de l'échelle de 0 à 5) qui correspond le mieux à chacune des activités (sans exception).

---

6 Symonds TL, Burton AK, Tillotson KM, Main CJ. Do attitudes and beliefs influence work loss due to low back trouble ? Occup Med (Lond) 1996 ; 46 : 25-32.

Éprouvez-vous de la difficulté aujourd'hui à accomplir les activités suivantes en raison de vos douleurs ?

	Aucune difficulté (0)	Très peu difficile (1)	Un peu difficile (2)	Difficile (3)	Très difficile (4)	Incapable (5)
1. Sortir du lit.						
2. Dormir toute la nuit.						
3. Vous retourner dans le lit.						
4. Vous promener en voiture.						
5. Rester debout durant 20 à 30 minutes.						
6. Rester assis sur une chaise durant plusieurs heures.						
7. Monter un seul étage à pied.						
8. Faire le tour d'un pâté de maisons (marcher 300–400 m).						
9. Marcher plusieurs kilomètres.						
10. Atteindre des objets sur des tablettes assez élevées.						
11. Lancer une balle.						
12. Courir à peu près 100 m.						
13. Sortir des aliments du réfrigérateur.						
14. Faire votre lit.						
15. Mettre vos chaussettes.						
16. Vous pencher pour laver la baignoire.						
17. Déplacer une chaise.						
18. Tirer ou pousser des portes lourdes.						
19. Transporter deux sacs d'épicerie.						
20. Soulever et transporter une grosse valise.						

CHAPITRE

7

Compression médullaire non traumatique et syndrome de la queue de cheval

Déficiences, limitations d'activité et restriction de participation

Brigitte Perrouin-Verbe

Item 91 Compression médullaire non traumatique et syndrome de la queue de cheval.

Objectifs pédagogiques

- Décrire les principes de prise en charge des déficiences, incapacités et du handicap secondaires à une compression médullaire non traumatique et un syndrome de la queue de cheval.

Les compressions non traumatiques de la moelle spinale et de la queue de cheval représentent une situation clinique fréquente dont le diagnostic doit être fait très précocement dès le début des signes afin d'en limiter les conséquences physiopathologiques et fonctionnelles. On classe habituellement les étiologies en trois grandes catégories :

- intramédullaires, plus rares (par exemple, épendymome) ;
- extramédullaires intradurales, dont les deux principales étiologies sont le méningiome et le neurinome ;
- extramédullaires extradurales, les plus fréquentes, en particulier les métastases vertébrales et épidurales, les infections (spondylodiscites) et les compressions d'origine dégénérative (hernie discale, canal rachidien étroit).

Pour la conduite diagnostique, on se reportera au référentiel ECN du Collège des enseignants de neurologie et de neurochirurgie : les caractéristiques sémiologiques du syndrome rachidien souvent associé, du syndrome lésionnel et sous-lésionnel doivent être parfaitement maîtrisées ; l'analyse du niveau de la lésion est déterminante pour guider le niveau exploré par le seul examen de référence qu'est l'IRM.

I. Rappel anatomophysiologique

Moelle spinale

La moelle spinale s'étend chez l'adulte du foramen magnum jusqu'au disque intervertébral L1-L2. Elle se poursuit par le filum terminal entourée des racines lombaires et sacrées. En dessous de la vertèbre L2, il ne peut donc y avoir de compression médullaire, il s'agit d'un syndrome de la queue de cheval. La moelle spinale est constituée de 31 segments (8 cervicaux, 12 thoraciques, 5 lombaires, 5 sacrés, 1 coccygien) donnant naissance à 31 paires de racines. La croissance différentielle entre la moelle et le rachis pendant la vie embryonnaire et les premières années de la vie est à l'origine d'un décalage entre niveau vertébral et niveau métamérique et d'une obliquité progressive des racines. Le décalage niveau vertébral/niveau métamérique est d'un niveau au niveau du rachis cervical inférieur, de deux au niveau thoracique supérieur, trois à quatre au niveau thoracique inférieur, l'interligne L1-L2 étant en regard du cône terminal (derniers métamères sacrés). L'approche diagnostique doit tenir compte de ce décalage : une lésion vertébrale de niveau T11 sera l'origine d'une atteinte médullaire de niveau métamérique L2-L3.

Notion de syndromes lésionnel et sous-lésionnel

Le syndrome lésionnel correspond à l'atteinte au niveau du siège de la compression et à l'étendue en hauteur de l'atteinte de la substance grise et/ou de plusieurs racines contiguës. Son expression clinique est le plus souvent une douleur de topographie métamérique/radiculaire, par exemple une classique douleur en hémiceinture thoracique lors de compression thoracique, ou lors de compressions cervicales une névralgie cervico-brachiale. Ce syndrome lésionnel associe parfois un aspect déficitaire sensitif ou moteur, notamment en cervical, et une modification des réflexes ostéotendineux dans le territoire métamérique en cause (diminution, inversion, abolition).

Le syndrome sous-lésionnel correspond à l'expression de l'atteinte des voies longues descendantes et ascendantes au niveau de la lésion, c'est-à-dire les troubles sensitifs, le syndrome pyramidal. L'intensité et la typologie du syndrome sous-lésionnel dépendent de l'intensité et de la localisation de la lésion dans le plan transversal.

II. Définitions

- **Tétraplégie** (terme préféré à quadriplégie) : ce terme correspond à un déficit ou à la perte des fonctions motrices et sensitives dans les segments cervicaux de la moelle spinale dû à une lésion du névraxe à l'intérieur du canal rachidien. La tétraplégie se manifeste par un déficit de fonction des membres supérieurs aussi bien que du tronc, des membres inférieurs et des organes pelviens. Ceci n'inclut pas les lésions du plexus brachial et les traumatismes des nerfs en dehors du canal rachidien.
- **Paraplégie** : ce terme correspond à un déficit ou une perte des fonctions motrices et/ou sensitives dans les segments thoraciques, lombaires et sacrés mais non cervicaux de la moelle spinale. Lors de la paraplégie, le fonctionnement des membres supérieurs est préservé ; mais, en fonction du niveau de la lésion, le tronc, les membres inférieurs et les organes pelviens peuvent être atteints. Le terme est utilisé dans le cadre des lésions de la queue de cheval et du cône terminal, et non lors d'atteintes du plexus lombo-sacré ou de traumatismes des nerfs périphériques en dehors du canal rachidien.
- Lors de **lésions incomplètes**, les termes tétraparésie et paraparésie ne doivent plus être utilisés. La quantification précise du caractère complet ou incomplet se fera grâce au grade AIS (*ASIA Impairment Scale*, échelle de déficience ASIA) : cf. *infra*.

III. Bilans et prise en charge des déficiences constituées

A. Évaluation de la lésion de la moelle spinale et de la queue de cheval

Les normes internationales de classification neurologique des lésions médullaires (*International Standards for Neurological Classification of Spinal Cord Injury*, ISNCSCI, ou encore ASIA standards) représentent aujourd'hui l'observation standardisée internationale des lésions médullaires, permettant un examen rigoureux, rapide précis et reproductible et surtout la définition précise du niveau de l'atteinte médullaire et la quantification de son caractère incomplet. On trouvera en annexe la dernière version de cette fiche ASIA (téléchargeable : www.asia-spinalinjury.org/elearning/ISNCSCI.php) — toute autre fiche dite ASIA, notamment les traductions francophones anciennes, ne sont plus valides.

Ces standards ASIA comprennent :

- **un score moteur** à partir de l'étude de dix fonctions musculaires clés droites et gauches en incluant la recherche d'une contraction volontaire anale ; la cotation de chaque muscle/fonction clé se fait selon le testing moteur MRC (0 à 5) ;
- **deux scores sensitifs**, l'un à la piqûre (exploration des tractus spino-thalamiques), l'autre au tact (tractus dorsaux), à partir de l'examen de vingt-huit dermatomes droits et gauches en incluant l'examen des derniers métamères sacrés et la sensation du doigt intra-rectal ; chaque dermatome est coté de 0 à 2 (0 : Anesthésie ; 1 : Hypoesthésie ; 2 : Normale) sur chaque modalité sensitive.

À partir de ces données, on définit :

- le niveau neurologique de la lésion (*Neurologic Level of Injury*, NLI) : segment le plus caudal avec une fonction motrice et sensitive normale ;
- le niveau moteur (muscle/fonction clé le plus caudal ≥ 3 à condition que fonction/muscle clé sus-jacent soit coté à 5) ;
- le niveau sensitif (dernier niveau sain) ;
- la quantification du déficit, qui se fait par l'établissement de scores moteurs et sensitifs ;
- le caractère complet ou incomplet de la lésion, défini par l'analyse des derniers segments sacrés ;
- la quantification du caractère incomplet de la lésion, qui se fait sur l'échelle de déficience ASIA (*ASIA Impairment Scale*, AIS) qui comprend cinq grades AIS de A à E :
  - grade A : lésion complète sans préservation motrice ni sensitive au niveau des segments sacrés S4-S5 ;
  - grade B : préservation d'une fonction sensitive mais non de la fonction motrice au niveau des derniers segments sacrés (S4-S5) ;
  - grade C : préservation d'une fonction motrice en dessous de la lésion (au-delà de trois niveaux) avec plus de la moitié des muscles clés ayant une cotation inférieure à 3 ;
  - grade D : préservation motrice en dessous de la lésion avec au moins la moitié des muscles clefs avec une cotation supérieure à 3 ;
  - grade E : fonctions sensitive et motrice normales.

La systématisation de l'examen du blessé médullaire, notamment de la sphère sacrée, permet en outre de dégager des facteurs pronostiques initiaux de récupération lors de l'examen initial — persistance de passages sensitifs algiques dans tout le secteur sous-lésionnel, d'une sensibilité algique sacrée, d'une contraction volontaire anale.

Doit s'ajouter un bilan des différentes déficiences motrices et sensitives :

- un testing précis moteur de tous les muscles sous-lésionnels au-delà des muscles clés ;

- l'évaluation de la proprioception (sens de position, du mouvement et de la perception du diapason) ;
- l'évaluation en hauteur du syndrome lésionnel (analyse réflexe) ;
- l'évaluation de la spasticité.

La spasticité

La spasticité se définit comme une hyperexcitabilité de l'arc réflexe myotatique responsable d'une exagération vitesse-dépendante du réflexe d'étirement avec exagération des réflexes ostéotendineux (définition de Lance, 1980). C'est une des trois composantes du **syndrome pyramidal**, les deux autres étant le déficit moteur et la perte de la sélectivité du mouvement. Lors de lésions médullaires particulièrement, la lésion des voies descendantes entraîne une exagération des réflexes polysynaptiques, réflexes à point de départ cutanéomuqueux à l'origine de spasmes incontrôlés en flexion et/ou en extension. Il est d'usage d'un point de vue clinique de regrouper sous le terme spasticité à la fois l'exagération du réflexe d'étirement et la cotation de ces spasmes. Cliniquement, la spasticité s'évalue par l'échelle d'Ashworth modifiée (tableau 7.1) qui teste la résistance à l'étirement. Les spasmes incontrôlés sont évalués par l'échelle des spasmes de Penn (tableau 7.2). Au-delà de ces échelles qui testent le symptôme, le retentissement de la spasticité sur la fonction doit être évalué : analyse de la marche sur le plan clinique (par exemples, équin dynamique lors du pas oscillant, difficultés d'ouverture de main liées à la spasticité des fléchisseurs, spasmes incontrôlés lors des transferts).

Tableau 7.1. Échelle d'Ashworth modifiée

0	Tonus musculaire normal
1	Légère augmentation du tonus musculaire se manifestant par un ressaut suivi d'un relâchement ou par une résistance minime en fin de mouvement
1+	Légère augmentation du tonus musculaire se manifestant par un ressaut suivi d'une résistance minime perçue sur moins de la moitié de l'amplitude articulaire
2	Augmentation plus marquée du tonus musculaire touchant la majeure partie de l'amplitude articulaire, l'articulation pouvant être mobilisée facilement
3	Augmentation importante du tonus musculaire rendant la mobilisation passive difficile
4	L'articulation concernée est fixée en flexion ou extension, abduction ou adduction

Tableau 7.2. Échelle de spasmes de Penn

0	Absence de spasmes
1	Spasmes induits par des stimulations sensorielles ou mobilisation passive
2	Spasmes spontanés occasionnels
3	Nombre de spasmes spontanés compris entre 1 et 10/heure
4	Plus de 10 spasmes/heure

Les **compressions médullaires** réalisent le plus souvent des tableaux incomplets lorsque le diagnostic n'est pas trop tardif. Certains syndromes cliniques médullaires sont caractéristiques de certaines étiologies (compressions tumorales et tableau de sclérose combinée de la moelle spinale, par exemple).

Le **syndrome de la queue de cheval** obéit aux mêmes principes d'évaluation et réalise le plus souvent une paraplégie basse périphérique dont l'atteinte sensitive est à tous les modes et non dissociée (atteinte radiculaire). Lors d'atteinte basse, le déficit est parfois exclusivement sacré — classique anesthésie en selle, déficit moteur périnéal, abolition des réflexes du cône, troubles vésicosphinctériens, anorectaux et génito-sexuels.

B. Prise en charge de la lésion médullaire et des déficiences associées (tableau 7.3)

Les grands principes de cette prise en charge sont la prévention des complications à la phase aiguë, puis l'aide à la récupération en présence de lésions incomplètes ou la mise en place de techniques de substitution lors de lésions complètes. Le schéma de rééducation des lésions médullaires liées à des compressions répond aux mêmes principes que celui des lésions traumatiques, tout en tenant compte du caractère évolutif de la maladie causale (compressions médullaires par lésions néoplasiques secondaires).

1. Prévention des complications et prise en charge des principales déficiences

Prévention des complications cutanées

Le risque d'escarres est majeur chez ces patients médullo-lésés et leur survenue peut grever lourdement le pronostic vital et fonctionnel. Cette prévention impose une bonne installation au lit et au fauteuil avec décharge des zones d'appui et à risques, des retournements toutes les 3 heures à la phase aiguë et la mise en place de supports d'aide à la prévention des escarres de haut niveau (matelas dynamique à air alterné, coussin de fauteuil), hygiène et nursing soigneux, maîtrise des incontinences (cf. item 116 au chapitre 5).

Prévention des complications neuro-orthopédiques (raideurs, déformations) des segments paralysés

Mobilisation biquotidienne des segments paralysés pour éviter l'installation de toute attitude vicieuse/rétraction musculotendineuse, postures et installation des membres dans le sens inverse des déformations liées à la paralysie (systèmes anti-équin), à la spasticité et ou/au déséquilibre agoniste-antagoniste fonction du niveau de la lésion (flexum de coude du tétraplégique C5-C6).

Problèmes respiratoires

Les lésions thoraciques et cervicales hautes sont caractérisées par un syndrome restrictif (atteinte des intercostaux externes) et l'absence de toux efficace et d'expiration active (paralysie des abdominaux et intercostaux internes). Les risques sont notamment à la phase aiguë (tétraplégies) l'hypoventilation, l'encombrement, l'atélectasie et la détresse respiratoire aiguë, nécessitant dans les lésions cervicales hautes une prise en charge réanimatoire (trachéotomie et ventilation assistée). Le bilan de cette atteinte doit comprendre : une évaluation clinique, une évaluation et un suivi par épreuves fonctionnelles respiratoires et gazométries. Les atteintes cervicales hautes (C1-C4) imposent une évaluation électrophysiologique du diaphragme. La prise en charge rééducative de ce syndrome restrictif inclut un travail de renforcement du diaphragme et de l'ensemble des muscles respiratoires présents en fonction de la lésion, des manœuvres de désencombrement pluriquotidiennes (accélération du flux expiratoire, posture de drainage).

Problèmes cardiovasculaires

Les atteintes thoraciques et au-dessus sont caractérisées par une atteinte sympathique et une préservation parasympathique. L'interruption des voies efférentes du baro-réflexe est à l'origine

Tableau 7.3. **Tableau récapitulatif des principales déficiences et leur prise en charge**

Déficiences	Prise en charge
Déficit moteur des membres supérieurs (paralysie)	Mobilisation des membres supérieurs Renforcement si syndrome lésionnel Contrôle moteur, étirement des muscles spastiques Travail des prises en ergothérapie Orthèses de posture si déformation/rétraction Orthèse de fonction
Déficit moteur des membres inférieurs	Mobilisation et bonne installation Syndrome sous-lésionnel : postures et étirements des muscles spastiques ; travail de contrôle moteur Travail de la marche si lésion incomplète grade AIS ≥ C (marche en suspension, exosquelette robotisé) ou renforcement (syndrome de la queue de cheval) Orthèses de marche si lésions basses (releveur) Prescription et apprentissage du maniement d'un fauteuil roulant électrique (tétraplégie) ou manuel (paraplégie) si grade AIS lésion ≤ C
Troubles sensitifs (anesthésie-hypoesthésie)	Prévenir les complications cutanées (bonne installation lit et fauteuil), retournements toutes les 3 heures, surveillance des points d'appuis, supports d'aide à la prévention des escarres (matelas, coussin de fauteuil) Réafférentation proprioceptive, travail de l'équilibre
Troubles du tonus musculaire	Étirements, postures des muscles hypertoniques Cryothérapie Traitement oral antispastique (baclofène)
Syndrome restrictif respiratoire	EFR (suivi syndrome restrictif), lutte contre encombrement, renforcement diaphragmatique et muscles respiratoires présents
Troubles vésicosphinctériens (neurovessie)	*Phase initiale* : drainage en urgence (recherche de globe), d'abord par sonde à demeure, puis sondage intermittent *Secondaire* : fonction du niveau et du caractère complet ou incomplet ; évaluation clinique et urodynamique *Paraplégie complète supra-sacrée* : autosondage et traitement de l'incontinence liée à l'hyperactivité détrusorienne (anticholinergiques) *Syndrome de la queue de cheval* : autosondages et traitement de l'incompétence sphinctérienne
Troubles du transit Troubles anorectaux	Massages abdominaux, mucilages, boissons et alimentation riche en fibre Déclenchement réflexe d'exonération quotidien (suppositoire Éductyl®) Stimulation digitale des lésions supra sacrées, évacuation digitale des lésions de la queue de cheval
Troubles végétatifs et vasculaires Hypotension orthostatique	Sangle abdominale et contention membres inférieurs Verticalisation progressive Éviter distension vésicale, fécalome
Risque thromboembolique	HBPM en phase initiale, pressothérapie, bas de contention
Douleurs neuropathiques Lésionnelle, sous-lésionnelle	Prescription de gabapentinoïdes (gabapentine, prégabaline) Antidépresseurs
Génito-sexuelles	Aide pharmacologique à l'érection (IPDE5, injection intracaverneuse)

d'une hypotension orthostatique majeure à la phase initiale par vol sanguin sous-lésionnel pouvant parasiter la rééducation. La prévention de l'hypotension orthostatique passe par une verticalisation progressive sur plan incliné associée au port de contention efficace systématique (sangle abdominale et bas de contention) et parfois aidée de la prescription d'alphastimulants (midodrine). À l'inverse, secondairement, lors de lésions médullaires ≥ T6, il existe un risque d'hyperactivité réflexe du système sympathique déafférenté en réponse à une complication sous-lésionnelle (globe vésical, fécalome), appelée hyperréflexie autonome (HRA) ; caractérisée par une poussée systolique aiguë ≥ 20 mm Hg, accompagnée souvent d'une céphalée brutale, son traitement passe par le traitement de la cause déclenchante.

Le risque thromboembolique est majeur à la phase aiguë des lésions médullaires, *a fortiori* s'il existe une étiologie carcinologique à la lésion, et impose une prévention d'emblée par héparine de bas poids moléculaire (HBPM), l'association du port de contention de membres inférieurs efficaces, et de techniques kinésithérapiques à type de massages circulatoires et de pressothérapie.

Troubles vésicosphinctériens (cf. item 121 au chapitre 9)

Schématiquement, on distingue :

- les neurovessies centrales dues à des lésions de la moelle spinale située au-dessus des centres sacrés ;
- les neurovessies périphériques dues aux atteintes de la queue de cheval.

À la phase initiale, notamment lors de l'installation subaiguë d'une lésion médullaire ou de la queue de cheval, la rétention aiguë est la règle. Il est impératif, lors de la prise en charge à la phase initiale, de faire le diagnostic de globe vésical, de ne pas se laisser leurrer par d'éventuelles mictions par rengorgement et de drainer immédiatement la vessie. Si le drainage continu en urgence s'impose (sonde à demeure) à la phase initiale (premières 48 heures), il est de règle de le remplacer très rapidement par le sondage intermittent 6 à 7 fois par 24 heures, afin de diminuer le risque infectieux urogénital, lithiasique et de détérioration de l'arbre urinaire.

L'évolution sur le plan mictionnel et la prise en charge sera fonction du niveau de la lésion, de son caractère complet ou incomplet et du sexe du patient.

Lésions incomplètes

La récupération de mictions spontanées sera suivie sur un catalogue mictionnel, qui évaluera l'existence d'un besoin fiable, d'impériosité, de fuites, la quantification des mictions et le résidu postmictionnel. Le bilan urodynamique, indispensable à l'évaluation de toute neurovessie, évaluera notamment la qualité de la contraction vésicale. La restitution *ad integrum* des lésions incomplètes est possible, mais il persiste souvent des troubles allant du simple syndrome clinique d'hyperactivité vésicale (urgenturie, pollakiurie, parfois fuites) rapporté sur le plan urodynamique à une hyperactivité détrusorienne (contractions détrusoriennes désinhibées pendant le remplissage relevant de la prescription d'anticholinergiques) à une authentique dyssynergie vésicosphinctérienne striée (contraction détrusorienne associée à une contraction involontaire du muscle strié uréthral), relevant d'autosondages et d'inactivation du détrusor.

Lésions médullaires complètes supra-sacrées

Elles sont caractérisées par l'absence de contrôle de la fonction vésicosphinctérienne, la survenue de contractions détrusoriennes réflexes (hyperactivité détrusorienne neurogène) avec incontinence. Ces contractions réflexes sont souvent associées à une contraction concomitante du sphincter strié (dyssynergie vésicosphinctérienne), avec résidu postmictionnel et hautes pressions intravésicales à l'origine d'un risque sur le haut appareil (reflux urétéro-vésical, dilatation des cavités pyélocalicielles).

Le *gold standard* de la prise en charge de ces neurovessies centrales est l'autosondage intermittent — chez les patients dont la préhension est possible : paraplégies, tétraplégies basses — associé au traitement de l'hyperactivité vésicale (anticholinergiques oraux, toxine botulique intradétrusorienne).

Chez les patients incapables de s'autosonder (tétraplégiques dont le niveau est $\geq$ C5), le mode mictionnel définitif sera fonction du sexe (pas de mictions réflexes chez la femme), de la capacité contractile réflexe de la vessie, de l'existence d'une dyssynergie vésicosphinctérienne. Chez l'homme tétraplégique, la technique mictionnelle par fuites et percussions sus-pubiennes est souvent d'actualité, les urines étant drainées par un étui pénien, cette technique nécessite parfois la réalisation d'une sphinctérotomie en cas de dyssynergie.

Les drainages continus (sonde à demeure, cathéter sus-pubien au long cours) au long cours doivent être systématiquement proscrits en raison du risque majeur d'infection, lithiase, dégradation de la fonction rénale et de fistule péno-scrotale chez l'homme, uréthro-vaginale chez la femme.

Syndrome de la queue de cheval

La neurovessie des syndromes de la queue de cheval est caractérisée par un détrusor acontractile, une incompétence sphinctérienne : les mictions sont possibles par poussée abdominale et les patients présentent une incontinence d'effort. Là encore, la technique d'autosondage est la technique de référence, préservant un périnée dénervé de poussées excessives. Il faudra y associer dans certains cas une chirurgie de l'incontinence d'effort (bandelette sous-uréthrale, ballonnets périnéaux, sphincter artificiel).

Troubles génito-sexuels

Les troubles engendrés dépendent du niveau de la lésion et de son caractère complet ou incomplet.

Dans les lésions médullaires, les érections réflexes sont possibles mais ne sont stables que dans 13 % des cas et sont améliorées par la prescription d'inhibiteurs des phosphodiestérases de type 5 (sildénafil et apparentés).

Dans le syndrome de la queue de cheval, seule la part psychogène est préservée, avec des érections molles qui peuvent être améliorées par des injections intracaverneuses de prostaglandine E1 ; 15 % de ces patients ont des possibilités d'éjaculation spontanée. Lors d'une démarche de procréation, l'éjaculation peut être obtenue soit par vibromassage, soit par électrostimulation endo-rectale.

Troubles digestifs et anorectaux

Après la phase initiale, le transit intestinal doit être régulé par des massages abdominaux (faits par les kinésithérapeutes), la mise en place de suppositoires favorisant la descente des selles, l'extraction des selles dans les lésions dites périphériques (queue de cheval), la stimulation anale lors de lésions médullaires.

2. Rééducation spécifique et prise en charge des déficiences neuromotrices

Lésions médullaires incomplètes

Elles sont caractérisées par un trouble du contrôle moteur d'origine central ; les techniques de rééducation visant à guider la récupération sont essentiellement :

- la poursuite d'un entretien orthopédique des segments paralysés en visant spécifiquement à lutter contre les rétractions tendineuses liées aux déséquilibres musculaires et à la spasticité ;
- les techniques visant à inhiber la spasticité (postures d'étirement), balnéothérapie froide ;
- un travail du contrôle moteur : travail de la sélectivité de la commande (inhibition des schèmes moteurs automatiques et syncinésies).

Plus récemment, les techniques de rééducation fondées sur la répétition de l'activité (*activity-based therapy/rehabilitation*) se sont développées : travail de la marche en suspension sur tapis roulant ou exosquelettes robotisés d'entraînement.

La reprise de la marche se fera progressivement : tout d'abord, travail de l'équilibre debout, puis travail de la marche entre deux barres parallèles, puis cannes anglaises.

Les techniques de rééducation proprioceptive sont utilisées lors de troubles sensitifs proprioceptifs avérés : travail de réafférentation proprioceptive, travail sous contrôle de la vue et devant un miroir, travail sur plate-forme de posturographie.

Particularité du syndrome lésionnel

Atteinte du 2e neurone (substance grise ou racine), il constitue une atteinte neurologique périphérique. La rééducation est fondée sur le renforcement moteur analytique des muscles déficitaires. Les techniques utilisées seront fonction de la cotation de chaque muscle (testing MRC), actives aidées (cotation 2) ou contre pesanteur et résistance (cotation 3 et 4).

Paraplégies complètes

Les grandes lignes de la rééducation du paraplégique sont :

- l'athlétisation des membres supérieurs et du tronc en fonction du niveau ;
- le travail de l'équilibre assis ;
- l'acquisition des transferts et l'autonomie de tous les gestes de la vie quotidienne ;
- la préservation du segment sous-lésionnel par une mobilisation régulière des membres inférieurs ;
- l'apprentissage de la verticalisation passive ;
- et surtout l'éducation thérapeutique du patient quant à la connaissance de sa néophysiologie spinale et de son autosurveillance (cutanée et urinaire).

Le sport, véritable discipline de rééducation, renforcera ses acquis par la poursuite de la musculation sus-lésionnelle, certains sports travaillant l'équilibre du tronc (lancer, ping-pong). Dès la mise au fauteuil, le patient apprendra les « push-up » (autosoulèvements) pour prévenir le risque cutané. Le choix du fauteuil sera fonction du niveau, de la morphologie du patient et de son mode vie futur (fauteuils allégés à cadres rigides ou pliables).

Tétraplégies complètes

Les objectifs d'autonomie seront fonction du niveau de la lésion cervicale. Les atteintes hautes C3-C4 auront comme seule autonomie, le déplacement en fauteuil roulant électrique à commande céphalique. Le déplacement en fauteuil roulant manuel est possible à partir du niveau C6. Les atteintes C7-C8 pourront acquérir une autonomie de transfert. Le travail des membres supérieurs est un enjeu majeur pour prévenir les complications neuro-orthopédiques (enraidissement post-syndrome douloureux régional complexe, attitudes vicieuses liées aux déséquilibres musculaires et/ou à la spasticité) et renforcer les muscles déficitaires. Mobilisations biquotidiennes, orthèses de postures permettent de lutter contre les rétractions ; les injections de toxine botulique dans les muscles hypertoniques et/ou rétractés aident à la préservation/récupération des amplitudes. L'ergothérapie prend ici toute sa place associée à la kinésithérapie dans le travail des préhensions, de l'autonomie de vie quotidienne et la confection d'orthèses de fonction pour améliorer la préhension, l'adaptation de la conduite du fauteuil électrique et la maîtrise de nouvelles technologies (contrôle d'environnement, accès à l'informatique).

Traitement de la spasticité

Les traitements de la spasticité incluent des traitements physiques, médicamenteux et neurochirurgicaux.

Les traitements physiques sont la mobilisation, les postures et étirements des muscles hypertoniques, associés parfois à la balnéothérapie froide (cryothérapie).

Les traitements médicamenteux oraux de la spasticité sont représentés par les GABAergiques (baclofène, benzodiazépines) et les antispastiques d'action périphérique (dantrolène).

Lors de spasticité localisée (focalement gênante), les injections de toxine botulique dans le muscle ou groupes musculaires à l'origine de la gêne fonctionnelle s'avèrent un traitement très efficace.

Lors de spasticité très invalidante et généralisée, l'administration chronique de baclofène intrathécal *via* une pompe implantée doit être discutée.

Toute augmentation de la spasticité notamment généralisée doit faire rechercher une épine irritative sous-lésionnelle (complication cutanée, urinaire, digestive avant d'envisager son traitement).

Appareillage et lésions médullaires acquises

Le type d'appareillage à prescrire chez un patient porteur de lésion médullaire/radiculaire sera fonction de son niveau et des objectifs d'autonomie.

Les orthèses de fonction visant à faciliter la préhension et les gestes de la vie quotidienne seront le plus souvent réalisées par les ergothérapeutes chez les patients tétraplégiques.

Schématiquement, un paraplégique complet devra bénéficier de la prescription adaptée d'un fauteuil roulant manuel adapté à son niveau et sa morphologie, d'un coussin d'aide à la prévention des escarres et d'un appareil de verticalisation passive pour entretenir ses amplitudes articulaires. D'autres aides techniques visant à réduire les limitations d'activité (fauteuil douche) peuvent être envisagées dans le cadre de la préparation du retour à domicile.

Le type d'appareillage prescrit chez le patient tétraplégique dépendra de son niveau : un fauteuil électrique s'impose dans les atteintes cervicales hautes et l'interface sera fonction du niveau (commande à la tête des niveaux hauts, joystick dans les niveaux plus bas). À partir du niveau C6-C7 la conduite du fauteuil roulant manuel sera possible.

Les orthèses de marche chez le patient porteur d'une lésion médullaire ou radiculaire tels les grands appareillages de marche (orthèses cruro-pédieuses) sont peu utilisées car peu fonctionnelles et souvent abandonnées. En revanche, dans les paraplégies basses (niveau L3 et en dessous), des orthèses type releveurs sont souvent prescrites pour compenser le déficit des releveurs et éviter les chutes liées au steppage.

Le remboursement des appareillages (fauteuil roulant, aides techniques à l'autonomie) est effectué par la Sécurité sociale pour les produits figurant sur la LPPR (liste des prestations et produits remboursables) et par des compléments de financement au titre de la prestation de compensation du handicap (qui peuvent être demandés à la MDPH pour les patients de moins de 60 ans) pour les frais non couverts par la Sécurité sociale (surcoût des appareils remboursés ou financement des appareils non remboursés comme les aides techniques, par exemple).

C. Limitations d'activité et restrictions de participation liées à la lésion médullaire

1. Limitations d'activité

Les limitations d'activité désignent les difficultés que rencontre une personne dans l'exécution de certaines activités, d'une tâche. Elles sont le plus souvent évaluées par la MIF (mesure de l'indépendance fonctionnelle) (cf. item 115 au chapitre 2), pour chaque domaine (soins personnels, mobilité-transferts, locomotion, communication, conscience du monde extérieur) et, pour chaque item appartenant à ces domaines, les mesures rééducatives ou substitutives seront déclinées : en termes d'objectifs de rééducation, d'aides techniques, d'appareillage de fonction ou de substitution et d'aides humaines. Les limitations d'activité relèvent du champ de la fonction. Pour chaque niveau d'atteinte, il est possible de déterminer les objectifs fonctionnels à atteindre, qui devront être pondérés par l'âge, l'état général du patient et les comorbidités du patient. Les tableaux 7.4 et 7.5 récapitulent les objectifs fonctionnels envisageables en fonction du niveau ; *ils sont donnés uniquement à titre d'exemple.* Ceci afin de mieux comprendre les limitations d'activité potentielles de ces patients en fonction du niveau neurologique de la lésion.

Tableau 7.4. Objectifs fonctionnels lors de tétraplégie complète

	Niveau				
	C1-C4	C5	C6	C7	C8-T1
Toilette	Dépendant	Dépendant	Assistance partielle ou indépendant avec aides techniques	Assistance partielle ou indépendant avec aides techniques	Autonome avec ou sans aides techniques
Mobilité au lit	Dépendant	Dépendant	Assistance partielle	Assistance partielle ou indépendance	Autonome
Soulagement d'appui	Indépendant si FRE avec verticalisation électrique et bascule du dossier électrique	Assistance partielle sauf si FRE avec bascule électrique du dossier et de l'assise	Indépendant	Indépendant	Indépendant
Transferts	Dépendant	Dépendant	Assistance partielle ou indépendance si planches de transfert et surfaces au même niveau	Indépendant avec ou sans planche de transfert	Indépendant
Propulsion d'un fauteuil	Indépendant en FRE à commande céphalique Dépendant en FRM	Indépendant en FRE Possible indépendance en FRM avec aides techniques et sur terrain plat	Indépendant en FRM sur terrain plat	Indépendant en FRM sauf sur terrain irrégulier	Indépendance complète
Conduite automobile	Dépendant	Indépendant avec adaptation	Indépendant avec adaptation	Indépendant avec adaptation	Indépendant avec adaptation

FRE, fauteuil roulant électrique ; FRM fauteuil roulant manuel.

Tableau 7.5. Objectifs fonctionnels prévisibles lors de paraplégie complète

	Niveau		
	T2-T9	T10-L2	L3-L5
Activités de vie quotidienne*	Indépendant	Indépendant	Indépendant
Vessie, intestin	Indépendant	Indépendant	Indépendant
Transferts	Indépendant	Indépendant	Indépendant
Marche	Possible marche d'exercice ± orthèse de tronc, orthèses cruro-pédieuse et cannes/déambulateur	Possible marche avec orthèses cruro-pédieuses et cannes en intérieur	Autonomie de marche avec orthèses type releveur et cannes

* Soins de l'apparence, alimentation, toilette, habillage.

2. Restrictions de participation

Les restrictions de participation concernent les problèmes qu'une personne peut rencontrer pour participer à une situation de vie réelle. Dans ce contexte de lésions médullaires, elles seront fonction bien sûr du niveau de la lésion et du caractère complet ou incomplet de la lésion, de l'âge du patient, du contexte étiologique et du contexte environnemental :

- actes de la vie quotidienne et nécessité ou non d'une aide humaine ;
- aménagement du domicile ;
- mobilité et déplacement dans la cité : permis de conduire, transports adaptés spécifiques ou communautaires ;
- insertion professionnelle et/ou scolaire/universitaire ;
- vie communautaire sociale et civique ;
- ressources.

Le tableau 7.6 est donné ici uniquement à titre d'exemple afin d'illustrer comment évaluer les activités et la participation.

Tableau 7.6. Exemple à titre d'illustration d'une observation standardisée d'activités et de participation chez un patient ayant une lésion médullaire

International Spinal Cord Injury Activities and Participation Basic Data Set	
Déplacement sur distances moyennes (10–100 m) 0 Nécessite une totale assistance 1 Nécessite un FRE ou une assistance partielle pour utiliser un FRM 2 Se déplace de façon autonome en FRM 3 Nécessite une supervision lors de la marche ' avec ou sans orthèses et aides techniques 4 Marche avec un cadre de marche ou des cannes anglaises 5 Marche avec cannes anglaise ou deux cannes en « T » 6 Marche avec une canne 7 Nécessite uniquement des orthèses de jambe 8 Marche sans aide technique ni orthèse 99 Inconnu	Activité ___
Habillage du bas 0 Nécessite une totale assistance 1 Nécessite une assistance partielle, si vêtements sans boutons, fermetures éclairs et lacets 2 Indépendant avec vêtements sans boutons, fermetures éclairs et lacets ; nécessite en cas de boutons, fermetures éclairs et lacets, des aides techniques et adaptations 3 Indépendant avec vêtements sans boutons, fermetures éclairs et lacets ; ne nécessite pas d'aides techniques ou adaptations ; requiert une assistance ou des adaptations uniquement pour boutons, fermetures éclairs et lacets 4 S'habille de façons autonome sans aides techniques ni adaptation 99 Inconnu	Activité ___
Alimentation 0 Alimentation parentérale, gastrostomie ou assistance complète pour alimentation orale 1 Nécessite une assistance partielle pour manger et/ou boire ou pour mettre et/ou enlever ses aides techniques (orthèses) nécessaire pour alimentation et prise de boissons 2 S'alimente de façon indépendante ; requiert des aides techniques ou une assistance uniquement pour couper la nourriture et/ou verser les boissons et/ou ouvrir des récipients. 3 Mange et boit de façon indépendante ; ne requiert aucune assistance ou aides techniques 99 Inconnu	Activité ___
Toilette 0 Nécessite une assistance totale 1 Assistance partielle, ne se lave pas de façon indépendante 2 Assistance partielle, mais se lave de façon indépendante 3 Indépendant dans toutes les tâches, mais nécessite des adaptations ou un environnement adapté (par exemple, barres d'appui dans la salle de bains) 4 Indépendant, ne nécessite ni adaptation ni environnement adapté 99 Inconnu	Activité ___

(Suite)

Tableau 7.6. Suite

Travail rémunéré Nombre d'heures par semaine : 99 Inconnu	Participation ___
Travail bénévole Nombre d'heures par semaine : 99 Inconnu	Participation ___
Éducation (scolarité, cursus universitaire) Nombre d'heures par semaine : 99 Inconnu	Participation ___
Tâches ménagères Nombre d'heures par semaine : 99 Inconnu	Participation ___
Activités de loisirs Nombre d'heures par semaine : 99 Inconnu	Participation ___
Relations conjugales 0 Pas de relation conjugale 1 Marié/vivant ensemble 2 Relation amoureuse sans vie commune 99 Inconnu	Participation ___
Relations familiales (contacts) Différents membres de la famille 99 Inconnu	Participation ___
Relations amicales Différents amis 99 Inconnu	Participation ___

D. Contexte étiologique

Contrairement aux lésions traumatiques, où il s'agit le plus souvent d'une population jeune, les compressions médullaires s'adressent à une population un peu plus âgée. Les lésions secondaires de néoplasies viscérales (métastases ostéo-épidurales) sont la principale cause des compressions médullaires dites lentes. La prise en charge rééducative et ses objectifs devront tenir compte du type de néoplasie (évolutivité et pronostic à moyen terme), de sa dissémination, de l'état général du patient et des traitements complémentaires (chimiothérapie, radiothérapie).

> Une paraplégie sur métastase d'un cancer du sein multimétastasé, avec pronostic de quelques mois relèvera du même schéma de prévention des complications notamment cutanées, surtout d'un schéma plus réadaptatif que rééducatif : mise au fauteuil, règlement des situations végétatives (urinaires, anorectales), mise en place et formation de tierces personnes à domicile et aménagement du domicile *a minima*.
> En revanche, une tumeur intramédullaire de type épendymome chez un sujet jeune, relèvera après chirurgie d'une rééducation de même type que les lésions traumatiques.

E. Déficiences rachidiennes associées

La grande majorité des compressions médullaires bénéficie au minimum d'une chirurgie de décompression (métastastases ostéo-épidurales) ou, bien évidemment, du traitement princeps de la cause : chirurgie d'exérèse par exemple d'un épendymome, d'un méningiome, traitement chirurgical d'une sténose canalaire, cure chirurgicale d'une hernie discale. Le bilan du rachis fait partie intégrante du bilan du patient : recherche de déstabilisation lors de laminectomie étendue, suivi de matériel d'arthrodèse. Sur le plan rééducatif, un travail des érecteurs du rachis permet de lutter contre les déstabilisations rares post-laminectomie.

Les spondylodiscites sont une étiologie fréquente de compression médullaire ou de la queue de cheval. Sur le plan vertébral, elles sont à l'origine d'un processus de destruction majeure et de déstabilisation du rachis risquant d'aggraver la situation neurologique. La prise en charge inclut bien sûr une antibiothérapie adaptée aux résultats des prélèvements initiaux, dont la durée et la typologie seront discutées avec les infectiologues, surtout une immobilisation par corset ou corset-minerve pour éviter toute déstabilisation pendant cette phase de destruction et un suivi rachidien par radiographies standards, scanners et IRM pour juger de l'évolution et de la phase de reconstruction.

Spécificité du syndrome de la queue de cheval

Une des grandes étiologies du syndrome de la queue de cheval est la décompensation brutale d'une hernie discale lombaire ou lombo-sacrée. Il doit être suspecté et recherché lors de toute sciatique, la décompensation est souvent très brutale non forcément précédée de l'aggravation d'un syndrome rachidien, mais parfois de douleurs pluri-radiculaires et/ou périnéales. Il s'agit d'une paraplégie basse, le plus souvent de niveau L3, L4 ou L5, ou parfois le déficit est purement sacré. Ce syndrome de la queue de cheval peut être latéralisé et incomplet. L'examen doit inclure l'examen moteur des membres inférieurs, les réflexes ostéotendineux, les réflexes du cône (bulbocaverneux S3 et anal S4) qui seront abolis et surtout la motricité périnéale (contraction volontaire anale) et la sensibilité périnéale (région bi-ischiatique S3, et péri-anale S4, classique anesthésie dite en selle). Le tableau sera dominé par les troubles vésicosphinctériens (neurovessie périphérique), génito-sexuels et anorectaux. Le déficit moteur est le plus souvent distal (releveurs, triceps suraux) et intéresse aussi la motricité pelvienne (grands et moyens fessiers). La reprise de la marche dans ce contexte est habituelle, aidée ou non d'aides techniques (releveurs, cannes anglaises ou simples). La rééducation devra tenir compte du syndrome rachidien associé chez des patients le plus souvent lombalgiques.

Cas clinique 1

Madame Z., née en août 1974, est d'origine russe, parle peu français, est mariée, a trois enfants et est femme de ménage. Madame Z. présente des lombalgies invalidantes depuis un mois, quand apparaît, lors d'un effort de soulèvement, une sciatique S1 droite. 48 heures plus tard, elle est hospitalisée aux urgences pour une rétention aiguë d'urines. Un simple sondage évacuateur est effectué et elle est renvoyée chez elle. 48 heures plus tard, elle revient pour persistance de la rétention, l'examen neurologique (enfin !) révèle :

- un déficit complet des deux triceps suraux et une abolition des réflexes achilléens ;
- une anesthésie complète S1-S2-S3-S4-S5 ;
- l'absence de contraction volontaire anale et de réflexe anal.

Au total, une paraplégie de niveau L5 AIS A sur syndrome de la queue de cheval.

L'IRM confirme le diagnostic en révélant une volumineuse hernie exclue en L5-S1.

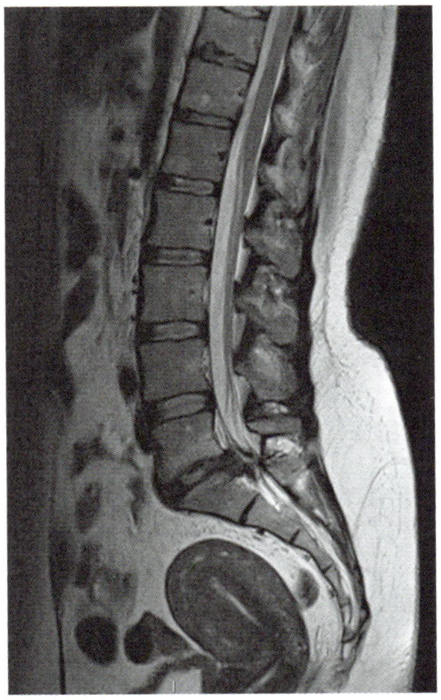

Madame Z. ne sera opérée que 4 jours après le début des troubles (laminectomie-discectomie).

À 6 mois postopératoires, elle garde le même examen, la seule modification étant la récupération de triceps suraux à 2.

Sur le plan urinaire : elle est aux autosondages ; le bilan urodynamique confirme un détrusor inactif et compliant, une pression uréthrale basse.

Elle ne peut reprendre son travail et n'a pas de droits ouverts à une pension d'invalidité.

Ses principales déficiences sont :

- le déficit moteur des deux triceps suraux et l'absence de commande périnéale ;
- l'anesthésie périnéale ;
- le trouble de la commande anorectale, l'acontractilité vésicale et l'incompétence sphinctérienne ;
- la persistance de lombalgies.

Ses principales limitations d'activité sont :

- marche en talonnant, l'impossibilité de course et la difficulté de porter des charges lourdes ;
- une dysurie et une incontinence d'effort : mise aux autosondages et ballonnets périnéaux ;
- une difficulté à retenir gaz et matières et la nécessité d'effectuer une vidange digitale de l'ampoule rectale quotidienne ;
- l'absence de sensation lors des rapports sexuels et de survenue d'orgasme.

Ses principales restrictions de participation concernent :

- sa situation professionnelle et ses ressources : impossibilité de reprendre son travail antérieur, pas de formation, pas de droit ouvert à une pension d'invalidité ;
- sa vie affective et conjugale.

Cas clinique 2

Madame C.J., âgée de 34 ans, présente en août 2009 des douleurs dorsales irradiant aux deux épaules, augmentées lors des efforts mais aussi lors des efforts de toux. Des radiographies standards lui sont prescrites et des décontracturants lui sont proposés. S'associent à ses douleurs qui augmentent progressivement, une sensation de marche instable, une pollakiurie pour laquelle un ECBU et traitement antibiotique sont prescrits. Dans le courant de l'année 2010, elle se plaint de dysesthésies des membres inférieurs, une consultation auprès d'un neurologue et la réalisation de potentiels évoqués somesthésiques conduit à la prescription de semelles orthopédiques et à la proposition d'une consultation auprès d'un psychiatre.

Les troubles de la marche s'aggravent, la patiente fait des chutes et constate des troubles sensitifs aux membres inférieurs (ne sent plus la chaleur de l'eau lors de la douche). Elle consulte son médecin traitant (août 2011), qui met en évidence un Babinski bilatéral et des troubles sensitifs à type d'hypoesthésie thermoalgique de limite supérieure T4. Une IRM est demandée et met en évidence une lésion intramédullaire (épendymome avec cavité syringomyélique sus- et sous-tumorale).

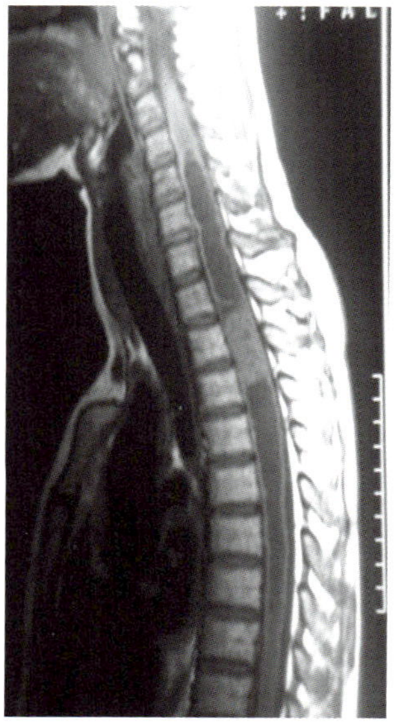

Le diagnostic est fait deux ans après l'apparition des premiers signes. Une exérèse de la tumeur est effectuée et la patiente est prise en charge en MPR en septembre 2011. À l'arrivée, elle présente une paraplégie de niveau T4 AIS C avec une ébauche de syndrome de Brown-Séquard gauche. L'analyse des troubles du tonus objective des spasmes en flexion très invalidants, empêchant tout travail de contrôle moteur. Le bilan à la recherche d'une épine irritative objective une lithiase vésicale chez cette patiente qui est restée 1 mois en sonde à demeure. Après ablation de la lithiase, les spasmes en flexion s'amendent et l'évolution est favorable.

Sur le plan neurologique, elle présente une paraplégie de niveau T4 AIS D avec un tableau de Brown-Séquard gauche.

Sur le plan fonctionnel, sa marche est parasitée par sa spasticité du triceps sural (équin dynamique et inhibition des releveurs), mais elle marche avec une canne en « T » portée à droite. La spasticité du triceps sural est traitée dans un premier temps par de la toxine botulique, puis secondairement par une neurotomie tibiale.

Sur le plan vésicosphinctérien, l'existence d'une vessie hyperactive avec dyssynergie, source d'épisodes d'incontinence, de résidus et de hautes pressions endovésicales, conduit à la mise sous autosondages associée à un traitement anticholinergique. Secondairement, l'échappement au traitement anticholinergique conduit à la réalisation d'injection de toxine dans sa vessie tous les 9 mois et la poursuite des autosondages.

Sur le plan professionnel, elle était secrétaire et n'a pu être reprise par son employeur. Après une reconnaissance travailleur handicapé, elle a trouvé un travail avec poste aménagé.

Ses principales déficiences sont :

- la monoparésie centrale gauche ;
- les troubles sensitifs thermoalgiques droits ;
- la spasticité du membre inférieur gauche ;
- la neurovessie centrale.

Ses principales limitations d'activité sont :

- le trouble de la marche ;
- l'absence de contrôle de sa vessie conduisant à la technique d'autosondages + toxine.

Ses restrictions de participation sont :

- d'ordre professionnel : nécessité de poste aménagé (ne peut porter de dossiers, par exemple) ;
- d'ordre affectif : n'a plus de compagnon.

IV. Conclusion

Les lésions médullaires d'origine compressive sont fréquentes. Quelle qu'en soit l'étiologie, une lésion de la moelle spinale constitue un tableau de déficiences multisystèmes complexes imposant sa prise en charge dans des unités spécialisées de MPR. Si le schéma global de prise en charge est globalement similaire à la prise en charge des lésions traumatiques, il devra tenir compte du contexte étiologique. Après la phase de rééducation, en l'absence de récupération *ad integrum*, un suivi au long cours systématisé est nécessaire pour prévenir les complications morbides liées à la lésion médullaire ou de la queue de cheval.

Points clés

Compressions médullaires/queue de cheval :

- pathologie fréquente ;
- étiologies multiples (dégénératives, infectieuses, tumorales).
- diagnostic initial souvent retardé ;
- principale cause du syndrome de la queue de cheval : hernie discale.

Évaluation de la déficience neurologique :

- Observation ASIA (classification internationale neurologique des lésions médullaires) :
  - maîtriser les différentes fonctions musculaires clés (cinq au membre supérieur et cinq au membre inférieur) ;
  - maîtriser les points clés des dermatomes :
  - niveau neurologique de la lésion (dernier niveau sain d'un point de vue moteur et sensitif) : niveau moteur : dernier niveau sain d'un point de vue moteur (muscle le plus caudal ≥ 3 à condition que

muscle clé sus-jacent soit à 5), possibilité d'un niveau moteur droit et gauche ; niveau sensitif : dernier métamère sain d'un point de vue sensitif, possibilité d'un niveau sensitif droit et gauche.

- Caractère complet/incomplet = grade AIS (*ASIA Impairment Scale*).
- Caractère déterminant de la sensibilité et/ou motricité sacrée.

Compression médullaire/queue de cheval :

- Tableau de déficiences multisystèmes (cutanées, urinaires, respiratoires, végétatives, génito-sexuelles…), fonction du niveau de l'atteinte et du caractère complet et incomplet, et source d'une grande morbidité potentielle.
- Néophysiologie spinale = Programmes de soins spécifiques et adaptés.
- Prise en charge dans des unités de MPR spécialisées :
  – les objectifs fonctionnels de la rééducation des compressions médullaires/queue de cheval sont fonction du niveau d'atteinte, du caractère complet ou incomplet, de l'évolution neurologique et de la lésion causale ;
  – en cas de séquelles, un suivi spécialisé au long cours s'impose.

Annexe – Normes internationales de classification neurologique des blessés médullaires (*International Standards for Neurological Classification of Spinal Cord Injury*, ISNCSCI)

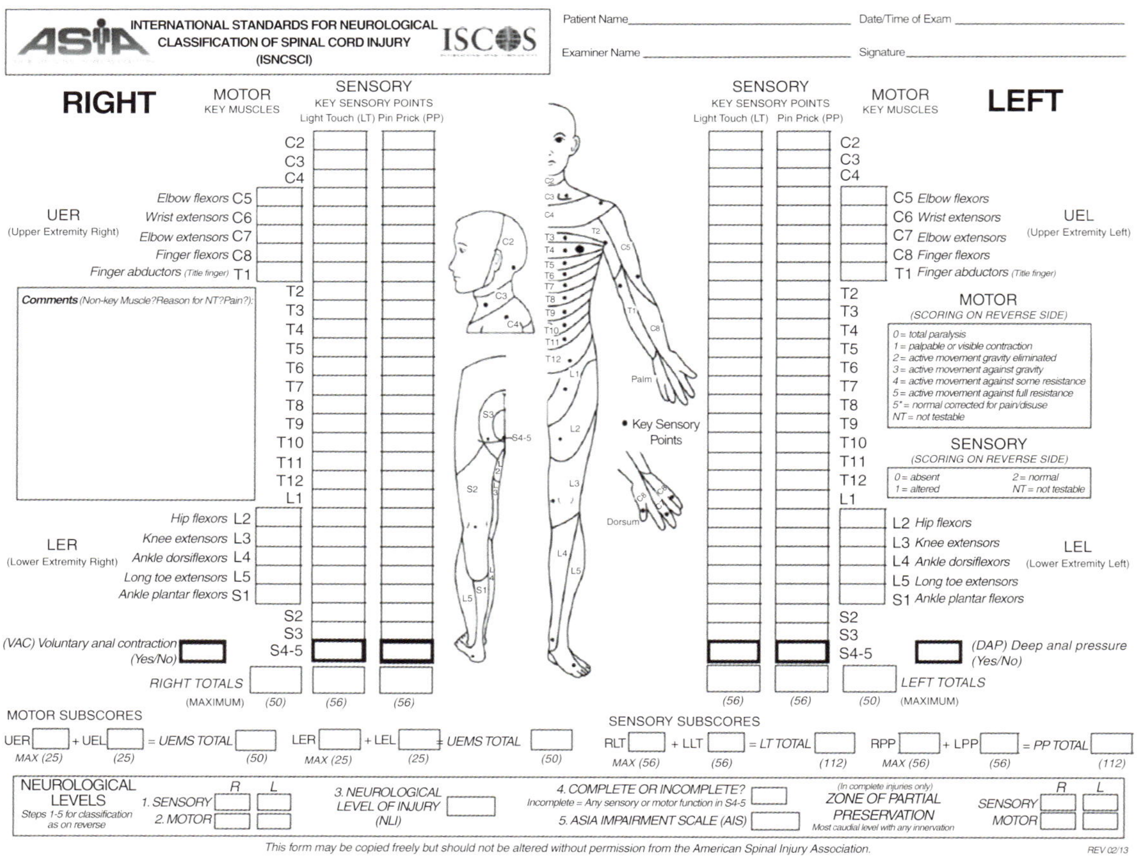
INTERNATIONAL STANDARDS FOR NEUROLOGICAL CLASSIFICATION OF SPINAL CORD INJURY (ISNCSCI)

Patient Name ____ Date/Time of Exam ____

Examiner Name ____ Signature ____

RIGHT — MOTOR KEY MUSCLES — SENSORY KEY SENSORY POINTS Light Touch (LT) Pin Prick (PP)

C2, C3, C4

UER (Upper Extremity Right): Elbow flexors C5, Wrist extensors C6, Elbow extensors C7, Finger flexors C8, Finger abductors (Title finger) T1

Comments (Non-key Muscle? Reason for NT? Pain?):

T2, T3, T4, T5, T6, T7, T8, T9, T10, T11, T12, L1

LER (Lower Extremity Right): Hip flexors L2, Knee extensors L3, Ankle dorsiflexors L4, Long toe extensors L5, Ankle plantar flexors S1

S2, S3, S4-5

(VAC) Voluntary anal contraction (Yes/No)

RIGHT TOTALS (MAXIMUM) (50) (56) (56)

LEFT — SENSORY KEY SENSORY POINTS Light Touch (LT) Pin Prick (PP) — MOTOR KEY MUSCLES

C2, C3, C4

UEL (Upper Extremity Left): C5 Elbow flexors, C6 Wrist extensors, C7 Elbow extensors, C8 Finger flexors, T1 Finger abductors (Title finger)

T2, T3, T4, T5, T6, T7, T8, T9, T10, T11, T12, L1

LEL (Lower Extremity Left): L2 Hip flexors, L3 Knee extensors, L4 Ankle dorsiflexors, L5 Long toe extensors, S1 Ankle plantar flexors

S2, S3, S4-5

(DAP) Deep anal pressure (Yes/No)

LEFT TOTALS (MAXIMUM) (56) (56) (50)

MOTOR (SCORING ON REVERSE SIDE)
0 = total paralysis
1 = palpable or visible contraction
2 = active movement gravity eliminated
3 = active movement against gravity
4 = active movement against some resistance
5 = active movement against full resistance
5* = normal corrected for pain/disuse
NT = not testable

SENSORY (SCORING ON REVERSE SIDE)
0 = absent
1 = altered
2 = normal
NT = not testable

MOTOR SUBSCORES
UER ☐ + UEL ☐ = UEMS TOTAL ☐ MAX (25) (25) (50)
LER ☐ + LEL ☐ = LEMS TOTAL ☐ MAX (25) (25) (50)

SENSORY SUBSCORES
RLT ☐ + LLT ☐ = LT TOTAL ☐ MAX (56) (56) (112)
RPP ☐ + LPP ☐ = PP TOTAL ☐ MAX (56) (56) (112)

NEUROLOGICAL LEVELS — Steps 1-5 for classification as on reverse: 1. SENSORY R ☐ L ☐; 2. MOTOR R ☐ L ☐

3. NEUROLOGICAL LEVEL OF INJURY (NLI) ☐

4. COMPLETE OR INCOMPLETE? ☐ Incomplete = Any sensory or motor function in S4-5

5. ASIA IMPAIRMENT SCALE (AIS) ☐

ZONE OF PARTIAL PRESERVATION (In complete injuries only) Most caudal level with any innervation — SENSORY R ☐ L ☐; MOTOR R ☐ L ☐

This form may be copied freely but should not be altered without permission from the American Spinal Injury Association.

REV 02/13

CHAPITRE

8

Troubles de la marche et de l'équilibre

Isabelle Bonan, Jacques Luaute, Philippe Marque

Item 107 Troubles de la marche et de l'équilibre.

Objectifs pédagogiques

- Devant un trouble de la marche ou de l'équilibre, argumenter les hypothèses diagnostiques.
- Justifier les examens complémentaires pertinents.

I. Généralités

A. La marche

1. Physiologie

La marche est l'un des principaux modes de locomotion de l'être humain. L'acquisition de la marche se déroule généralement entre le 10e et le 14e mois de la vie avec différentes étapes successives. La marche est constituée d'une activité rythmique symétrique et coordonnée des deux membres inférieurs qui peut être décomposée en cycles successifs alternant phases d'appuis (simples ou doubles) et phases oscillantes. Contrairement à la course, il y a toujours au moins un appui au sol.

L'ensemble du système musculaire et osseux est mis à contribution sous le contrôle du système nerveux central et périphérique. L'équilibre, la vision et la proprioception sont essentiels pour permettre les modulations et adaptations nécessaires à l'environnement et aux caractéristiques de la personne.

Au plan neurophysiologique, la marche est contrôlée par différentes régions du système nerveux. Les circuits corticaux et sous-corticaux (striatum, pallidum, thalamus, cortex pré-moteur et cortex pariétal), organisés en boucles, jouent un rôle essentiel dans l'initiation, la programmation et la planification de la locomotion. L'exécution motrice met en jeu les cortex moteurs primaires, les faisceaux pyramidaux et les motoneurones. Le caractère très automatique de la marche dépend des contrôles sous-corticaux (noyaux gris) mais également de régions locomotrices spécialisées au niveau du tronc cérébral et de la moelle spinale (générateur spinal de la marche). L'équilibre et la coordination des membres impliquent le cervelet et les noyaux vestibulaires, qui sont en étroite relation avec l'ensemble des systèmes sensoriels et moteurs. L'adaptation de la marche à l'environnement nécessite des interactions étroites entre le système moteur et les informations sensorielles provenant des voies afférentes visuelles et proprioceptives.

2. Description de la marche normale (figure 8.1)

La marche est une succession de :

- double appui (les deux pieds sont au sol);
- d'appui unilatéral, ou simple appui (un pied au sol).

Pour chaque membre inférieur, on décrit :

- une phase oscillante (ou de balancement);
- une phase d'appui (simple appui et double appui).

On définit (figure 8.2) :

- **le pas**, qui correspond à la progression du pied oscillant par rapport au pied portant. Le pas permet de progresser vers l'avant. On distingue donc un pas droit et un pas gauche;
- **la longueur du pas**, qui correspond à la distance de progression du pied oscillant par rapport au pied portant. En d'autres termes, la longueur du pas est la distance entre les deux talons lors d'une phase de double appui. La longueur du pas droit est mesurée lorsque le pied droit est en avant;

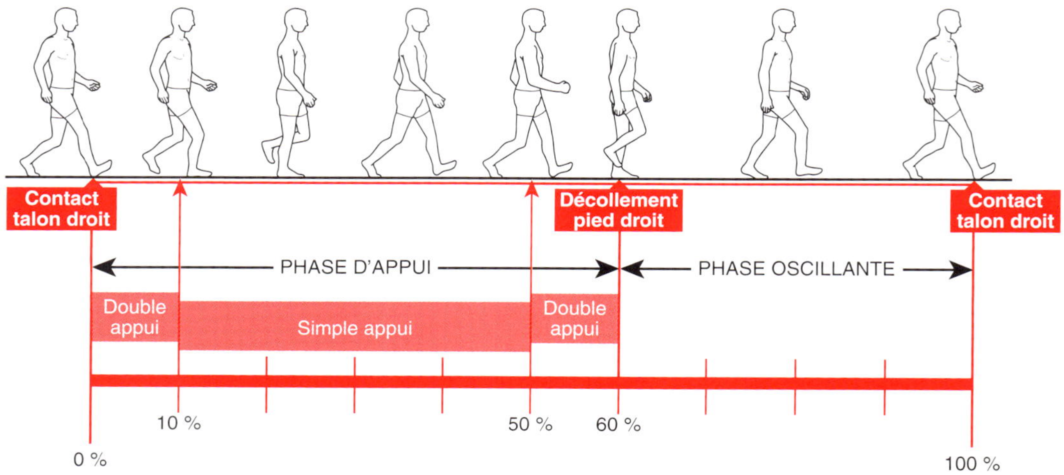

Fig. 8.1. **Cycle de la marche.**

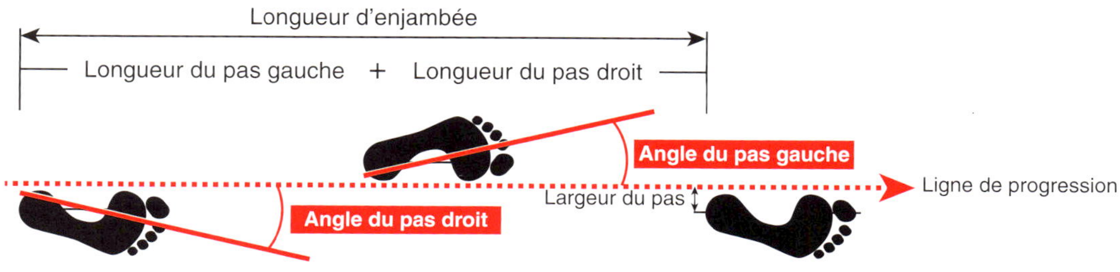

Fig. 8.2. **Principaux paramètres spatiaux du cycle de marche.**

- **l'enjambée**, qui correspond à la succession de deux pas : un pas droit et un pas gauche. Le cycle de marche représente une enjambée ;
- **la cadence**, qui correspond au nombre de pas par minute.

Il existe une relation entre vitesse de marche, cadence et longueur d'enjambée :

Vitesse de marche (m/s) = Cadence × Longueur d'enjambée (m)/120

3. Caractéristiques de la marche normale

Performances

- Vitesse de marche : 0,8 à 1 m/s.
- Longueur d'enjambée : 1,4 m ± 0,2 m.
- Phase d'appui : 60 % du cycle.

Débattements articulaires nécessaires pour la marche

- Membres inférieurs :
  - hanche : 10°/30° ;
  - genou : 0°/70° ;
  - cheville : 10° flexion dorsale/15° flexion plantaire ;
  - orteils : extension.
- Tronc : dissociation des ceintures (capacité à mobiliser les épaules et le bassin de façon indépendante).
- Membres supérieurs : activité alternée.

Débattements articulaires nécessaires pour s'asseoir

- Flexion de hanche 90°.
- Flexion de genou 90°.

Débattements articulaires nécessaires pour monter et descendre les escaliers en enchaînant les escaliers

- Flexion de hanche 110° et extension 10°.

Activité musculaire

- Le quadriceps est un muscle freinateur lors de la prise d'appui en phase d'appui.
- Le tibial antérieur est un muscle freinateur lors de l'attaque du pas en phase d'appui et un muscle essentiel de la flexion dorsale de la cheville en phase oscillante.
- Le triceps sural est un muscle propulseur en fin de phase d'appui.
- Le moyen fessier et le tenseur du fascia lata sont des muscles stabilisateurs latéraux du bassin.
- Le psoas-iliaque et les ischio-jambiers sont des muscles permettant respectivement la flexion de hanche et de genou lors de la phase oscillante, assurant une fluidité du passage du pas.

B. L'équilibre

Le maintien de l'équilibre est une activité largement automatisée sous contrôle essentiellement sous-cortical (moelle spinale, noyaux vestibulaires, système réticulé, cervelet) qui régule en permanence le tonus postural (des muscles antigravidiques).

Des ajustements posturaux (séquences motrices) sont nécessaires pour répondre aux perturbations intrinsèques (générés par le sujet lors de ses propres mouvements) et extrinsèques (générés par l'environnement).

Les informations sensorielles recueillies par l'œil, les vestibules et les récepteurs proprioceptifs tendineux et musculaires sont essentielles pour signaler en temps réel les changements de contraintes internes (position et déplacement des segments de membres les uns par rapport aux autres) et externes (environnemental). L'ensemble des informations sensorielles recueillies en connexion avec les informations motrices et cognitives (intention du sujet, difficulté de la tâche) servent à élaborer dans le cortex pariétal postérieur des représentations mentales de la position du corps dans l'espace et de la tâche en cours ou envisagée.

L'examen clinique puis les éventuels examens instrumentaux ont un triple but :

- diagnostic ;
- mesure des conséquences du trouble ;
- mesure de l'évolution du patient par rapport à lui-même.

II. Examen clinique de l'équilibre et de la marche

A. Interrogatoire

En plus de l'interrogatoire habituel sur les antécédents, les traitements médicamenteux et le contexte de vie, il s'agit notamment de préciser la date de début des troubles de la marche, le mode d'installation, la plainte principale : douleur et sa relation avec l'effort, faiblesse, instabilité, raideur, fatigue, appréhension…

Le **périmètre de marche** doit être évalué ainsi que la possibilité de marcher sur différents types de terrains, de monter et descendre les escaliers.

Il faut préciser les **aides techniques** éventuellement utilisées : chaussures orthopédiques, orthèse, canne simple, bâton, canne tripode, déambulateur, fauteuil…

Le **retentissement** des troubles de l'équilibre et de la marche **dans les activités de la vie quotidienne et la participation** doit être évalué : sorties seul ou accompagné, possibilité de prendre les transports en commun…

L'existence de **chutes** doit être recherchée et, le cas échéant, il est important de quantifier le nombre de chutes et d'en comprendre les déterminants. Une description de la chute orientera sur sa cause ou son mécanisme : notion de malaise, chute par maladresse, accident et ses circonstances — chute dans les escaliers, prise des pieds dans un tapis ou un meuble, prise de psychotropes, d'alcool… Les facteurs favorisant les chutes doivent être identifiés : âge, médicaments, troubles cardiovasculaires, environnement. Les conséquences de la chute doivent être recherchées : fracture, traumatisme, hospitalisation, attitude d'évitement.

B. Examen clinique de l'équilibre

Un examen clinique complet est indispensable, notamment l'examen neurologique (connaître les muscles essentiels pour l'équilibre et la marche), ostéoarticulaire (connaître les amplitudes nécessaires pour la marche, les escaliers), cardiorespiratoire et visuel.

Le poids, l'indice de masse corporelle (IMC), la tension artérielle couché et debout (recherche d'une hypotension orthostatique) ainsi que la fréquence cardiaque doivent être mesurés systématiquement.

Un examen plus spécifique de l'équilibre debout et de la marche pieds nus doit être réalisé.

1. Examen de l'équilibre

- Examen morphostatique debout en sous-vêtements de face et de profil :
  - équilibre du bassin, statique rachidienne, morphologie des membres sans oublier les pieds (dépistage, inégalités des membres inférieurs, scoliose cyphose, genu valgum, varum, pieds creux, plats…) ;
  - écartement spontané des pieds (signes cérébelleux).
- Durée de maintien debout, du maintien pieds joints si cette position est possible (sinon penser à un syndrome cérébelleux), yeux ouverts puis fermés : c'est l'épreuve de Romberg ; le patient est debout les talons joints et les pieds légèrement écartés. L'examen se fait les yeux ouverts puis fermés afin d'évaluer la contribution visuelle (si difficile, penser à un déficit proprioceptif). On demande au patient de tendre les index en avant (si déviation, signe vestibulaire). On teste l'appui monopodal (noter le temps tenu) qui est réduit dans de nombreuses pathologies. Le test de Fukuda[7] est réalisé en cas d'orientation vers un syndrome vestibulaire.

2. Examen des réflexes posturaux

Évaluer la réaction d'équilibration lorsque l'on pousse le patient en avant, en arrière ou sur les côtés après l'avoir prévenu et dans des conditions de sécurité (déséquilibre extrinsèque) ou lorsqu'il exécute lui-même un mouvement, par exemple regarder en haut, en bas, à droite, à gauche (déséquilibre intrinsèque).

C. Analyse clinique de la marche

L'examen de la marche se fait pieds nus sans et avec les aides techniques éventuelles avec ou sans enregistrement vidéo.

Des anomalies sont recherchées aux différents temps du cycle de marche (phase d'appui, phase oscillante), lors du demi-tour et, si possible, dans différentes conditions selon les difficultés rapportées par le patient (passage d'obstacles, montée et descente d'escalier…).

Examen analytique

- Quantifiier approximativement de la vitesse de marche (normale ou diminuée).
- Évaluer de la longueur du pas.
- Rechercher un élargissement du polygone de sustentation.
- Rechercher si l'appareillage n'est pas traumatisant : lésions cutanées en regard de points d'appuis.
- Rechercher une usure anormale des semelles qui pourrait témoigner d'appuis asymétriques ou d'attitudes vicieuses.
- Évaluer approximativement l'amplitude des articulations de la hanche, du genou et de la cheville au cours du cycle de marche (figure 8.3) :
  - pied : attaque du pied par le talon en début de la phase d'appui ;
  - genou : attaque du pas en légère flexion puis tendance à l'extension en fin de phase d'appui sans toutefois passer en extension (recurvatum) ; flexion jusqu'à 60°/70° en phase oscillante ;
  - hanche : attaque du pas en flexion d'environ 40°, extension d'environ 5 à 10° (pas postérieur) en fin de phase d'appui, flexion d'environ 40° en fin de phase oscillante ; présence d'une circumduction du membre inférieur ;
  - tronc : dissociation des ceintures, inclinaison antéropostérieure du tronc (salutation) (figure 8.4) ;
  - membres supérieurs : ballant des bras.

[7] Test de Fukuda ou piétinement aveugle : on demande au sujet de piétiner à raison d'un pas/seconde, en levant le genou d'environ 45°, les bras tendus en avant. On notera les rotations sur place, les déviations latéralisées.

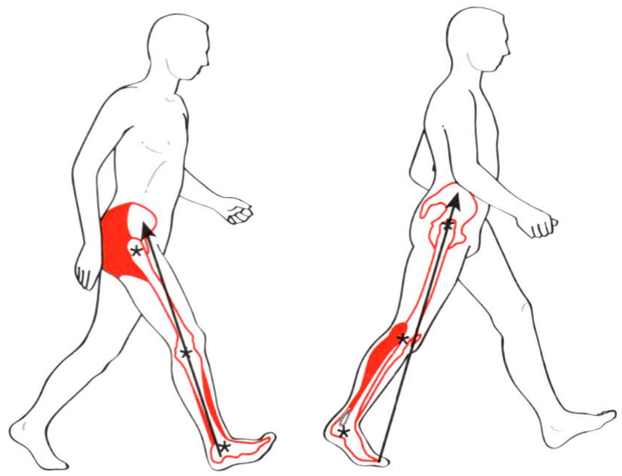

Fig. 8.3. Amplitudes articulaires du membre inférieur au début et à la fin de la phase d'appui.

À gauche, contact initial du talon avec le sol : l'attaque du pas normal se fait par le talon ; chez le patient hémiplégique, l'attaque peut se faire par la pointe, sur le bord externe.
À droite, fin de phase d'appui : le pas postérieur prépare la propulsion ; il est souvent absent en cas flessum de hanche (par exemple, coxarthrose), spasticité du rectus femoris (paralysie cérébrale, paraparésie spastique).

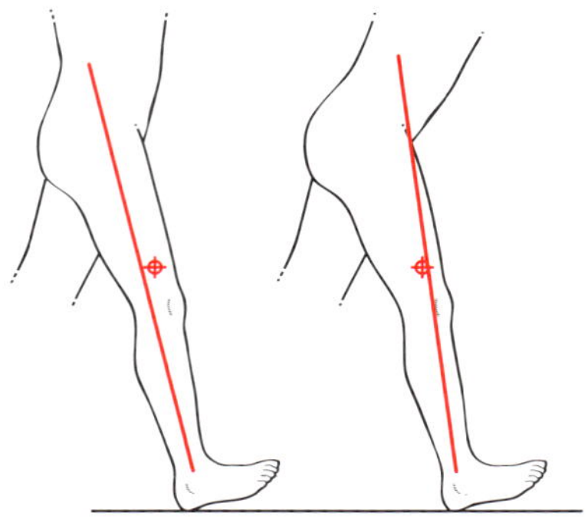

Fig. 8.4. Salutation : inclinaison antérieure du tronc à la prise d'appui (image de droite) soit pour aider à verrouiller le genou en extension, soit en cas de flessum de hanche.

D. Échelles

1. Échelle d'équilibre de Berg

Il s'agit d'une évaluation de l'équilibre qui repose sur l'observation de la performance de quatorze mouvements habituels de la vie quotidienne :

1. Rester assis sans aide d'un dossier ou d'accoudoirs.
2. Se lever.
3. Se rasseoir.
4. Passer d'un siège à un autre.
5. Rester debout sans soutien.
6. Rester debout, yeux fermés.
7. Rester debout, pieds joints.
8. Rester debout, les pieds « en tandem ».
9. Rester debout sur un seul pied.

10. Effectuer une rotation du tronc.
11. Ramasser un objet par terre.
12. Faire un tour complet sur soi.
13. Monter sur un tabouret.
14. Se pencher en avant.

Cotation : chaque item est noté de 0 (mauvais) à 4 (bon). Le score total est de 56. Les sujets ayant un score supérieur ou égal à 45 sont considérés comme ayant une bonne autonomie motrice.

2. « Get-up and go » *test*

Ce test évalue les transferts assis, debout, la marche et les changements de directions du patient. Le sujet est assis confortablement sur un siège avec accoudoirs, placé à trois mètres d'un mur. Il est invité à se lever, à rester debout quelques instants, à marcher jusqu'au mur, à faire demi-tour sans toucher le mur, à revenir jusqu'à son siège, à en faire le tour et à s'asseoir de nouveau. Les résultats sont exprimés en fonction d'une échelle cotée de 1 à 5 :

(1) Aucune instabilité.

(2) Très légèrement anormal (lenteur exécution).

(3) Moyennement anormal (hésitation, mouvement compensateur des membres supérieurs et du tronc).

(4) Anormal (le patient trébuche).

(5) Très anormal (risque permanent de chute).

Un score supérieur ou égal à 3 traduit un risque important de chute et doit alerter la vigilance des soignants.

3. *Test des 6 minutes*

Le test de marche de 6 minutes (TDM6 en français ou 6MWT en anglais) est une épreuve sous-maximale permettant d'évaluer l'endurance cardiorespiratoire d'une personne. Ce test mesure la distance maximale parcourue par le sujet en 6 minutes, selon une vitesse de marche auto-déterminée et sur terrain plat. Il permet d'évaluer le statut fonctionnel sans recourir à un effort maximal. Il permet une évaluation initiale du retentissement d'une pathologie respiratoire sur la tolérance à l'effort, l'évaluation de l'impact d'une intervention thérapeutique. Il est notamment contre-indiqué en cas d'infarctus du myocarde datant de moins d'un mois, d'angor instable, d'hypertension artérielle systémique non contrôlée, d'insuffisance respiratoire décompensée, d'asthme sévère…

4. Functional Ambulation Classification modified *(FAC modifiée)*

Il s'agit d'une échelle numérique comportant neuf classes :

Classe 0 : Ne peut marcher ou a besoin de l'aide de plus d'une personne.

Classe 1 : Peut marcher avec l'aide permanente d'une personne.

Classe 2 : Peut marcher avec l'aide intermédiaire d'une personne.

Classe 3 : Peut marcher avec l'aide d'un soutien verbal sans contact physique.

Classe 4 : Peut marcher seul sur surface plane mais le passage des escaliers est impossible.

Classe 5 : Peut marcher seul sur surface plane. Le passage des escaliers est possible avec l'aide d'une tierce personne.

Classe 6 : Peut marcher seul sur surface plane. Le passage des escaliers est possible en utilisant une rampe ou canne, sans aide et/ou surveillance de la part d'une tierce personne.

Classe 7 : Peut marcher seul sur surface plane. Le passage des escaliers est possible seul mais anormalement (plus lent, avec boiterie), sans aide et/ou surveillance de quelqu'un, ni appui externe.

Classe 8 : (Indépendant).

E. Analyse instrumentale de la marche

L'objectif est de capturer/enregistrer le mouvement (principalement la marche) et le décrire sous formes de variables quantitatives (figure 8.5).

Trois types de paramètres sont étudiés :

- la cinématique correspond à l'étude du déplacement des segments corporels du patient dans l'espace pendant la marche à l'aide des capteurs placés sur les membres. De multiples technologies peuvent être utilisées : capteurs optiques actifs, capteurs optiques passifs (1), capteurs magnétiques ou encore capteurs à ultrasons ;
- la cinétique : c'est l'étude des forces exercées au sol par le patient. Une ou plusieurs plates-formes de force (2) peuvent être intégrées à la piste de marche pour enregistrer ces informations. L'exploitation de ces données permet de mesurer les contraintes appliquées aux articulations ;
- l'électromyographie (3) : l'enregistrement de l'activité musculaire synchronisée avec la capture du mouvement permet d'obtenir les instants et les durées d'activation musculaire pendant les différentes périodes du cycle de la marche. Le choix des muscles enregistrés dépend de la question médicale sous-jacente et de l'accessibilité des muscles au dispositif d'enregistrement.

L'analyse quantifiée de la marche (AQM) nécessite des moyens humains (4) pour que l'examen soit pleinement exploitable : c'est le médecin qui va poser l'indication après un examen complet du patient ; un kinésithérapeute peut participer à l'évaluation des déficiences et incapacités de marche ; un technicien ou un ingénieur réalisent l'acquisition et le traitement des nombreuses données recueillies. Il est souvent très utile de prévoir une analyse multidisciplinaire pour interpréter les données en fonction des questions posées et réaliser un compte rendu de synthèse.

Indications en pratique clinique

- Obtenir des données quantifiées et objectives qui permettront de comparer les paramètres spatio-temporels de la marche d'un patient par rapport à un groupe de sujets témoins.
- Mesurer données spatio-temporelles de la marche : vitesse de marche, longueur et largeur du pas…
- Étudier de façon dynamique les anomalies de la marche : recurvatum du genou, déficit de flexion de hanche ou du genou, position de la cheville…
- Comprendre certaines anomalies de marche grâce à l'étude conjointe des trajectoires des forces de résistance et de l'électromyographie : rôle de la spasticité dans les troubles de la marche.
- Étudier de façon objective l'évolution d'un déficit en comparant plusieurs analyses de la marche réalisées de façon successive.

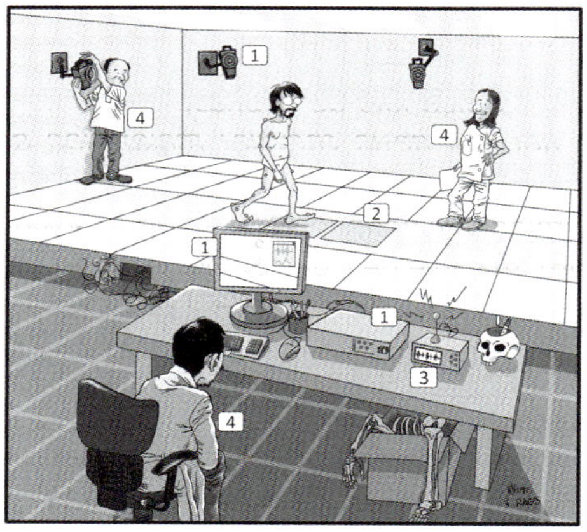

Fig. 8.5. Dispositif expérimental et principes de fonctionnement d'un laboratoire d'analyse du mouvement. Illustration représentant un exemple de configuration de matériel et de personnels d'un laboratoire d'analyse du mouvement *(voir aussi cahier couleur).*

Critère d'inclusion

Le patient doit être capable de marcher sur une distance supérieure à 10 mètres sans arrêt, à plusieurs reprises, si possible sans aide technique.

III. Troubles de la marche, troubles de l'équilibre et boiteries

Boiterie d'esquive

- Évitement de l'appui du côté douloureux.
- Marche asymétrique : diminution du temps unipodal et de la force d'appui du côté de la douleur.
- Cause : douleur.
- Traitement : traitement de la douleur.
- Canne controlatérale (qui diminue l'appui).

Boiterie de Trendelenburg

- Instabilité en position unipodale avec abaissement du bassin du côté non portant.
- Diminution de l'abaissement du bassin côté oscillant par une inclinaison du tronc du côté de l'appui : cette inclinaison du tronc permet d'aligner le poids du corps et l'axe du fémur et limite les bras de levier inhérent aux cols fémoraux.
- Cause : faiblesse du moyen fessier d'origine neurologique (par exemple par atteinte radiculaire L5), musculaire (myopathie) ou orthopédique (coxarthrose).
- Si bilatéral : démarche dandinante.

Boiterie avec salutation

- Flexion antérieure du tronc lors de l'avancée du tibia du membre portant (pendant la phase d'appui) ; comme pour saluer.
- Causes : défaut d'extension de hanche (rétraction des fléchisseurs, coxopathie) ou perte de force du quadriceps qui ne peut plus contrôler l'extension active du genou (poliomyélite). Dans ce dernier cas, la flexion du tronc permet d'amener le centre de gravité en avant du genou et de bloquer en conséquence ce dernier sur son plan postérieur.

Steppage

- Défaut de dorsiflexion du pied lors de la phase oscillante en rapport avec un déficit des muscles fléchisseurs dorsaux de la cheville ; majoration de la flexion de hanche et du genou de façon compensatrice (vidéo 8.1, vidéo 8.2, video 8.3).
- Causes : atteinte neurologique périphérique (atteinte radiculaire L5, atteinte tronculaire du nerf fibulaire commun), maladie de Charcot-Marie-Tooth.
- Traitement : orthèse de type releveur (cf. item 324 au chapitre 11).

Fauchage

- Membre inférieur décrivant un demi-cercle au sol, imitant le mouvement circulaire d'une faux. Lié à un défaut de raccourcissement fonctionnel lors de la phase oscillante : raideur du genou (diminution de la flexion) et souvent une attitude en varus équin du pied (hypertonie du quadriceps et du triceps sural).
- Élévation homolatérale du bassin et abduction de hanche.

- Causes : hémiplégie spastique (accident vasculaire cérébral, traumatisme crânien, hémiplégie infantile).

Volte

- Le patient se met sur la pointe du pied côté sain lors de la phase d'appui afin de permettre le passage du membre inférieur lésé en phase oscillante.
- Causes : défaut de raccourcissement fonctionnel durant la phase oscillante (ankylose du genou et/ou de la hanche, hémiplégie).

Astasie-abasie

- Instabilité à la station debout avec rétropulsion spontanée (astasie) et incapacité de marcher (abasie).
- Ce trouble de la marche peut être observé chez le sujet âgé en dehors de tout syndrome extrapyramidal et peut être rattaché à l'imagerie cérébrale à une lésion frontale ou une hydrocéphalie ou un état lacunaire, ou être sans cause apparente (astasie-abasie pure).

Trouble de l'équilibre et de la marche d'origine cérébelleuse

- Élargissement du polygone de sustentation en position debout statique et à la marche.
- Oscillations très importantes ou tenue impossible les pieds joints, non majorées ou peu majorées par la fermeture des yeux.
- À la marche : bras écartés du tronc.
- Enjambées irrégulières avec embardées.
- L'arrêt brusque déséquilibre le patient.
- La marche sur une ligne droite se fait en décrivant une ligne festonnée.

Trouble de l'équilibre et de la marche d'origine vestibulaire

- Équilibre statique : inclinaison latéralisée du corps qui se majore à la fermeture des yeux.
- Déviation latéralisée des index du côté de l'atteinte.
- La marche est précautionneuse et instable avec une déviation latérale typiquement unilatérale ; elle se fait « en étoile » à la marche aveugle, trois pas en avant, trois pas en arrière. Elle peut être pseudo-ébrieuse. Au maximum, elle est impossible.

Marche du patient hémiplégique

- Diminution des amplitudes de la hanche, du genou et de la cheville en lien avec le déficit hémicorporel (vidéo 8.4).
- Marche avec jambe raide (*stiff-leg*).
- Recurvatum de genou = hyperextension du genou.
- Déformation du pied en varus équin.
- Griffe des orteils.
- Défaut d'extension de hanche en fin de phase d'appui.
- Traitements : utilisation d'une canne du côté opposé, orthèse anti-varus, anti-équin, injection de toxine botulique…

Marche du patient parkinsonien

- Variable selon la sévérité des symptômes.
- Anomalie précoce : diminution du ballant du bras du côté où prédominent les signes moteurs.

- À un stade plus évolué (vidéo 5) : raccourcissement des pas, demi-tour décomposé, difficulté d'initiation de la marche, inclinaison du tronc, frottement des pieds au sol.
- Cadence irrégulière : festination (accélération soudaine de la cadence).
- *Freezing*, ou enrayage cinétique.

Marche du patient ayant une paraparésie spastique

Défaut de raccourcissement des deux membres inférieurs fixés en extension. Chaque membre inférieur est avancé par la combinaison d'une inclinaison du tronc controlatérale et une rotation horizontale du bassin. Si une adduction des cuisses est importante (spasticité des adducteurs) → démarche en ciseaux.

Marche de l'enfant avec paralysie cérébrale

Formes spastiques

Les formes spastiques sont les plus fréquentes. Elles sont caractérisées par une augmentation des contractions musculaires perturbant les postures et les mouvements ; elles s'accompagnent de signes pyramidaux, comme le signe de Babinski. Les formes appelées hypertoniques sont classées dans les formes spastiques. Ces formes peuvent être unilatérales ou bilatérales. Elles représentent la grande majorité des paralysies cérébrales, environ 85 %. Toutes les formes peuvent être observées : hémiplégie, paraplégie, tétraplégie, diplégie. La forme diplégique est néanmoins la plus courante (syndrome de Little) (vidéo 8.6, vidéo 8.7). Le sujet marche avec une flexion exagérée de la hanche et du genou. Le pied peut être en équin ou au contraire en dorsiflexion exagérée. Classiquement, les membres supérieurs ne sont pas atteints. L'évolution spontanée de ces patients peut se faire vers la rétraction musculaire des fléchisseurs de hanche et de genou (ischio-jambiers) avec une marche en affaissement (*crouch gait*) qui, lors de la croissance, aboutit à la perte de la déambulation.

Formes dyskinétiques

La paralysie cérébrale dyskinétique est caractérisée par des mouvements involontaires, incontrôlés, récurrents et parfois stéréotypés, coexistant avec une tonicité musculaire fluctuante. L'appellation « mouvements involontaires » regroupe l'athétose, la dystonie et la choréo-athétose. Dans la nouvelle classification des mouvements involontaires, l'athétose fait partie des dystonies. Ce groupe correspond à environ 7 % des formes de paralysie cérébrale.

Formes ataxiques

Les formes ataxiques, souvent associées à une hypotonie et sont caractérisées par un syndrome cérébelleux avec un défaut de coordination motrice volontaire tel que le mouvement est effectué avec une force, un rythme ou une précision anormaux (vidéo 8.8, vidéo 8.9). Ces formes ataxiques représentent environ 5 % des formes de paralysie cérébrale.

> Il existe souvent des formes associant spasticité, dyskinésie ou ataxie classées soit selon les signes neurologiques prédominants soit dans une catégorie « mixte ».
> En fonction de l'âge de l'enfant, la symptomatologie neurologique peut évoluer. Une hypertonie spastique des membres supérieurs peut s'atténuer au cours des premières années de vie.
> Les mouvements anormaux n'apparaissent souvent qu'après la première année de vie.

Troubles de la marche d'origine psychique

La marche précautionneuse est fréquemment rencontrée chez les personnes âgées, démarche prudente liée à une anxiété apparue à la suite de chutes ; on parle de syndrome post-chute.

Les perturbations de la marche consécutives à des troubles de conversion sont très polymorphes et ont une présentation particulière. Le diagnostic est évoqué en l'absence de déficit neurologique systématisé, d'un contexte de traumatisme psychique, de la fluctuation des troubles dans le temps, l'allure grotesque voire ostentatoire (marche robotisée, marche gallinacée…).

Points clés

- Pour chaque membre inférieur, on décrit deux phases du cycle de marche :
  - phase d'appui ;
  - phase de balancement ou oscillante.
- Définition du cycle de marche : phénomène compris entre deux poses successives d'un même pied au sol.
- Paramètres spatiaux du cycle de marche :
  - la longueur du pas est la distance entre les deux talons lors d'une phase de double appui ; la longueur du pas droit est mesurée lorsque le pied droit est en avant ;
  - l'enjambée correspond à la succession de deux pas : un pas droit et un pas gauche ; le cycle de marche représente une enjambée.
- Relation entre vitesse et enjambée :Vitesse de marche (m/s) = Cadence × Longueur d'enjambée (m)/120.
- Pour chaque membre inférieur :
  - temps d'appui 60 % ;
  - temps d'oscillation 40 %.
- Débattement articulaire normal pendant la marche :
  - hanche 10°/30° ;
  - genou 0°/70° ;
  - cheville FD 10°/FP 15°.
- Actions musculaires pendant le premier temps de la phase d'appui du membre inférieur droit :
  - quadriceps : amortissement du membre inférieur au sol ;
  - releveur du pied : freinage de la chute du pied au sol ;
  - moyen fessier et tenseur du fascia lata : stabilisation latérale du bassin.
- Organes sensoriels utilisés lors de l'équilibre et la marche :
  - sensibilité profonde, proprioception ;
  - vue, vision ;
  - vestibule, oreille interne ;
  - cervelet.
- Trois sortes de techniques d'analyse quantifiée de la marche :
  - cinématique (étude déplacements en fonction du temps) ;
  - cinétique (étude des forces qui génèrent le mouvement) ;
  - l'électromyographie (activité des muscles).
- Cause principale de la boiterie d'esquive : douleur sur le membre concerné.
- Principale caractéristique et origine de la boiterie de Trendelenburg :
  - majoration de l'abaissement du bassin côté oscillant associée à une inclinaison compensatrice du tronc côté de l'appui ;
  - par faiblesse d'un moyen fessier.
- Causes possibles de la boiterie avec salutation : défaut d'extension de la hanche (rétraction des muscles fléchisseurs, coxopathie) ou perte de force du quadriceps qui ne peut plus contrôler l'extension active du genou.
- Caractéristiques et causes de la boiterie par steppage :
  - défaut de dorsiflexion du pied lors de la phase oscillante ;
  - déficit des muscles releveurs du pied (déficit neurologique périphérique, myopathie) ;
  - chute du pied en flexion plantaire.
- Éléments de la démarche cérébelleuse :
  - élargissement du polygone de sustentation ;
  - bras écartés du tronc ;
  - enjambées irrégulières.

- Le *freezing*, ou bégaiement de la marche, se voit dans la maladie de Parkinson.
- Anomalies de marche sur une vidéo :
  - pied : on décrira l'attaque du pied au tout début de la phase d'appui : normale par le talon ou anormale sur la pointe/sur le bord externe/autre ;
  - genou : on décrira la prise d'appui en phase d'appui : normal si en extension ou anormal si en flexion/en hyperextension (recurvatum), et en phase oscillante : flexion suffisante ou anormale (insuffisante ou excessive) ;
  - hanche : on décrira à la fin de la phase d'appui l'existence ou non d'un pas postérieur ; en phase oscillante, une flexion suffisante ou anormale (insuffisante ou excessive) ; la présence d'une circumduction du membre inférieur ;
  - tronc : on décrira l'existence ou non de la dissociation des ceintures, l'existence d'une inclinaison latérale du tronc en précisant la phase où elle survient, l'existence d'une inclina son antéropostérieure du tronc (salutation) ;
  - membres supérieurs : existence d'un ballant des membres supérieurs.

Compléments en ligne

Des compléments numériques sont associés à ce chapitre, indiqués dans le texte par un picto et des flashcodes. Ils proposent des vidéos d'une sélection de troubles de la marche. Pour voir ces compléments, connectez-vous sur http://www.em-consulte/e-complement/474284 et suivez les instructions.

Vidéo 8.1 Steppage, vue de dos.
www.em-consulte.com/e-complement/474284/video01.mp4

Vidéo 8.2 Steppage, vue de face.
www.em-consulte.com/e-complement/474284/video02.mp4

Vidéo 8.3 Steppage, vue de profil.
www.em-consulte.com/e-complement/474284/video03.mp4

Vidéo 8.4 **Marche d'un hémiplégique, vue de profil.**
www.em-consulte.com/e-complement/474284/video04.mp4

Vidéo 8.5 **Marche d'un patient atteint de maladie de Parkinson, vues de profil et de face.**
www.em-consulte.com/e-complement/474284/video05.mp4

Vidéo 8.6 **Paralysie cérébrale : marche diplégique, vue de face.**
www.em-consulte.com/e-complement/474284/video06.mp4

Vidéo 8.7 **Paralysie cérébrale : marche diplégique, vue de profil.**
www.em-consulte.com/e-complement/474284/video07.mp4

Vidéo 8.8 **Paralysie cérébrale : marche ataxique, vue de face.**
www.em-consulte.com/e-complement/474284/video08.mp4

Vidéo 8.9 **Paralysie cérébrale : marche ataxique, vue de profil.**
www.em-consulte.com/e-complement/474284/video09.mp4

CHAPITRE

9

Troubles de la miction et incontinence urinaire

Gilberte Robain

Item 121 Troubles de la miction et incontinence urinaire de l'adulte et du sujet âgé.

Objectifs pédagogiques

- Devant un trouble de la miction ou une incontinence urinaire de l'adulte, argumenter les principales hypothèses diagnostiques et justifier les examens complémentaires pertinents.
- Décrire les principes de la prise en charge au long cours.

L'incontinence urinaire est définie comme une perte d'urine entraînant un problème d'hygiène et/ou un problème social. Il s'agit d'un trouble fréquent et qui a un retentissement psychologique important. L'incontinence est le plus fréquent des troubles urinaires.

Les mécanismes des troubles urinaires ainsi que les causes sont multiples.

I. Incontinence urinaire d'effort

L'incontinence urinaire d'effort est caractérisée par sa survenue lors de l'effort (toux, rire, marche prolongée sport…). Elle n'est pas accompagnée d'une envie d'uriner. C'est une pathologie presque exclusivement de la femme.

A. Mécanismes physiologiques de l'incontinence urinaire d'effort

Mécanismes en cause :

- hypermobilité uréthrale lié à un défaut de soutènement uréthral ;
- incompétence sphinctérienne.

Ces deux mécanismes sont souvent associés.

Facteurs de risque de l'incontinence urinaire d'effort : accouchement, âge, ménopause, surpoids, toux chronique, sport intensif. Association fréquente à un prolapsus génital.

Chez l'homme, l'incontinence urinaire d'effort est rare, survenant après chirurgie de prostate (adénomectomie, prostatectomie radicale).

Le diagnostic repose sur la plainte du patient et sur la visualisation de la fuite à l'effort (fuite en jet lors d'effort de toux ou lors de la poussée abdominale).

B. Prise en charge

La prise en charge de première intention repose sur la **rééducation périnéale** avec le renforcement des muscles pelvi-périnéaux auquel peuvent être associées la stimulation électrique du périnée et des techniques de biofeedback périnéal. Ces techniques sont habituellement effectuées par voie transvaginale mais peuvent également être effectuées par voie intra-rectale. Dix à quinze séances de rééducation sont nécessaires pour juger de l'efficacité de la technique. Une autorééducation complète les séances de rééducation. Les maïeuticien(nes) (sages-femmes) prennent principalement en charge la rééducation du *post-partum*. Les kinésithérapeutes sont également habilités à effectuer cette rééducation.

En cas d'échec de cette prise en charge et si l'incontinence urinaire est gênante, chez la femme un **traitement chirurgical** de type bandelette sous-urétrale est proposé. D'autres techniques chirurgicales peuvent être proposées en cas d'échec, telles que le sphincter artificiel.

Avant la chirurgie, si l'incontinence urinaire d'effort est isolée, seul un catalogue mictionnel et une débitmétrie avec mesure du résidu postmictionnel sont recommandés. En cas d'association avec un autre symptôme (dysurie, urgenturie) un bilan plus complet est recommandé. (cf. Collège d'urologie et de gynécologie).

II. Incontinence urinaire sur urgence mictionnelle

L'incontinence urinaire est **contemporaine d'un besoin d'uriner**. Si l'envie d'uriner est déclenchée par l'effort, la fuite d'urine est retardée par rapport à l'effort.

C'est une pathologie fréquente dans les deux sexes et dont la prévalence augmente avec l'âge. C'est l'incontinence la plus complexe car les étiologies sont multiples :

- dans les deux sexes :
  - pathologies vésicales (tumeur de vessie, calcul vésical, rarement infection urinaire) ;
  - pathologies neurologiques (sclérose en plaques, maladie de Parkinson, AVC, lésions médullaires, démences…) ;
  - vieillissement ;
  - idiopathique ;
- chez l'homme : adénome de prostate, maladie du col vésical ;
- chez la femme : prolapsus, antécédent de chirurgie d'incontinence urinaire.

A. Mécanismes physiopatologiques

Le mécanisme physiopathologique prédominant est l'existence d'une hyperactivité du détrusor. Les troubles de la sensibilité vésicale et de son intégration encéphalique sont également responsables de cette symptomatologie.

L'hyperactivité du détrusor est définie par l'existence (en dehors de la contraction mictionnelle) d'une contraction vésicale lors du bilan urodynamique (figure 9.1). Cette contraction peut être spontanée ou induite par un stimulus (toux, vitesse de remplissage de la vessie…).

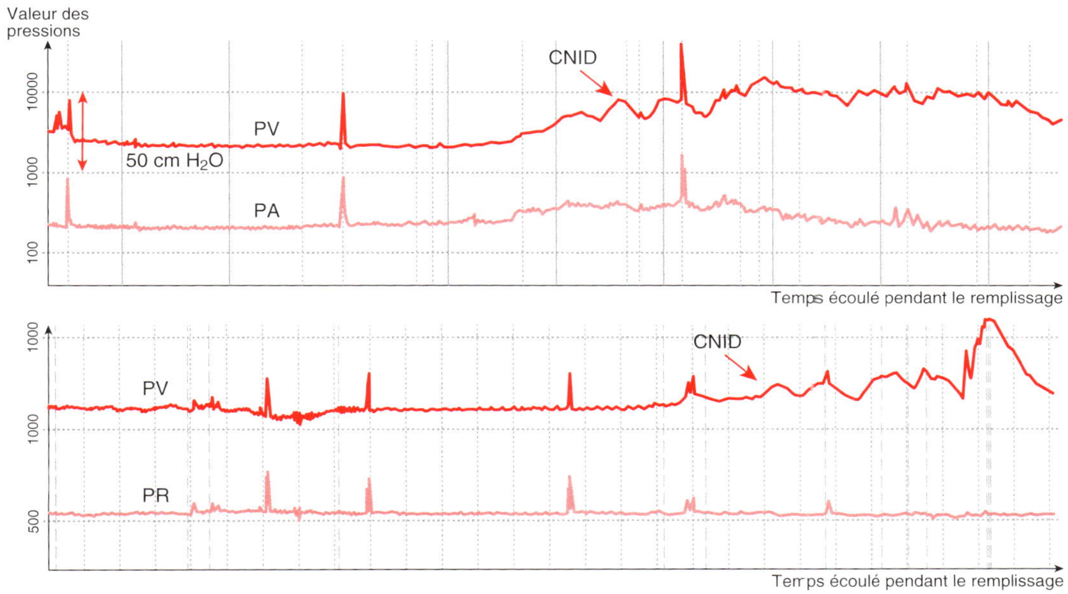

Fig. 9.1. Hyperactivité du détrusor.
PV, pression vésicale ; PA, pression abdominale ; CNID, contraction désinhibée du détrusor.

En fonction de l'orientation diagnostique du reste de l'examen clinique, les bilans complémentaires sont demandés : ECBU dans tous les cas, cytologie urinaire, endoscopie en cas de doute sur une tumeur de vessie ou de corps étranger intravésical, imagerie neurologique, imagerie de la vessie et de l'urètre en cas de doute sur une pathologie neurologique (cf. item 91 au chapitre 7) ou pathologie uro-gynécologique (cf. ouvrages des Collèges d'urologie et de gynécologie).

B. Prise en charge

Le traitement étiologique doit être envisagé en première intention.

Le traitement symptomatique repose sur :

- la rééducation périnéale et/ou comportementale est recommandée avec un niveau de preuve C ;
- les traitements médicamenteux :
  - les **anticholinergiques** à tropisme urinaire sont le plus souvent prescrits :
    - l'oxybutinine, à la dose maximale de 15 mg par jour répartie en 3 à 6 prises, est le plus ancien ;
    - le trospium chloride et la solifénacine sont plus récents et auraient moins d'effets secondaires ;
    - contre-indications absolues : glaucome à angle fermé et myasthénie ;
    - contre-indications relatives : glaucome à angle ouvert, adénome de prostate, démence ;
    - effets secondaires : constants, dépendant de la dose : hyposialorrhée, constipation, troubles de l'accommodation… ; fréquent chez la personne âgée : confusion ;
  - les **β_3-stimulants** (mirabegron) sont en cours de commercialisation ;
- La **stimulation de la racine S3** ou la stimulation du nerf tibial postérieur :

- la stimulation permanente de la racine S3 par une électrode implantée chirurgicalement après une période de test est actuellement le traitement de deuxième intention de l'hyperactivité vésicale ; cette technique est utilisée depuis plus de vingt ans ;
- la stimulation du nerf tibial postérieur pendant une durée de 20 minutes 3 à 7 fois par semaine est proposée de façon plus récente avec des résultats prometteurs ;

- l'utilisation de la toxine botulique injectée par voie intradétrusorienne est actuellement proposée dans l'incontinence par hyperactivité du détrusor. Dans son indication neurologique, les sondages intermittents sont systématiquement associés. Dans son indication en dehors des pathologies neurologiques à plus faibles doses (50 à 200 unités Botox®), le risque majeur est celui d'une rétention d'urine imposant la mise au sondage intermittent.

III. Incontinence urinaire mixte

L'incontinence urinaire mixte, associant incontinence urinaire d'effort et incontinence sur urgence mictionnelle, touche presque exclusivement la femme.

Sa prévalence augmente avec l'âge.

L'important est de savoir à l'interrogatoire quel est le **trouble prédominant**.

L'exploration urodynamique est recommandée avant la prise en charge pour orienter au mieux les traitements.

IV. Dysurie

Sa définition est moins simple. Il s'agit d'un trouble de la miction avec **difficulté pour uriner** (difficulté à déclencher la miction, jet faible ou intermittent, vidange incomplète de vessie, nécessité d'une poussée abdominale pour vider la vessie, miction longue). C'est une pathologie prédominant chez l'homme et souvent secondaire à une hypertrophie bénigne de la prostate (cf. ouvrage du Collège d'urologie).

Les mécanismes physiopathologiques :

- défaut de contraction du détrusor : vessie claquée, détrusor paralytique (diabète, syndrome de queue de cheval...) ;
- obstacle sous-urétral : hypertrophie bénigne de la prostate, cancer de la prostate, antécédent de chirurgie d'incontinence urinaire, prolapsus, dyssynergie vésicosphinctérienne.

Le diagnostic est confirmé par la débitmétrie (figure 9.2), qui montre un jet haché et/ou un débit faible.

Le traitement est étiologique en fonction de l'orientation diagnostic.

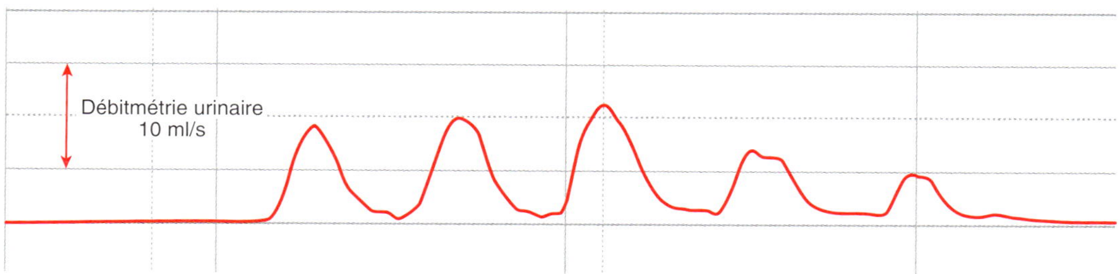

Fig. 9.2. Débitmétrie : jet urinaire haché intermittent témoignant d'une dysurie.

V. Évaluation d'un trouble urinaire et qualité de vie

Le catalogue mictionnel est indispensable permettant d'analyser la diurèse, la capacité vésicale, les circonstances des fuites (exemple de calendrier mictionnel : http://www.urofrance.org/fileadmin/medias/scores/catalogue-mictionnel.pdf)

En cas de fuite, le nombre et la qualité des protections doivent être quantifiés.

Des échelles d'autoquestionnaires de symptômes complètent l'interrogatoire (score USP® validé en français : http://www.cofemer.fr/UserFiles/File/USP%205_0.pdf

D'autres échelles évaluent le retentissement des troubles urinaires sur la qualité de vie (ICIQ-SF, par exemple).

Points clés

→ Balancement de l'urètre
→ insuffisance sphincter.

- L'incontinence urinaire d'effort relève en première intention de la rééducation périnéale. 2nd : Chir : Bandelette / sphincter artificiel.
- L'incontinence sur urgence mictionnelle :
  - ses étiologies sont multiples (locales, neurologiques, vieillissement, idiopathique);
  - le mécanisme physiopathologique prédominant est l'existence d'une hyperactivité du détrusor;
  - son traitement est en premier lieu médicamenteux (anticholinergiques).
- La dysurie a deux mécanismes possibles : obstacle uréthral et hypoactivité du détrusor.

- Anticholinerg : · oxybutinine
  · trospium chloride ; solifénacine
  CI ++ : glaucome à angle fermé ; myasthénie
  CI relative : glaucome à angle ouvert ; adénome de prostate ; démence.
- β3 stimulant
- Stimulation de racine S3 ou n. tibial post
- inj° toxine botulique intra-détrusorienne (associé aux autosondages)

CHAPITRE

10

Diagnostic et traitement d'un syndrome douloureux régional complexe

Pascal Giraux, Arnaud Dupeyron

Item 195 Syndrome douloureux régional complexe.

Objectifs pédagogiques

- Diagnostiquer un syndrome douloureux régional complexe.
- Connaître les principes généraux du traitement.

I. Terminologie

La définition du terme **syndrome douloureux régional complexe** (SDRC en français et CRPS en anglais pour *Complex Regional Pain Syndrome*) est récente (1993). C'est pourquoi le terme d'**algodystrophie** (SDRC de type 1) demeure encore d'emploi courant en France (*Reflex Sympathic Dystrophy Syndrome* en anglais), ainsi que celui de **causalgie** (SDRC de type 2). Lors d'une localisation au membre supérieur, le terme de **syndrome épaule-main** reste souvent employé. Une variété d'autres termes existent, qu'il n'est pas nécessaire de connaître.

II. Définition

Puisqu'il s'agit d'un **syndrome**, la définition du SDRC est **clinique**.

On retient comme définition actuelle du SDRC celle de l'IASP (*International Association for the Study of Pain*) dans sa version de 1999, dit « **critères de Budaspest** ».

Médecine physique et de réadaptation

Le SDRC correspond un **tableau clinique douloureux** qui a pour caractéristiques principales :

- une douleur **régionale**, continue, spontanée ou provoquée, qui paraît **disproportionnée** en intensité ou en durée par rapport à l'évolution attendue de l'événement déclenchant ;
- cette douleur régionale **ne correspond pas à un territoire nerveux périphérique** (tronculaire ou radiculaire) ;
- cette douleur peut être associée à des **signes cliniques moteurs**, **sensitifs**, **sudomoteurs**, **vasomoteurs**, **trophiques** qui peuvent être **inconstants** et **variables** dans le temps.

On distingue le SDRC :

- de type 1 : en l'absence de lésion nerveuse périphérique patente ; ancien terme d'algodystrophie ;
- de type 2 : en cas de lésion nerveuse périphérique patente ; ancien terme de causalgie.

III. Épidémiologie

- L'incidence annuelle du SDRC (type 1) est faible, estimée entre 5 et 25 pour 100 000.
- Sex-ratio : 3 à 4 femmes/1 homme (sans explication connue).
- Pic de fréquence entre 50 et 70 ans, mais le SDRC est possible à tout âge.
- La cause la plus fréquente est traumatique (40 %).
- Le membre supérieur est plus souvent atteint.
- Il n'est pas reconnu de facteur psychologique prédisposant (anxiété, dépression).

IV. Physiopathologie

La physiopathologie du SDRC est complexe et encore insuffisamment connue ; c'est pourquoi les traitements proposés sont symptomatiques plutôt que curatifs

Il est actuellement établi qu'il existe des **dysfonctionnements neurologiques** :

- **périphériques** (inflammation neurogène périphérique) ;
- **médullaires** (dysfonctionnements sympathiques et sensitifs) ;
- **cérébraux** (réorganisations fonctionnelles des cortex sensitifs et moteurs).

Les phénomènes pathologiques médullaires et cérébraux sont actuellement considérés comme un exemple de **plasticité maladaptative**.

V. Circonstances d'apparition, facteurs déclenchants

Les circonstances de déclenchement d'un SDRC peuvent être :

- un traumatisme tendineux, articulaire ou osseux : entorse, tendinite, fracture (poignet ++), intervention orthopédique, immobilisation prolongée d'un membre ;
- une lésion neurologique centrale : accident vasculaire cérébral (AVC ++), traumatisme crânio-encéphalique, lésion médullaire ;
- une lésion neurologique périphérique : compression ou plaie d'un tronc nerveux (syndrome du canal carpien…) ;
- plus rarement une lésion viscérale : infarctus du myocarde, péricardite.

Il n'y a pas de corrélation entre la gravité du facteur déclenchant et la gravité du SDRC.

Dans 5 à 10 % des cas, aucun facteur déclenchant n'est retrouvé.

VI. Signes cliniques

- La douleur est le symptôme central du SDRC.
- Les autres signes sont inconstants et s'associent de façon variable.
- La symptomatologie du SDRC est fluctuante (chez un même patient).
- Aucun des signes cliniques n'est spécifique du SDRC.

Le tableau 10.1 décrit les signes cliniques qui s'intègrent au SDRC (figures 10.1 et 10.2) et doivent être recherchés à l'interrogatoire et à l'examen clinique.

Tableau 10.1. Liste des signes cliniques du SDRC

Catégorie	Signes cliniques	Remarques
Douleur	Régionale, continue, superficielle et profonde	La douleur est présente tout au long de la pathologie. Son intensité est variable
	Spontanée ou provoquée	
	Hyperalgésie (nociceptive)	Perception d'une douleur forte pour un stimulus nociceptif faible. Utilisation de l'EVA
	À type de serrement, de brûlure	Utilisation du score DN4
Sensibilité	Allodynie	Perception douloureuse d'un stimulus non douloureux : tactile (toucher mobile) et/ou mécanique (mobilisation articulaire passive) et/ou thermique (chaud ou froid) et/ou à la pression
	Hypoesthésie ou hyperesthésie	Localiser sur un schéma
Mobilité articulaire	Limitation d'amplitude articulaire passive	La mobilisation articulaire peut être douloureuse, donc difficilement explorable en cas d'allodynie mécanique Au stade tardif d'une forme sévère, l'ankylose articulaire peut-être majeure
Motricité	Faiblesse motrice	Intrication avec la douleur et l'allodynie mécanique
	Amplitude et vitesse diminuées	
	Tremblement	Tremblements posturaux et d'action, plutôt que de repos
	Dystonie	Il s'agit d'une dystonie focale spastique Forme rare et de mauvais pronostic
Schéma/image corporels	Négligence segmentaire (= exclusion segmentaire)	Le patient utilise peu ou pas son membre atteint Similitudes avec l'héminégligence corporelle après AVC pariétal
Œdème	Œdème pseudo-inflammatoire	Son intensité est variable Pas de signe du godet (sauf si stase associée) (figure 11.1)
Vasomotricité	Chaleur ou froideur cutanée	Subjective et/ou objective (si 1°)
	Vasodilatation (rougeur cutanée) ou vasoconstriction (pâleur)	
Sudomotricité	Hyperhydrose	Surtout palmaire ou plantaire
	Sécheresse, anhydrose	
Trophicité	Peau luisante et fragile	Figure 11.2
	Asymétrie pileuse	Le plus souvent hypertrichose coté atteint
	Pousse unguéale accélérée/ralentie, fragilité unguéale.	Figure 11.2

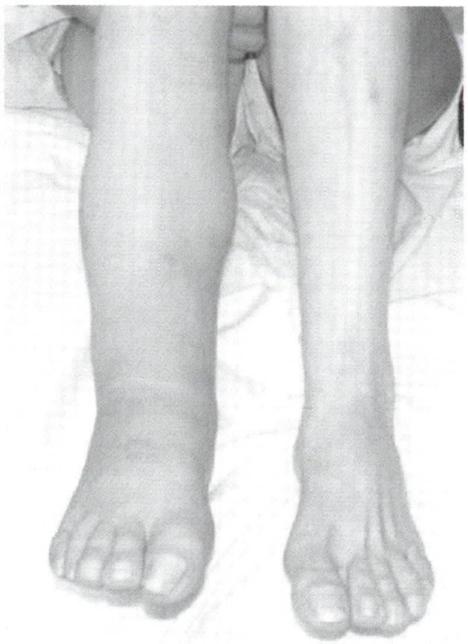

Fig. 10.1. **Œdème et rougeur lors d'un SDRC du pied** ***(voir aussi cahier couleur).***

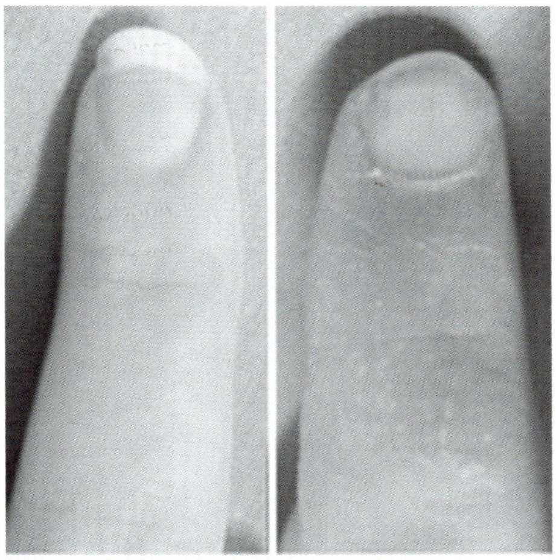

Fig. 10.2. **Troubles trophiques cutanés (peau sèche et squameuse) et des ongles (pousse ralentie) lors d'un SDRC de la main** ***(voir aussi cahier couleur).***
À gauche, doigt normal. À droite, doigt atteint.

VII. Diagnostic

Le diagnostic de SDRC est **clinique** (il s'agit d'un syndrome). Il repose sur **l'interrogatoire et l'examen clinique minutieux** du patient (figure 10.3), qui rechercheront :

- un facteur déclenchant du SDRC (cependant absent dans 5 à 10 % des cas) ;
- les signes cliniques (tableau 10.1) :
  - rapportés par le patient ;
  - retrouvés lors de l'examen clinique ;
- l'absence d'autres diagnostics qui expliquerait la symptomatologie.

L'utilisation de critères diagnostiques internationaux standardisés, tels que les **critères de Budapest** (*International Association for the Study of Pain*, 1999), permet de rendre très

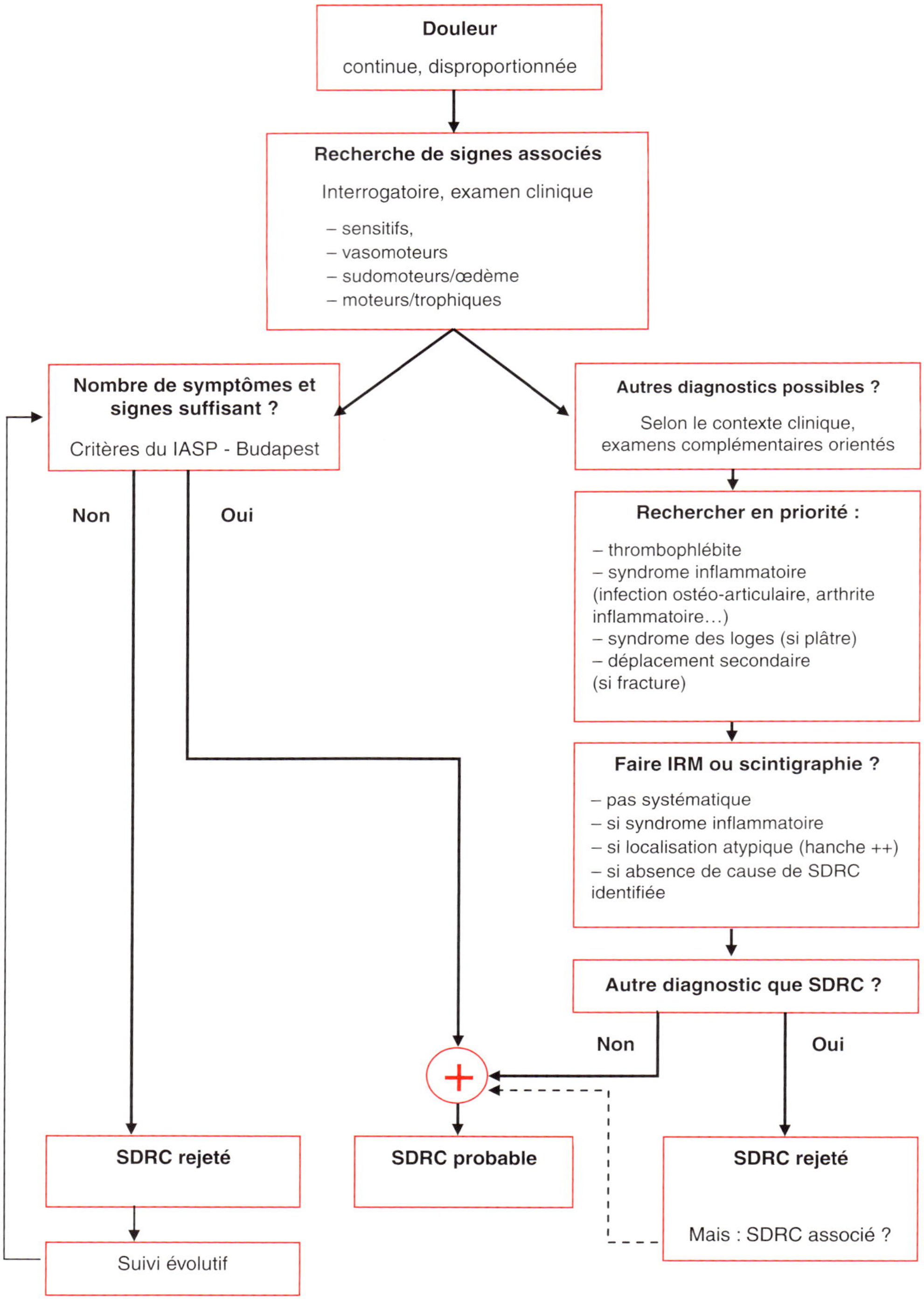

Fig. 10.3. **Démarche diagnostique.**

sensibles (99 %) et relativement spécifiques (68 %) les résultats de l'interrogatoire et l'examen clinique. Leur utilisation courante reste à développer et nécessite l'usage d'une check-list. On retiendra de ces critères :

- qu'un SDRC se caractérise par une **douleur continue**, qui est **disproportionnée** au regard de tout événement déclenchant connu ;

- que la probabilité diagnostique de SDRC augmente avec la **diversité et le nombre des symptômes** ;
- que la certitude diagnostique nécessite **l'élimination de toute autre cause ou pathologie explicative**.

VIII. Évolutions et formes cliniques

Le SDRC possède une symptomatologie évolutive :

- **tous les signes cliniques peuvent fluctuer au cours du temps** ;
- la description classique d'évolution en trois phases (aiguë ou chaude, dystrophique ou froide, atrophique ou séquellaire) n'est pas retrouvée dans les études cliniques mais reste souvent utilisée.

La prédominance de certains signes peut orienter le traitement symptomatique :

- **patients avec signes neuropathiques dominant** : douleur avec hyperalgésie, allodynie, hyper- ou hypoesthésie ;
- **patients avec signes « sympathiques »** dominants : œdème, signes vasomoteurs, signes sudomoteurs, signes trophiques ;
- **patients avec une forme floride** (addition des deux formes précédentes).

Il existe des formes cliniques remarquables :

- **syndrome épaule-main** de l'hémiplégique : favorisée par les troubles de la sensibilité liée à l'AVC, l'hypotonie musculaire autour de l'épaule et du poignet (microtraumatismes répétés) ;
- **capsulite rétractile**, pouvant évoluer vers une « **épaule gelée** » : forme localisée à l'épaule souvent dans un contexte de pathologie dégénérative de l'épaule ;
- syndrome épaule-main **post-infarctus du myocarde** ;
- **SDRC de la hanche** : contexte de grossesse fréquent ; diagnostic clinique difficile : intérêt de l'IRM ;
- formes **récidivantes** et formes **familiales** (susceptibilité génétique).

Le pronostic d'un SDRC est difficile à établir car la grande majorité des SDRC régressent en quelques semaines voire quelques mois, mais :

- **certaines formes sont hyperalgiques** avec un tableau douloureux chronique majeur, très invalidant et répondant mal aux traitements ;
- **certaines formes ont des durées d'évolution très longues** : plusieurs années ;
- **des séquelles définitives sont possibles** : enraidissement et limitations articulaires, douleurs chroniques, séquelles motrices (dystonie).

Ainsi, face à un patient présentant un SDRC débutant :

- il faut **expliquer le SDRC** (symptomatologie, évolution, prise en charge), car la pathologie est inconnue du public, avec un contexte de complication douloureuse chronique inattendue pour le patient ;
- en l'absence de facteurs pronostiques fiables, il convient de **ne pas annoncer à un patient** une guérison, dans plusieurs mois ou années, avec ou sans séquelles.

IX. Diagnostic différentiel

La recherche de diagnostics différentiels est guidée par le contexte clinique.

Dans **tous les contextes**, on éliminera en priorité :

- un phénomène infectieux : température ; en cas de doute clinique : syndrome inflammatoire biologique (CRP) ;
- une thrombophlébite veineuse profonde : D-dimères ± écho-Doppler veineux.

Dans un **contexte clinique de traumatisme orthopédique** identifié, on éliminera en priorité :

- une fracture non diagnostiquée (si, par exemple, diagnostic initial d'entorse);
- un déplacement secondaire d'un foyer de fracture;
- une arthrite infectieuse, une ostéite (si fracture ouverte ou chirurgie orthopédique);
- un syndrome des loges (si immobilisation circulaire par plâtre/résine);
- une ostéonécrose aseptique secondaire (déclenchement retardé; exemples : hanche, scaphoïde).

Dans un **contexte clinique de lésion neurologique centrale** (AVC, traumatisme crânien, lésion médullaire), on éliminera en priorité :

- une douleur neurologique centrale : troubles de la sensibilité avec douleur neuropathique, sans signes vasomoteurs, sudomoteurs ou trophiques — qui seraient en faveur d'un SDRC;
- une tendinopathie surajoutée (épaule, poignet, genou);
- une para-ostéo-arthropathie nerveuse (surtout si traumatisme crânien);

Dans un **contexte clinique de pathologie neurologique périphérique** :

- une polynévrite (par exemple, diabète);
- un syndrome canalaire (par exemple, syndrome du canal carpien).

X. Examens complémentaires

Lors d'un tableau clinique compatible avec un SDRC, les examens complémentaires auront pour objectifs :

- la recherche de diagnostics différentiels;
- la recherche de causes occultes de déclenchement du SDRC.

Les examens complémentaires (biologie, radiographie, IRM, scintigraphie) **ne permettent pas** :

- de faire un diagnostic de gravité (l'intensité des signes cliniques n'est pas corrélée aux résultats des examens);
- d'établir un pronostic;
- d'affirmer la guérison (la guérison repose sur la disparition des signes cliniques).

Radiographie, scintigraphie et IRM n'ont aucun intérêt dans le suivi du SDRC.

A. Biologie

- Dosage de la CRP (± NFS selon le contexte) :
  - le SDRC n'est pas responsable d'un syndrome inflammatoire augmentant la CRP;
  - permet de rechercher un processus inflammatoire (arthrite, infection postopératoire...).
- Dosage des D-dimères : dans le cadre d'une recherche de thrombophlébite.

B. Radiographie

- Elle fait partie du bilan habituel mais est **peu sensible et peu spécifique**;
- **Elle permet de rechercher certains diagnostics différentiels** (arthrite, fracture occulte, déplacement secondaire, ostéonécrose...);
- En faveur d'un SDRC, on recherche une **déminéralisation osseuse**, caractérisée par :

- une **ostéopénie** (plutôt qu'une ostéoporose proprement dite);
- sous forme de lacunes à contours flous (mouchetées ou pommelées);
- à prédominance épiphysaire et sous-chondrale;
- sans atteinte articulaire : l'interligne articulaire est toujours respectée (en opposition avec une arthrite);
- avec une restitution complète qui accompagne une guérison sans séquelle.

- Ces signes radiographiques de SDRC **sont retardés** (d'environ 4 semaines), peuvent être absents (surtout chez l'enfant), disparaissent de façon retardée en cas de guérison sans séquelle.

C. Scintigraphie osseuse, en trois temps, au technétium 99

- Elle permet surtout la **recherche de diagnostics différentiels**, en particulier infectieux ou inflammatoire (mais attention aux hyperfixations non spécifiques en postopératoire).
- Lors d'un SDRC (figure 10.4) :
  - sa sensibilité est estimée à plus de 80 %; sa spécificité entre 70 et 80 %;
  - elle montre typiquement :
    - **une hyperfixation locorégionale**;
    - **présente aux trois temps** : précoce (vasculaire), intermédiaire (tissulaire) et tardive (osseuse);
  - ces signes sont plus précoces que la radiographie.

D. IRM

- Elle est **très utile dans la recherche de diagnostics différentiels**, en particulier les pathologies infectieuses, inflammatoires, une ostéonécrose, une fissure osseuse (fracture de fatigue);
- Lors d'un SDRC (figure 10.5) :

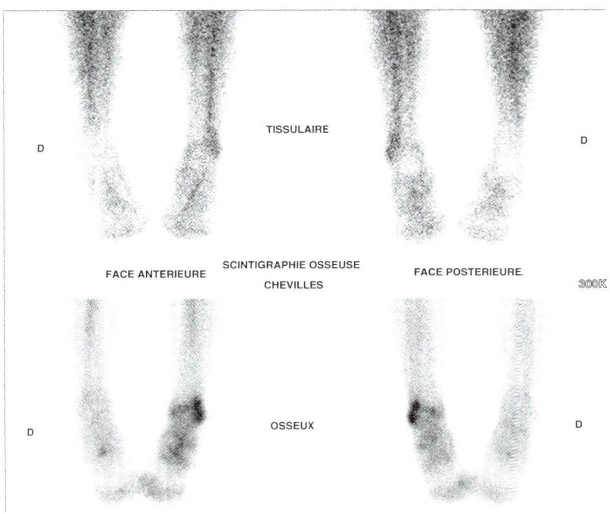

Fig. 10.4. Scintigraphie osseuse lors d'un SDRC du pied; hyperfixation aux temps tissulaires et osseux sur le pied droit.

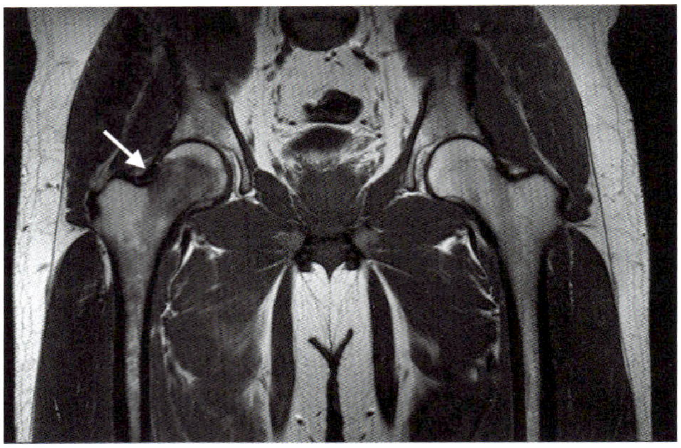

Fig. 10.5. IRM lors d'une recherche d'un SDRC de hanche droite, montrant un hyposignal T1.

- sa **sensibilité est élevée** (90 %), avec une **faible spécificité** (17 %).
- elle montre typiquement :
  - **un œdème osteomédullaire**, qui peut toucher plusieurs pièces osseuses ;
  - visualisé par un hyposignal T1, corrigé par l'injection de gadolinium, et un hypersignal T2 ;
  - accompagné d'une tuméfaction synoviale, un infiltrat inflammatoire des tissus mous, en particulier si cliniquement : œdème, chaleur et rougeur cutanées ;
- les anomalies du signal osseux sont **précoces**.

- Intérêt particulier dans le **SDRC de hanche**.

L'IRM est parfois normale : un examen normal n'élimine pas un SDRC.

XI. Prévention

Il est possible de contribuer à la prévention du SDRC de manière efficace dans deux contextes très fréquents.

A. Contexte de fracture ou de chirurgie orthopédique

- Un **traitement par vitamine C** (500 mg par jour pendant 50 jours) : il a prouvé son efficacité dans les fractures du poignet.
- La qualité de la **prise en charge de la douleur per- et postopératoire**, une **sollicitation adaptée des segments traumatisés**, une **durée d'immobilisation** aussi **courte** que possible (surtout pour le membre supérieur).

B. Contexte de lésion neurologique centrale

- Objectif d'un **bon positionnement articulaire** du patient.
- Pour les **articulations à risque** : épaule, poignet, genou, pied.

- Lutte contre l'**appendement de l'épaule** (subluxation gléno-humérale) et l'**inclinaison ulnaire** excessive du poignet (« chute » du poignet) : coussin de positionnement du membre supérieur, orthèse de positionnement de poignet (et doigts), port d'une écharpe de type coude au corps, fauteuil roulant avec accoudoir adapté.
- Lutte contre **la malposition et l'instabilité du pied**, le **recurvatum du genou** : mousse de positionnement du pied dans le lit, repose-pieds adapté au fauteuil, port d'une orthèse stabilisant le pied et/ou le genou lors de la marche.
- Importance de la **formation de l'équipe soignante**, pour une **manutention adaptée**, et de l'**éducation thérapeutique du patient**.

XII. Prise en charge

A. Principes

La prise en charge thérapeutique du SDRC est :

- **symptomatique** : il n'y a pas de thérapeutique curative du SDRC ;
- **multidimensionnelle** : prise en charge de toutes les fonctions et structures corporelles atteintes (douleur, sensibilité, limitations articulaires, motricité, fonctionnement mental…) et leurs conséquences (limitations d'activités et de restrictions de participation sociale) ;
- **pluridisciplinaire** : les traitements symptomatiques et l'approche multidimensionnelle du SDRC nécessitent un travail pluridisciplinaire, adapté aux besoins du patient, associant :
  - des intervenants médicaux : médecin traitant, MPR, algologue, rhumatologue, neurologue, médecin du travail ;
  - des intervenants paramédicaux : kinésithérapeute, ergothérapeute, psychologue… ;
  - des intervenants socioprofessionnels : assistant(e) social(e) ergonome.

Les objectifs thérapeutiques prioritaires sont :

- l'**antalgie** ;
- le maintien ou le gain des **amplitudes articulaires** ;
- le maintien ou la restauration des **fonctions motrices** ;

Il s'y associe une prise en charge des **conséquences sociales et professionnelles**.

La stratégie thérapeutique doit être graduée, adaptée et évolutive. On distingue des thérapeutiques de première intention, complémentaires et de recours.

1. Traitements de première intention

Ils font l'objet d'un consensus. Prescription possible par tous les médecins :

- les **antalgiques de niveau I, II et III** (cf. item 132) : gradation selon l'intensité des douleurs. De niveau et de posologie suffisants pour obtenir un soulagement au repos et permettre la mobilisation ;
- **kinésithérapie** : elle doit débuter **précocement**, dès que le SDRC est considéré comme probable ;
- si atteinte de la **main** : **ergothérapie** ;
- **dispositifs médicaux passifs** (orthèse, cannes…) : à viser antalgique et/ou de préservation fonctionnelle.

La kinésithérapie doit débuter le plus tôt possible même si le patient est douloureux.

2. Traitements complémentaires

Ils sont **optionnels** et ne font pas tous l'objet de consensus. Les indications sont guidées par la symptomatologie, son intensité :

- si signes d'inflammation neurogène (œdème, chaleur…), usage possible de :
  - corticothérapie *per os* ;
  - bisphosphonates IV ;
  - pressothérapie ;
- si signes neuropathiques, usage possible de :
  - antiépileptiques ;
  - antidépresseurs ;
  - stimulation électrique transcutanée (TENS) ;
- si anxiété, dépression réactionnelle :
  - antidépresseurs ;
  - psychothérapie de soutien.

3. Traitements de recours

Indication et mise œuvre dans des structures spécialisées (structure « douleur chronique », MPR) :

- de blocs du système nerveux sympathique et de blocs anesthésiques locorégionaux ;
- de la stimulation cordonale postérieure ;
- du baclofène en perfusion intrathécale.

B. Kinésithérapie

La kinésithérapie doit **débuter précocement, dès que le SDRC est considéré comme probable**. Même, douloureux, un patient doit être mobilisé, et il sera d'autant plus mobilisable qu'il est peu douloureux. Sa fréquence et son programme sont adaptés à la symptomatologie.

Objectifs :

- mobiliser et prévenir les rétractions et adhérences ;
- drainer l'œdème, favoriser le retour veineux ;
- préserver la fonction et éviter l'exclusion de membre.

Elle associe différentes techniques selon la symptomatologie du patient et son évolution :

- techniques de **lutte contre la douleur, l'œdème, les troubles trophiques** : par exemple massages de drainage de l'ensemble du membre et physiothérapie (thérapies physiques) :
- techniques de **gain articulaire** : mobilisations articulaires (manuelles ou instrumentales) :
- techniques de **gain musculaire** : travail de renforcement musculaire isométrique (faible sollicitation articulaire au début) puis libre ;
- techniques de **rééducation sensitive** : si signes sensitifs (hyper- ou hypoesthésie, allodynie, hyperalgésie) ;
- techniques de **travail fonctionnel** :
  - au membre inférieur : marche en **décharge partielle** avec travail du schéma de marche : cannes, travail en piscine (balnéothérapie) ;
  - membre supérieur : intérêt de la **balnéothérapie** : le travail en piscine permet aussi le travail du gain articulaire et musculaire ;
- techniques **cognitives** : techniques d'**imagerie motrice** et de **thérapie miroir** (figure 10.6) ;

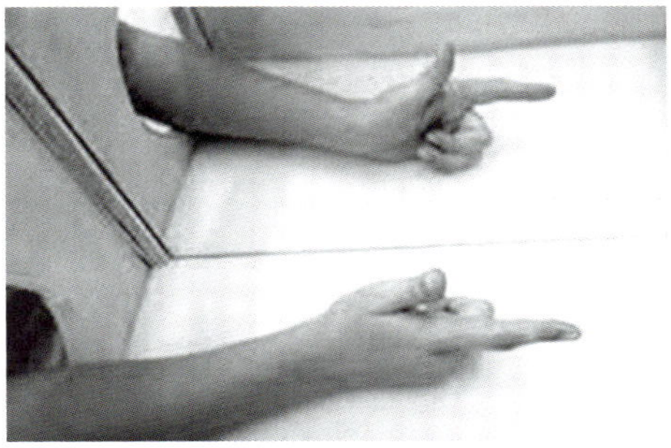

Fig. 10.6. Thérapie miroir, utilisant le reflet de la main saine (droite), comme rétrocontrôle visuel pour la main atteinte (gauche).

C. Ergothérapie

L'ergothérapie est indiquée en cas d'**atteinte du membre supérieur**, selon les mêmes principes que la kinésithérapie (début précoce, fréquence et programme adapté aux symptômes) et selon les besoins de **réadaptation**.

Objectifs :

- rééducation : concerne principalement le membre supérieur ;
- réintégration fonctionnelle du membre supérieur : pour éviter l'exclusion de membre et recouvrer une autonomie fonctionnelle.

Moyens :

- techniques de **gain articulaire** : en particulier fabrication **d'orthèses thermoformées** pour le poignet et la main ;
- techniques de **rééducation sensitive** : stimulation par différentes textures stimulantes (paume), manipulation d'objets dans des bains de granulation variable (sable, riz…), avec et sans le contrôle de la vue (proprioception) ;
- techniques de **travail fonctionnel** :
  - manipulation active d'objets de forme élémentaires puis d'objets plus complexes ; utilisation de consoles de jeux vidéo (*serious games*, jeux ludiques) ou de systèmes de réalité virtuelle spécifiques ; atelier d'activités artisanales ou créatives ;
  - pour être efficace, ce travail doit être répété, intense et soutenu ;
- techniques **cognitives** : techniques d'imagerie motrice et de thérapie miroir ;
- techniques de **réadaptation** : associant compensations fonctionnelles et adaptations de l'environnement, elles ne sont pas spécifiques du SDRC (cf. item 118 au chapitre 3 et item 324 au chapitre 11).

Points clés

- Le syndrome douloureux régional complexe (SDRC) est défini comme un tableau clinique douloureux qui a pour caractéristiques principales :
  - une douleur régionale disproportionnée par rapport à l'événement déclenchant, s'il existe ;
  - des symptômes qui peuvent être : moteurs, sensitifs, sudomoteurs, vasomoteurs, trophiques et cognitifs (schéma corporel, image corporelle).
- On distingue le SDRC :
  - de type 1 : en l'absence de lésion nerveuse périphérique patente (ancien terme : algodystrophie) ;
  - de type 2 : en cas de lésion nerveuse périphérique patente (ancien terme : causalgie).

- Le sex-ratio est de 3 à 4 femmes/1 homme (sans explication connue), avec un pic de fréquence entre 50 et 70 ans.
- Le diagnostic de SDRC repose sur :
  - la présence d'un facteur déclenchant du SDRC (cependant absent dans 5 à 10 % des cas);
  - des signes cliniques rapportés par le patient ou retrouvés lors de l'examen clinique selon les critères de Budapest;
  - l'absence d'autre pathologie explicative (diagnostic différentiel).
- Les circonstances de déclenchement d'un SDRC peuvent être : un traumatisme, une lésion neurologique centrale, une lésion neurologique périphérique, plus rarement une lésion viscérale (infarctus du myocarde, péricardite). Dans 5 à 10 % des cas, aucun facteur déclenchant n'est retrouvé.
- L'évolution du SDRC se caractérise par une extension locorégionale et tous les symptômes peuvent fluctuer au cours du temps avec certains tableaux caractéristiques (syndrome épaule-main).
- Le pronostic d'un SDRC est difficile à établir : ne pas se prononcer sur la durée, la gravité.
- Les examens complémentaires auront pour objectifs la recherche de diagnostics différentiels ou la recherche de causes occultes de déclenchement du SDRC. Les examens complémentaires (radiographie, IRM, scintigraphie) ne permettent pas de faire un diagnostic de gravité, d'établir un pronostic ou d'affirmer la guérison.
- Il est possible de contribuer à la prévention du SDRC de manière efficace dans un contexte de fracture ou de chirurgie orthopédique (vitamine C; antalgie per-opératoire) et neurologique (positionnement articulaire).
- La prise en charge du SDRC est symptomatique, multidimensionnelle et pluridisciplinaire. Les objectifs thérapeutiques prioritaires sont l'antalgie, le maintien ou le gain des amplitudes articulaires, le maintien ou la restauration des fonctions motrices.
- Le traitement de première intention associe les traitements antalgiques et la kinésithérapie. L'ergothérapie est aussi nécessaire en cas d'atteinte de la main.
- De nombreux traitements complémentaires sont proposés et leurs indications dépendent de la symptomatologie du patient. Des traitements de recours peuvent aussi être proposés par des structures spécialisées (structure douleur chronique, MPR).
- Un programme pluridisciplinaire est à discuter quel que soit le stade, en fonction de la gravité de la symptomatologie, de ses conséquences et de son évolution. Il associe les ressources des structures « douleur chronique » et MPR.

CHAPITRE

11

Thérapeutiques non médicamenteuses et dispositifs médicaux

Appareillage, aides techniques, cures thermales

Laurent Bensoussan, Philippe Thoumie, Jean Paysant, Christian Hérisson

Item 324 Thérapeutiques non médicamenteuses et dispositifs médicaux.

Objectifs pédagogiques

- Expliquer les principes d'évaluation.
- Connaître les aspects réglementaires médico-économiques.
- Lister les principaux appareillages et technologies pour la rééducation et la réadaptation des handicapés.
- Savoir prescrire et évaluer les résultats des aides techniques, aides à la déambulation et fauteuils, orthèses et chaussures médicales. Connaître les principes de prescription des prothèses pour handicapés.
- Expliquer les modalités des cures thermales et en justifier la prescription.

I. Appareillage

A. Règles générales

L'appareillage :

- est une technique de rééducation et de réadaptation ;
- qui utilise des dispositifs médicaux, à savoir :
  - des prothèses ;
  - des orthèses
  - ou des aides techniques et assistances technologiques.

> *« Un dispositif médical est un instrument, appareil, équipement ou encore un logiciel destiné, par son fabricant, à être utilisé chez l'homme à des fins, notamment, de diagnostic, de prévention, de contrôle, de traitement, d'atténuation d'une maladie ou d'une blessure. »*

L'appareillage nécessite :

- un bilan initial ;
- une prescription ;
- une évaluation des résultats ;
- puis un ajustement de la thérapeutique.

Paramètres à considérer :

- l'observance ;
- les conditions d'utilisation et d'entretien ;
- l'apprentissage à l'usage ;
- la surveillance spécifique ;
- les procédures de renouvellement.

L'évaluation comporte :

- l'évaluation de l'appareillage lui-même ;
- mais aussi les services attenants.

Ces deux éléments sont essentiels, ils font partie du prix de l'appareillage. À titre d'illustration, l'échelle de satisfaction validée pour l'appareillage qui est le QUEST (*Quebec User Evaluation of Satisfaction with assistive Technology*, ou ESAT), la plus utilisée, comporte ces deux dimensions (tableau 11.1).

Tableau 11.1. ***Quebec User Evaluation of Satisfaction with Assistive Technology*** **(Quest version 2.0 ; Demers L, Weiss-Lambroug R, Ska B, 2000)**

Technologie	
Dans quelle mesure êtes-vous satisfait(e) de 1 (pas du tout satisfait) à 5 (très satisfait) :	
1. des dimensions (grandeur, nature, hauteur, longueur, largeur) de votre aide technique ? *Commentaires :*	1 2 3 4 5
2. du poids de votre aide technique ? *Commentaires* :	1 2 3 4 5
3. de la facilité d'ajustement (fixation, réglage) des différentes parties de votre aide technique ? *Commentaires* :	1 2 3 4 5
4. de l'aspect sécuritaire (de votre aide technique) ? *Commentaires* :	1 2 3 4 5
5. de la solidité (durabilité, résistance à l'usure) de votre aide technique ? *Commentaires* :	1 2 3 4 5
6. de la facilité d'utilisation de votre aide technique ? *Commentaires* :	1 2 3 4 5
7. du confort de votre aide technique ? *Commentaires* :	1 2 3 4 5
8. de l'efficacité de votre aide technique par rapport à vos besoins *Commentaires* :	1 2 3 4 5
Services	
Dans quelle mesure êtes-vous satisfait(e) :	
9. des procédures (programme d'attribution, procédure, durée d'attente) par lesquelles vous avez obtenu votre aide technique ? *Commentaires* :	1 2 3 4 5
10. du service de réparation et d'entretien de votre aide technique ? *Commentaires* :	1 2 3 4 5

11. de la qualité des services professionnels (information, attention) accordés pour pouvoir utiliser votre aide technique ? *Commentaires* :					1 2 3 4 5
12. des services de suivi que vous avez reçu pour votre aide technique ? *Commentaires* :					1 2 3 4 5
Vous avez ci-dessous la liste des 12 énoncés de satisfaction auxquels vous venez de répondre. CHOISISSEZ LES TROIS ÉNONCÉS qui sont les plus importants pour vous. Inscrivez un X dans les trois cases qui correspondent à votre choix.					
☐	1	Dimension	☐	7	Confort
☐	2	Poids	☐	8	Efficacité
☐	3	Ajustement	☐	9	Procédure d'attribution
☐	4	Sécurité	☐	10	Service de réparation et d'entretien
☐	5	Solidité	☐	11	Service professionnel
☐	6	Facilité d'utilisation	☐	12	Service de suivi

Comme pour toute évaluation (cf. item 115 au chapitre 2), les différentes dimensions doivent être analysées, à savoir les dimensions lésionnelles, fonctionnelles (limitations d'activités), situationnelles (restrictions de participations) mais aussi la dimension perceptuelle (qualité de vie, satisfaction globale et spécifiquement de l'appareillage…).

Face également à toute thérapeutique, il convient de toujours mesurer la balance bénéfice/risque qui peut se traduire pour un dispositif médical par la balance entre efficacité et tolérance. Cet élément de tolérance est important, il peut s'agir de problèmes de morbidité (complications cutanées, douleurs…) mais il faut également mesurer la tolérance par la charge énergétique, et aussi la charge attentionnelle et cognitive à la commande de dispositif particulier. Dans le cadre d'un rapport bénéfice/risque ou efficacité/tolérance défavorable, il y a un risque important de non-observance voire de rejet du dispositif médical.

> « Le rapport bénéfice/risque de l'appareillage, c'est le rapport efficacité/tolérance. »
> Si le rapport bénéfice/risque est insuffisant, alors le dispositif médical est abandonné…

B. Les métiers de l'appareillage

1. Orthoprothésiste

Profession paramédicale depuis 2007, le métier d'orthoprothésiste est défini par le Code de la santé publique ; l'orthoprothésiste n'est pas une profession libérale et travaille au sein d'une entreprise comme salarié ou dirigeant, parfois salarié d'établissement de santé.

Il a en charge la conception et la fabrication, l'application et le suivi de l'appareillage auprès du patient.

Les orthoprothésistes sont titulaires d'un BTS. L'orthoprothésiste est assisté de techniciens en atelier pour la fabrication.

2. Podo-orthésiste

Le podo-orthésiste est spécialisé dans l'appareillage du pied, réalisant chaussures orthopédiques et orthèses plantaires (ou semelles orthopédiques).

Il est soit chef d'entreprise, soit salarié. Il est assisté, le cas échéant, de techniciens de fabrications.

Les podo-orthésistes réalisent des orthèses plantaires, des coques talonnières, des chaussures orthopédiques ou thérapeutiques sur mesure, des appareillages spéciaux (par exemple paralysie des releveurs, amputation distale, raccourcissement de membre...) ainsi que des orthoplasties (orthèses d'orteils). Ces réalisations relèvent également de la compétence des orthoprothésistes.

Les podo-orthésistes délivrent des chaussures thérapeutiques de série (chaussures à usage prolongé, CHUP ; chaussures à usage temporaire, CHUT). Cette délivrance relève également de la compétence des orthésistes ou des orthoprothésistes.

C. Le petit et le grand appareillage

1. Petit appareillage

Le petit appareillage est un dispositif médical le plus souvent de série (préfabrication et avec différentes tailles) qui permet de compenser une fonction organique déficiente.

Quelques exemples de petit appareillage : bandage, chevillère, semelles amovibles sur mesure, chaussures thérapeutiques, bas de contention, ceinture de soutien lombaire, collier cervical, certaines attelles...

Ces appareillages sont prescrits sur ordonnance.

Ils sont remboursés à hauteur de 60 % de la base de remboursement par l'assurance maladie obligatoire lorsqu'ils sont inscrits sur la liste des produits et prestations remboursables (LPPR).

Le prix du petit appareillage est libre, la facture peut donc dépasser cette base de remboursement.

Ces petits appareillages peuvent être délivrés en pharmacie et par les podo-orthésistes (pour ce qui concerne le pied) et *a fortiori* par les orthoprothésistes.

2. Grand appareillage

Le grand appareillage comporte des dispositifs médicaux tels que des orthèses, des prothèses. Sont rattachées au grand appareillage les aides techniques sophistiquées depuis la téléthèse (interface de commande de l'environnement) jusqu'à des matériels majeurs comme les véhicules pour handicapés physiques.

Le grand appareillage est le champ exclusif des orthoprothésistes. Ils conçoivent et réalisent des orthèses et prothèses sur mesure grâce à un moulage (par plâtre ou captation optique et numérique).

Ces appareils sont inscrits à la LPPR et sont pris en charge à 100 %.

3. Prescription de l'appareillage

Les podo-orthèses (réalisées par les podo-orthésistes et orthoprothésistes), les orthèses sur mesure et les prothèses (les deux étant réalisées uniquement par les orthoprothésistes) sont prescrites initialement par les spécialités médicales suivantes : médecine physique et de réadaptation, orthopédie, rhumatologie, neurochirurgie, neurologie, endocrinologie, chirurgie plastique et reconstructrice, chirurgie vasculaire, pédiatrie, dermatologie et gériatrie. Pour ces trois dernières spécialités, la prise en charge initiale est également subordonnée à un prescripteur d'un établissement de santé.

Les renouvellements, en particulier des fauteuils roulants manuels mais aussi des podo-orthèses et chaussures orthopédiques, peuvent être prescrits par le médecin spécialiste en médecine générale.

Une demande d'entente préalable (délai de 15 jours pour avoir la réponse) est nécessaire dans tous les cas pour le grand appareillage. Une prescription médicale détaillée doit être faite sur imprimé spécifique pour les spécialistes (cf. *supra*, spécialistes autorisés) et sur ordonnance habituelle pour les autres médecins.

Prise en charge du grand appareillage = 100 % (environ 90 % pour les podo-orthèses).

Cas particulier pour les ocularistes (prothèses oculaires et maxillo-faciales)

Il faut une prescription par des médecins spécialistes d'ophtalmologie, chirurgie maxillo-faciale et chirurgie plastique et reconstructrice. Les dispositifs médicaux sont remboursés après entente préalable sur devis et pris en charge à 100 % (identique aux orthoprothèses du grand appareillage).

D. Orthèses

L'orthèse supplée un membre ou un segment de membre déficient ou le rachis.

1. Objectifs

Il faut différencier :

- le **traitement orthopédique**, qui est un traitement médico-chirurgical qui impose une immobilisation stricte. Celle-ci est réalisée le plus souvent par le chirurgien en plâtre ou en résine (par exemple, le corset après fracture vertébrale). Elle permet une cicatrisation des tissus par une immobilisation complète ;
- le **traitement orthétique (par orthèse)**, qui peut avoir différents objectifs :
  - *les orthèses d'immobilisation* : elles sont toujours statiques, circulaires mais parfois bi-valves (rôle du traitement orthopédique) ;
  - *les orthèses de repos* : elles sont également toujours statiques mais elles ne permettent pas l'usage de la fonction, elles n'ont pas non plus les capacités à immobiliser de façon stricte ;
  - *les orthèses de stabilisation* : elles peuvent être statiques ou dynamiques. Ces orthèses permettent justement la fonction ; des limites sont établies pour permettre la cicatrisation mais aussi la récupération dans les meilleures conditions ;
  - *les orthèses de correction* : il s'agit de récupérer ou au moins de maintenir pour éviter l'aggravation d'une déformation articulaire ;
  - *les orthèses de suppléance* : elles remplacent une fonction perdue.

Certaines orthèses peuvent avoir et remplir différents objectifs :
- une orthèse de genou après rupture ligamentaire du pivot central peut être utilisée dans le cadre d'un traitement fonctionnel pour cicatriser (orthèse de stabilisation), mais aussi à titre de suppléance pour réduire l'instabilité ;
- les orthèses releveurs de pied ont à la fois un rôle de stabilisation avec lutte anti-équin (elles participent au traitement d'une raideur articulaire) mais aussi de suppléance, tout particulièrement lors de la phase d'oscillation du pas (elles compensent un déficit moteur).

2. Les principales orthèses

Elles sont listées dans le tableau 11.2 et illustrées en figure 11.1.

Tableau 11.2. Liste des principales orthèses en fonction du segment de membre

Type d'orthèse		Objectif(s)	Fabrication	Indications
En général				
Orthèse de stabilisation		Stabiliser une articulation, améliorer une fonction	Grand appareillage ou série	Entorse, pathologie articulaire, douleur
Appareillage du poignet et de la main				
Orthèse de posture	Statique	Améliorer une amplitude, éviter l'aggravation	Grand appareillage	Fracture, pathologie neurologique, douleur
	Dynamique	Améliorer une amplitude, améliorer une fonction	Grand appareillage	Paralysie, lésion tendineuse, post-chirurgical
Orthèse de limitation d'amplitude		Limiter une mobilité articulaire	Grand appareillage	Post-chirurgical
Appareillage du coude				
Orthèse de fonction	Orthèse hélicoïdale	Améliorer la fonction	Grand appareillage	Paralysie plexus brachial
Orthèse de posture	Statique	Améliorer une amplitude, éviter l'aggravation	Grand appareillage	Pathologie rhumatologique : tendinopathie, immobilisation post-chirurgicale
	Dynamique	Améliorer une amplitude, améliorer une fonction	Grand appareillage	Pathologie rhumatologique, neurologique
Appareillage de l'épaule				
Orthèse immobilisation	Coude au corps (écharpe, gilet d'immobilisation)	Immobiliser bras et épaule coude au corps	Série	Traumatisme, luxation, subluxation (hémiplégie), plexus brachial, post-chirurgie
	Abduction (coussin d'abduction)	Favoriser la cicatrisation des tendons de l'épaule	Série et grand appareillage	Postopératoire coiffe des rotateurs, luxation, fractures, chirurgie d'épaule
	Claviculaire (anneaux claviculaires)	Consolider	Série	Fracture, entorse
Appareillage de cheville				
Orthèse suro-pédieuse	Non articulée	Limiter un pied tombant (déficit moteur, limiter une hypertonie spastique), limiter la mobilité articulaire	Grand appareillage, série (Astep®, orthèse à tracteur élastique : releveur liberté®)	Pathologie neurologique périphérique et centrale Pathologie articulaire
	Articulée	Conserver une mobilité de cheville	Grand appareillage	Pathologie neurologique périphérique et centrale
Orthèse de stabilisation	Attelle de stabilisation de cheville (Aircast®), botte d'immobilisation	Stabiliser une cheville	Série	Entorse

Orthèse de posture	Statique ou dynamique	Améliorer un secteur de mobilité, prévenir et/ou Lutter contre un équin	Grand appareillage, série	Pathologie neurologique
Orthèse de semi-décharge		Décharger la partie distale de jambe	Grand appareillage	Mal perforant, fracture, neuro-arthropathie
Appareillage de genou				
Orthèse cruro-pédieuse	Genou libre, verrouillé, butée extension	Corriger une déformation articulaire (recurvatum, valgum, varum), suppléer un déficit moteur (dérobement genou), antalgie	Grand appareillage	Pathologie neurologique, rhumatologique, traumatologique
Orthèse de stabilisation	Genouillère ligamentaire, genouillère rotulienne, attelle cruro-jambière, orthèse de décharge unicompartimentale. Articulé ou non articulé (Zimmer®)	Stabiliser le genou, limiter la mobilité du genou, soulager une douleur	Série, grand appareillage	Rupture et entorse des ligaments croisés et collatéraux du genou, arthrose, syndrome fémoro-patellaire, instabilité rotulienne
Orthèse de décharge	Appui ischiatique	Décharger en proximal le membre inférieur	Grand appareillage	Infection, tumeur, fracture
Orthèse de posture	Articulée ou non articulée	Lutter contre un flessum de genou ou un équin de cheville	Grand appareillage	Pathologies neurologiques
Appareillage du tronc				
Orthèse de tronc	Corset dorso-lombaire, lombaire, coutil baleiné (sur mesure), ceinture lombaire de série	Corriger des déformations, immobiliser, soulager une douleur	Grand appareillage, série	Fracture vertébrale, déformation, scoliose, pathologie dégénérative, pathologie neurologique, rhumatologique
Orthèse cervicale	Minerve, collier cervical	Stabiliser, immobiliser, soulager une douleur	Grand appareillage, série	Entorse, stabilisation, pathologie dégénérative, pathologie neurologique, rhumatologique
Appareillage du pied				
Chaussures	Chaussures orthopédiques	Prendre en compte des déformations (éviter douleurs), stabiliser une cheville, éviter un pied tombant	Grand appareillage	Pathologie neurologique ou rhumatologique avec déformation du pied, instabilité de cheville, déficit moteur, amputation du pied, inégalité de longueur, trouble trophique…
	Chaussures thérapeutiques : CHUT (chaussage à usage temporaire), CHUP (chaussage à usage permanent)	Décharge un avant pied (Barouk®), Prendre en compte une augmentation de volume	Série	Œdème, troubles trophiques, traumatologie
Orthèses plantaires	Coin pronateur, coin supinateur, talonnette, barre rétro-capitale	Corriger la statique du pied, décharger des zones d'hyperappui	Sur mesure, sur empreinte, série	Pathologie orthopédique, rhumatologique, anomalie statique du pied
Orthoplastie		Protéger les orteils	Sur moulage	Déformation des orteils

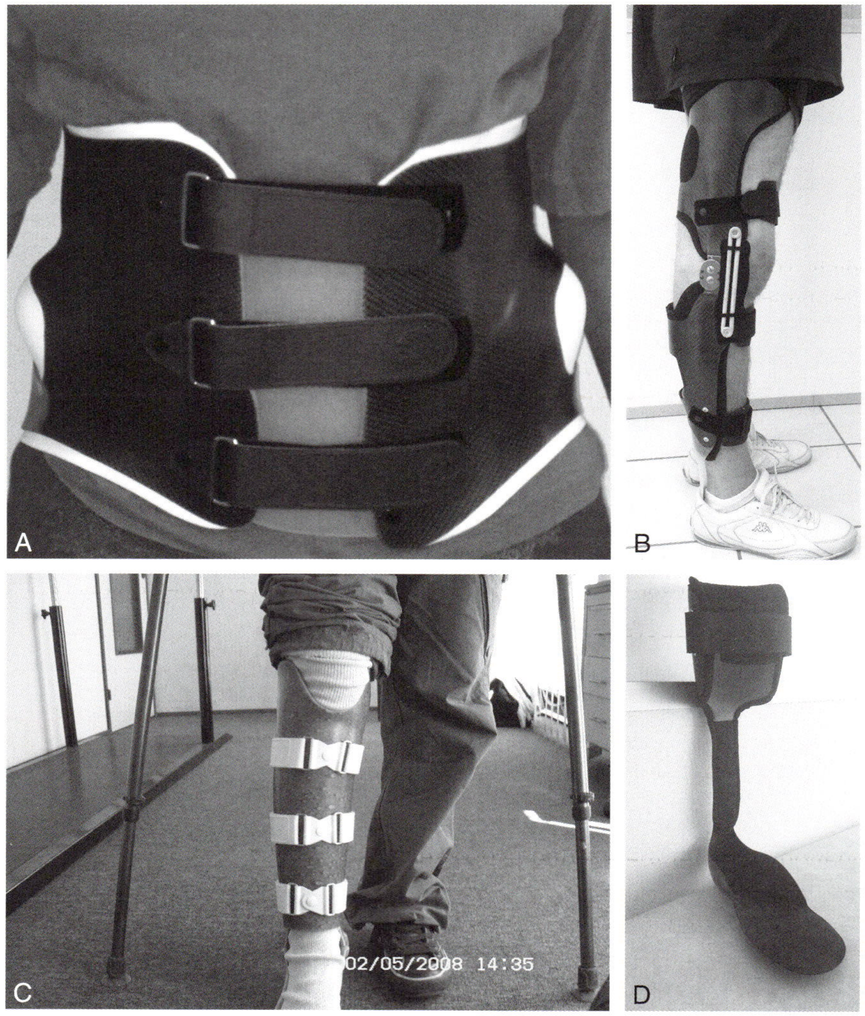

Fig. 11.1. **Orthèses** ***(voir aussi cahier couleur)*****.**

A. Orthèse de tronc ou corset. B. Orthèse cruro-pédieuse avec articulation de genou libre. C. Orthèse de semi-décharge. D. Orthèse suro-pédieuse.

Encadré 11.1

Chaussures orthopédiques et semelles orthopédiques

Chaussures orthopédiques de grand appareillage

- Faites par un podo-orthésiste (ou orthoprothésiste).
- Par moulage du pied ou prise de mesure.
- Pathologie neurologique ou rhumatologique avec déformation du pied, instabilité de cheville, déficit moteur, amputation du pied, inégalité de longueur, trouble trophique…
- Peuvent être associées à une grande orthèse de membre inférieur.

Chaussures thérapeutiques de série
- Délivrées par orthopédiste-orthésiste, podo-orthésiste, orthoprothésiste, pharmacien.
- CHUT, chaussage à usage temporaire ; par exemple, décharge avant-pied (Barouk®), augmentation de volume.
- CHUP, chaussage à usage permanent.

Orthèses plantaires
- Faites par le podologue-pédicure, le podo-orthésiste ou l'orthoprothésiste, par prises de mesures, empreintes.
- Corrige la statique du pied, décharge des zones d'hyperappui.
- Coin pronateur, coin supinateur, talonnette, barre rétro-capitale.
- Orthoplastie : protection des orteils.

3. Évaluation : application aux orthèses

L'évaluation repose sur différents critères

Les principaux sont :
- l'**efficacité thérapeutique** : par exemple, l'orthèse plantaire prescrite a-t-elle atteint l'objectif de soulagement de la douleur que l'on escomptait ?
- la **tolérance** : par exemple, l'appareillage ne provoque-t-il aucune douleur ou lésion cutanée ?

L'appareillage doit apporter un changement significatif à la prise en charge.

Aucun appareillage ne doit être renouvelé si ces deux critères ne sont pas atteints.

L'évaluation de l'effet thérapeutique doit se faire :
- *à court terme* : par exemple :
  - orthèse de stabilisation frontale du genou dans la gonarthrose unicompartimentale : douleur (évaluée par EVA), vitesse ou périmètre de marche ;
  - orthèses de soutien lombaire dans la lombalgie : douleur, mobilité et délai de reprise d'activité professionnelle ;
- *à long terme* : il faut évaluer :
  - les modifications au long cours de la physiologie du patient ; exemple : réapprentissage de la marche appareillée après paraplégie : adaptation cardiovasculaire à l'effort, mesure de la spasticité, de la trophicité musculaire, de l'ostéoporose sous-lésionnelle ou de la constipation ;
  - l'indépendance fonctionnelle et la qualité de vie ;
  - la survenue de complications :
    - directement liées à l'orthèse : conflit cutané (escarre sous plâtre), allergie de contact ;
    - liées au changement de comportement du sujet lors du port de l'orthèse : pathologie d'immobilité (raideur ou d'amyotrophie), pathologie de surutilisation (traumatismes des membres : exemple des fractures des membres inférieurs survenant à la reprise de la déambulation chez les paraplégiques appareillés).

Limites de cette évaluation

- Difficulté d'évaluer l'appareillage dans des conditions écologiques, c'est-à-dire dans les conditions habituelles d'utilisation.
- Évaluation de façon isolée de l'appareillage ; or, il fait le plus souvent partie de la rééducation et la modification de l'appareillage répond alors à une modification de la démarche globale de rééducation.

- Utilisation variable du dispositif par le patient.
- Vécu psychologique de l'appareillage : élément essentiel. Le port d'une orthèse rachidienne par exemple peut être mal accepté en particulier pour la femme en raison de son aspect peu esthétique ou de la connotation « handicap » qui peut lui être associée. À l'opposé, elle peut être utilisée comme élément valorisant dans une situation de revendication (cas des orthèses cervicales dans les suites prolongées d'un accident de voie publique).

E. Prothèses

Une prothèse remplace un membre ou un segment de membre manquant.

- **Un sujet amputé est caractérisé par** :
  - des données individuelles :
    - par le niveau d'amputation ;
    - par la qualité du membre résiduel (peau, amplitudes, force musculaire) ;
    - par l'étiologie de l'amputation et les éventuelles pathologies associées ;
  - son projet ;
  - son environnement (personnel, familial, professionnel, architectural, économique…).
- **Une prothèse est constituée** :
  - *en proximal* d'une emboîture, sur moulage ou empreintes numériques : elle reçoit le membre résiduel ;
  - d'un manchon (interface entre le membre résiduel et l'emboîture) ;
  - *en intermédiaire*, des articulations éventuelles (par exemple, un genou prothétique sur une amputation fémorale) et pièces de liaison ;
  - *en distal*, des effecteurs distaux (par exemple, un pied prothétique).
- **Règles générales** pour la rééducation des sujets amputés :
  - appareillage précoce (appareillage provisoire tant que le volume n'est pas stabilisé, puis définitif) ;
  - appareillage intégré à la rééducation (adaptation réciproque) ;
  - conception de l'appareillage (choix de la technologie en fonction du projet de vie) ;
  - rééducation en centre spécialisé (hospitalisation complète ou alternative à l'hospitalisation) pour apprendre l'usage, faire une rééducation physique, une réadaptation sociale et professionnelle ;
  - interactions fortes et rapides avec le milieu de vie (vie à domicile, activités scolaires ou professionnelles, activités sportives et de loisirs…).
- **Pour les sujets amputés de membre inférieur** (figures 11.2 à 11.4) :
  - la prothèse est animée par la dynamique des muscles et ce par rapport aux axes de rotation ;
  - la problématique est :
    - l'appui et l'animation du membre prothétique ;
    - le compromis entre efficacité mécanique (bras de levier) et tolérance cutanée (risque de pression excessive) ;

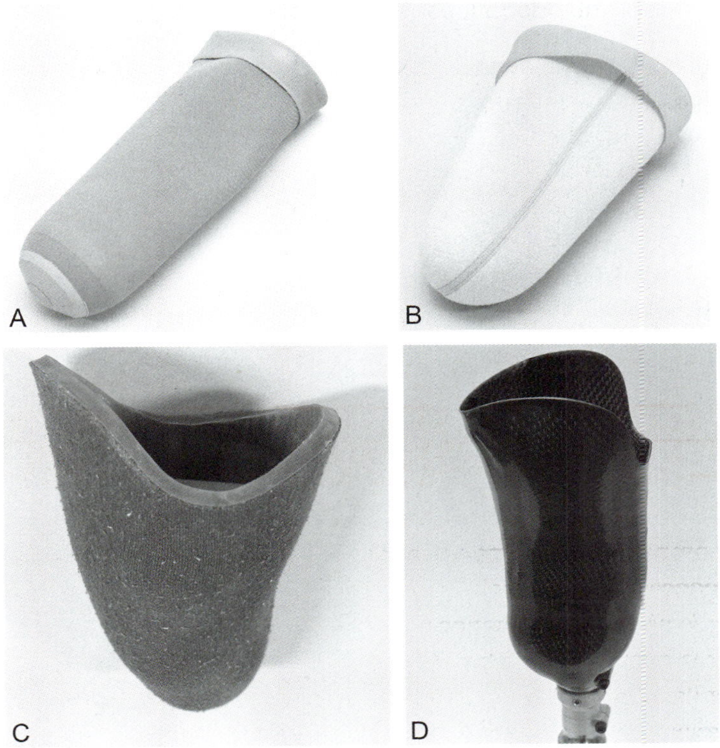

Fig. 11.2. Prothèses de membre inférieur : manchons et emboîture pour amputé tibial ***(voir aussi cahier couleur).***

A. Gel silicone. **B.** Gel polyuréthane. **C.** Gel copolymère. **D.** Emboîture quelconque.

- certains amputés de membre inférieur ne sont pas appareillés, en particulier sur artériopathie, polypathologie et diabète ;
- les prothèses à visée sociale (esthétique) sont exceptionnelles ;
- les prothèses à visée fonctionnelle sont la règle : les composants peuvent être mécaniques simples (genou à verrou, pied à coin talonnier…) ou mécaniques complexes (genou hydraulique ou pneumatique, pied articulé, pied à restitution d'énergie) ou alors électroniques (genou et pied, ayant des régulations, des motorisations, des programmations dites intelligentes).

• Pour les sujets amputés de membre supérieur (figure 11.5) :
  - la problématique est la commande des articulations intermédiaires éventuelles et des effecteurs distaux (main) ;
  - tous les amputés de membre supérieur ne sont pas appareillés (par choix premier ou par abandon) ;
  - les prothèses à visée sociale (esthétique) sont parfois choisies ;
  - les prothèses à visée fonctionnelle sont les plus fréquentes :
    - prothèse mécanique (commandée par câbles et épaule controlatérale) ;
    - prothèse myoélectrique (commandée par les muscles résiduels) : la préhension est efficace mais séquencée ; la force est importante ; la dextérité s'améliore avec l'usage mais reste partielle.

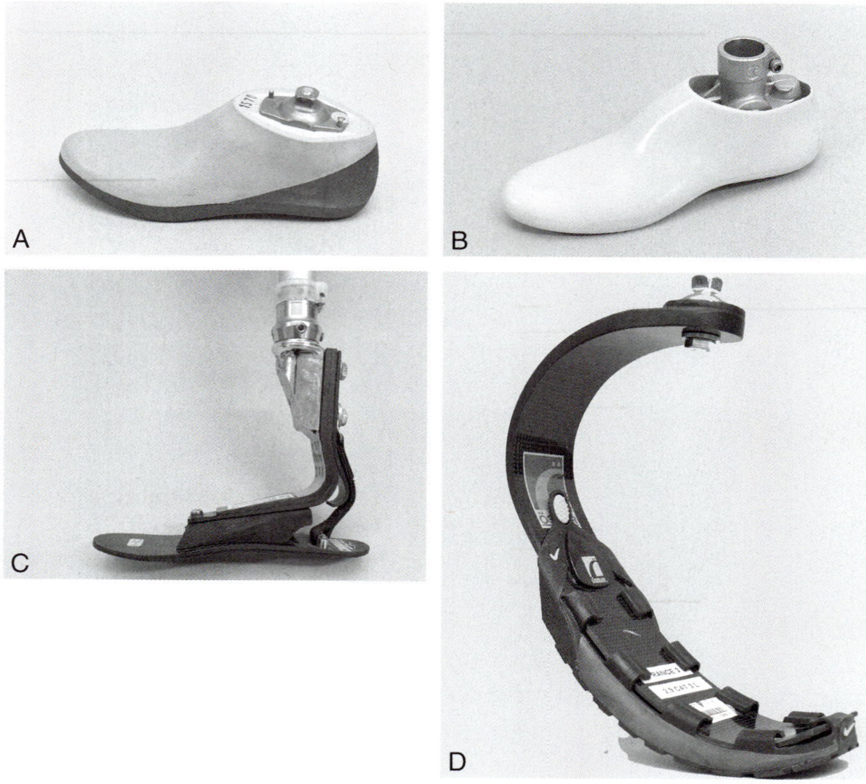

Fig. 11.3. Prothèses de membre inférieur : effecteur distal *(voir aussi cahier couleur)*.
A. Pied SACH. B. Pied articulé. C. Pied à restitution. D. Lame de course.

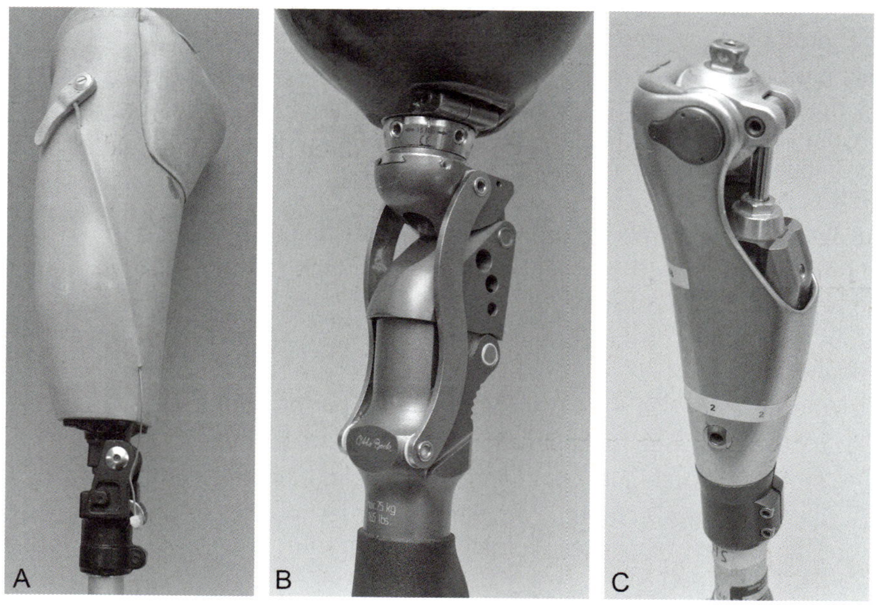

Fig. 11.4. Prothèses de membre inférieur : pièces de genou *(voir aussi cahier couleur)*.
A. À verrou. **B.** Hydraulique ou pneumatique. **C.** Électronique (C-Leg, etc.).

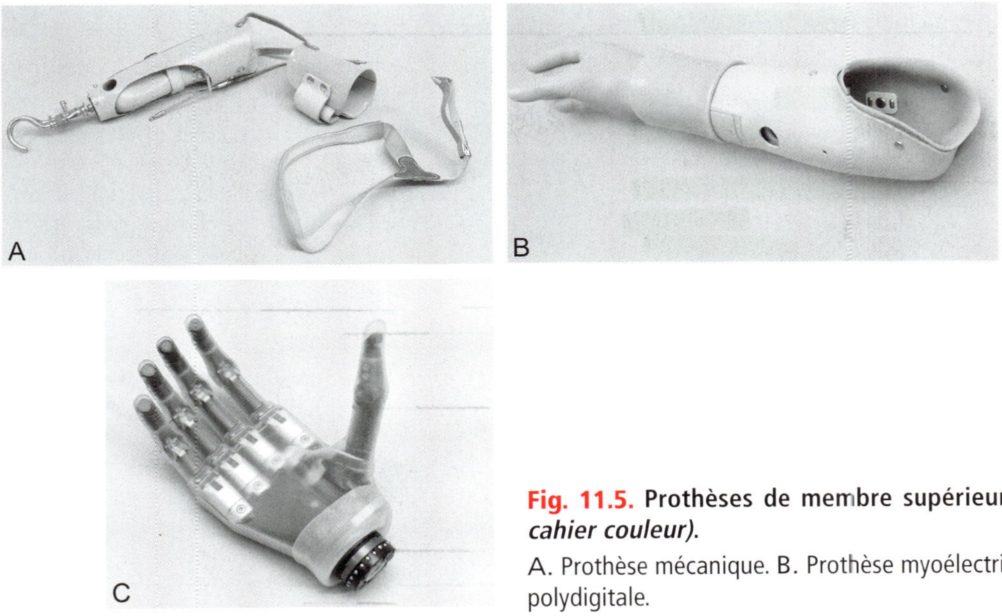

Fig. 11.5. Prothèses de membre supérieur *(voir aussi cahier couleur).*
A. Prothèse mécanique. B. Prothèse myoélectrique. C. Main polydigitale.

II. Aides techniques

(Cf. tableau 11.3.)

> *« Tout dispositif (instrument, système…), non appliqué directement sur le corps permettant de diminuer les limitations d'activité et contribuant à l'amélioration de l'autonomie, de la sécurité et du bien-être des personnes handicapées. »*

A. Prescription des aides à la déambulation

Les aides à la déambulation sont inscrites à la LPPR. Elles sont prises en charge (au niveau du montant de la LPPR) mais peuvent présenter un dépassement (prix de vente libre). La prescription est faite sur une ordonnance ou une ordonnance bizone (médecins : toutes spécialités autorisées ; kinésithérapeutes : limitation à certaines aides techniques sur liste).

B. Prescription des fauteuils roulants

1. Fauteuil roulant manuel

La prescription d'un fauteuil roulant manuel se fait sur ordonnance simple ou bizone par tout médecin. Il est possible de louer un fauteuil roulant manuel (sur ordonnance ou bizone). La prise en charge est à 100 %.

2. Fauteuil roulant électrique

Une demande d'entente préalable (délai de 15 jours pour avoir la réponse) doit être faite. Le fauteuil roulant électrique est pris en charge à 100 %.

Pour prescrire un fauteuil roulant électrique, il faut :

Tableau 11.3. Principales aides techniques

Catégorie	Types	Objectifs	Fabrication	Indications
Aides à la déambulation	Cannes simple (canne T), canne blanche, canne tripode, quadripode, béquilles axillaires, béquille à appui antébrachial (canne anglaise), déambulateur (cadre fixe), déambulateur à roue (Rollator®)	Améliorer la stabilité à la marche	Série	Douleur, trouble de l'équilibre, déficit moteur, raideur articulaire, déficience cardiovasculaire et respiratoire, déficience visuelle, vieillissement
	Tables de marche			
	Main courante, barres parallèles			
Aides à la station debout	Verticalisateur	Aider à la station debout	Série	Pathologie neurologique, paraplégie, tétraplégie
Aides au déplacement	Fauteuil roulant manuel (poids variable, pliable ou non pliable, propulsion unilatérale pour patient hémiplégique, dossier fixe ou inclinable…), fauteuil roulant manuel de sport	Se déplacer	Série	Pathologie entraînant une impossibilité de propulsion avec les membres supérieurs. Pathologies neurologiques.
	Fauteuil roulant électrique : intérieur, extérieur, commandes (joystick, menton), élévateur, verticalisateur			
	Aide à la propulsion : kit de motorisation, roue motrice			
	Scooters			
Aides à la manipulation et à la préhension	Pince à long manche	Ramasser un objet	Série	Pathologie neurologique, pathologie rhumatologique Pathologie traumatologique
	Couteau-fourchette, tapis antidérapant	Prendre un repas, couper		
	Enfile-chaussette, enfile-bouton	S'habiller		
	Brosse à long manche, chaise de bain, planche de bain	Faire sa toilette, de laver		
	Rehausseur, chaise garde-robe	Assurer son hygiène		
	Planche de transfert, guidon de transfert, potence	Se transférer		
Aide technique pour le décubitus et la position assise	Lit médicalisé, matelas anti-escarre	Éviter des lésions cutanées	Série	Pathologie neurologique, pathologie entraînant une limitation des capacités de mobilisation
	Coussin anti-escarre : mousse, gel de silicone, cellules pneumatiques			
Contrôle d'environnement	Volet roulant électrique, ouverture de porte, appareil hi-fi et vidéo, commande vocale…	Améliorer l'autonomie	Série	Pathologie neurologique (tétraplégie)
Aides à la communication	Synthèses vocales, pictogramme	Communiquer	Série	Pathologie neurologique
Aides à l'audition	Appareils auditifs, implants cochléaires	Entendre	Série	Surdité

Aide pour la vision	Appareillage basse vision (systèmes permettant le grossissement), braille	Voir	Série	Cécité
Appareillage ventilatoire	Trachéotomie, canules, respirateur (ventilation)	Respirer, protéger les voies aériennes	Série	Ventilation mécanique prolongée (tétraplégie, myopathie)
Appareillage vésico-sphinctérien	Sondes urinaires, dispositif de lavement	Protéger les voies urinaires et le rein, améliorer le transit	Série	Pathologie neurologique

- un essai préalable réalisé (par un médecin MPR avec un ergothérapeute ou un kinésithérapeute) portant sur l'adéquation du fauteuil choisi au handicap et sa non-dangerosité pour le patient ;
- une prescription médicale indiquant le type de fauteuil et les adjonctions si besoin ;
- une entente préalable qui tient lieu de devis (faite par le fournisseur).

L'essai préalable est systématique pour la première prescription ou lors des changements de fauteuil pour les renouvellements. Les réparations sont prises en charge forfaitairement. Les fauteuils sont délivrés par les orthoprothésistes, les revendeurs de matériel médical ou les pharmaciens.

Pour les patients de moins de 60 ans, tout matériel non remboursé totalement par la Sécurité sociale pourra être pris en charge par la MDPH sous réserve d'un accord de la CDAPH (cf. item 115 au chapitre 2). Après 60 ans, aucun remboursement réglementaire n'est prévu en plus de celui de la Sécurité sociale.

III. Cures thermales

Les cures thermales mettent en œuvre dans un but thérapeutique les ressources hydrominérales et climatiques des stations thermales. Elles constituent une thérapeutique médicale à part entière :

- la cure est prescrite par le médecin traitant ;
- la prescription des soins thermaux et le suivi de la cure sont assumés par le médecin thermal ;
- la cure est remboursée par les organismes sociaux.

A. Définitions

- **Cure thermale** : ensemble complexe des moyens de traitements mis en œuvre pendant le séjour du patient (le curiste) dans la station thermale.
- **Thermalisme** : « Science de l'utilisation et de l'exploitation des eaux minérales » ; en fait, tout ce qui concerne l'organisation, l'aménagement et l'exploitation des stations thermales.
- **Crénothérapie** : traitement par les « eaux de source » ; en pratique, l'utilisation thérapeutique des cures thermales.
- **Pélothérapie** : traitement par les boues thermales.
- **Station thermale** : commune dotée d'un ou de plusieurs établissements thermaux.
- **Établissement thermal** : structure où sont effectués les soins thermaux (bains, douches, cure de boissons, piscine, techniques diverses…).

B. Modalités thérapeutiques en milieu thermal

1. Agents crénothérapiques

Ce sont les divers moyens naturels que l'on utilise pour traiter en milieu thermal :

- eau minérale : c'est une eau naturelle provenant d'une source, jaillissant spontanément ou artificiellement à la suite d'un forage, qui ne subit ni addition ni soustraction d'un élément quelconque et qui a des propriétés thérapeutiques reconnues :
  - en fonction de leur température à l'émergence, on distingue les eaux froides inférieures à 20 °C, les eaux hypothermales de 20 à 35 °C, les eaux thermales de 35 à 50 °C, et les eaux hyperthermales au-dessus de 50 °C ; on appelle eaux mésothermales ou isothermales les eaux jaillissant aux alentours de 36 à 37 °C ;
  - les autres propriétés physiques des eaux, intéressantes sur le plan thérapeutique, sont leur richesse en gaz, leur tonicité et leur radioactivité ;
  - la composition chimique des eaux est très importante, surtout lorsqu'elles sont utilisées par voie interne ; en fonction de cette composition, on distingue divers types d'eaux : bicarbonatées, chlorurées sodiques, sulfurées, sulfatées, à minéralisation spécifique (arsenicales, carbo-gazeuses, cuivreuses...) ou enfin pauci-minéralisées ;
- autres agents crénothérapiques : il s'agit des vapeurs thermales, des gaz thermaux (hydrogène sulfuré, gaz carbonique) et des boues thermales à la base de la pélothérapie.

2. Techniques de cure

On distingue d'une part les techniques thermales proprement dites utilisant les agents crénothérapiques et d'autre part les techniques associées.

Techniques thermales

- Cure externe :
  - bains (balnéothérapie), individuels ou en piscine ;
  - douches (générales ou locales) ;
  - douches sous-marines, hydromassages.
  - pélothérapie : illutations, cataplasmes de boues...
  - utilisation des vapeurs : étuves locales ou générales.
- Cure interne : ingestion d'eau (cure de boisson).

Techniques associées

Il s'agit de techniques non spécifiques du milieu thermal mais qui sont aujourd'hui très développées et qui contribuent largement à l'action thérapeutique des cures :

- massages, mobilisations en piscine ;
- repos ;
- incitation à la pratique régulière d'exercices physiques, gymnastique ;
- prise en charge diététique ;
- rupture du cadre de vie habituel propice à l'information et l'éducation (thérapeutique) du patient.

C. Déroulement de la cure

La durée classique des cures thermales est de 21 jours dont 18 jours de traitement thermal. En règle, le rythme des cures est annuel. Les cures peuvent être répétées pendant plusieurs années si elles sont bénéfiques.

Lorsqu'il arrive en station thermale, le patient, (le curiste) est pris en charge par le médecin thermal qui va le suivre tout au long des 3 semaines. Le médecin thermal va établir, après avoir vérifié l'état clinique et l'absence de contre-indication, le programme thérapeutique thermal, c'est-à-dire pour un curiste déterminé quels sont les agents et les moyens crénothérapiques qui vont être utilisés et quelles techniques l'on va appliquer.

Le médecin thermal assume le suivi médical de la cure et juge du résultat en fin de séjour.

D. Mode d'action de la cure thermale

Ce mode d'action est complexe et polyfactoriel.

Effets liés aux propriétés physiques ou chimiques des eaux, des boues, des gaz ou des vapeurs

L'utilisation d'une eau chaude a un effet sédatif et décontracturant ; l'utilisation d'une eau froide a un effet tonique et excitant.

Lors de la balnéothérapie en piscine : effet d'allégement lié au principe d'Archimède d'autant plus important que l'eau est hypertonique.

Les propriétés chimiques des eaux déterminent aussi certains effets thérapeutiques ; ainsi, par exemple, les eaux sulfurées sont plus utilisées pour les voies respiratoires en raison de leur action anti-infectieuse et trophique.

Les boues sont intéressantes par leur viscosité, permettant de mouler diverses régions anatomiques notamment les articulations : elles libèrent lentement la chaleur qu'elles ont emmagasinée (thermopexie).

Effets généraux

La cure est aussi une période de repos, de rupture avec le quotidien. Le patient est dans une ambiance conditionnée favorable à l'acquisition de nouvelles règles d'hygiène de vie (créno-réadaptation).

Au total, l'effet de la cure est lié à l'action conjuguée du « médicament thermal » c'est-à-dire de l'effet des eaux des boues et des vapeurs, et de l'environnement et du repos (effet général).

E. Place de la crénothérapie en thérapeutique

1. Contre-indications

Générales

- Les cancers et hémopathies malignes, les altérations sévères de l'état général ou toutes les affections débilitantes.
- Les maladies aiguës (maladies infectieuses évolutives, tuberculose…).
- Les insuffisances viscérales graves, cardiaques, pulmonaires, rénales, hépatiques…
- Les accidents vasculaires cérébraux récents, les hypertensions artérielles mal stabilisées.
- Les troubles mentaux sévères, les états de sénilité — mais l'âge en soi n'est pas une contre-indication.

Spécifiques

- La balnéothérapie en piscine est contre-indiquée en cas d'insuffisance sphinctérienne, de conjonctivite, de manifestations ORL évolutives ou de troubles cutanés avec perte de substance…

- L'insuffisance veineuse peut contre-indiquer la balnéothérapie, particulièrement en eau chaude, ou les applications de boues.
- D'autres contre-indications tiennent à l'évolutivité de certaines maladies : poussées inflammatoires de certaines affections rhumatismales.

2. Indications

De façon générale la crénothérapie s'adresse aux affections chroniques.

Les organismes sociaux reconnaissent **douze groupes d'orientations thérapeutiques** :

- rhumatologie et séquelles de traumatismes ostéoarticulaires, (RH) ;
- maladies des voies respiratoires (VR) ;
- maladies de l'appareil digestif et maladies métaboliques (AD) ;
- gynécologie (GYN) ;
- dermatologie (DER) ;
- affections des muqueuses bucco-linguales (AMB) ;
- maladies de l'appareil urinaire et maladies métaboliques (AU) ;
- phlébologie (PHL) ;
- thérapeutique des affections psychosomatiques (PSY) ;
- troubles du développement de l'enfant (TDE) ;
- neurologie (NEU) ;
- maladies cardio-artérielles (MCA).

Chaque station thermale est reconnue pour une ou plusieurs de ces orientations en fonction notamment du type d'eau et des soins qui peuvent être prodigués.

Le thermalisme français repose aujourd'hui sur une centaine de stations thermales. Les plus importantes étant Balaruc-les-Bains, Dax, Amélie-les-Bains, Aix-les-Bains, Luchon…

L'orientation locomotrice, notamment **les affections rhumatologiques**, représente aujourd'hui la première des indications de cure thermale prise en charge par les organismes sociaux.

La pathologie dégénérative arthrosique des membres (gonarthrose, arthrose des mains, polyarthrose…) **et les rachialgies communes** (cervicalgies, lombalgies) représentent l'essentiel des indications. Les rhumatismes inflammatoires (polyarthrite rhumatoïde, spondylarthrite ankylosante…) peuvent être pris en charge en dehors des poussées. Les états fibromyalgiques peuvent bénéficier de programmes thérapeutiques spécifiques.

Dans la justification de la prescription de la cure thermale, entrent en compte :

- les effets thérapeutiques propres de la cure, aujourd'hui établis sur la base d'essais cliniques apportant un niveau de preuves acceptable notamment pour les indications rhumatologiques ;
- les limites des autres alternatives thérapeutiques qui vont être proposées au patient ;
- et enfin l'absence de contre-indication.

La crénothérapie ne s'oppose pas aux autres thérapeutiques notamment médicamenteuses. Il s'agit d'une prise en charge complémentaire qui peut être proposée à certains patients. Elle a pour but d'essayer d'améliorer l'état lésionnel mais surtout de permettre une meilleure tolérance des lésions acquises.

F. Aspect réglementaire de la prescription

La prescription de la cure est réalisée par le médecin traitant et repose sur un formulaire spécial qui identifie :

- l'orientation médicale principale et éventuellement une deuxième orientation indiquée par une lettre clé (RH pour la rhumatologie, VR pour les voies respiratoires, PHL pour la phlébologie, etc.) ;
- la station thermale proposée ;
- la nécessité le cas échéant, d'une hospitalisation (hôpital thermal ou maison d'enfants à caractère sanitaire)
- l'absence de contre-indication.
- cette prescription identifie également les conditions administratives particulières de remboursement (ALD, accident du travail, maladie professionnelle).

Prise en charge par l'assurance maladie :

- les soins (forfait de surveillance médicale, forfait de soins thermaux) sont remboursés sans condition de ressources par l'assurance maladie avec application du ticket modérateur ; en sont exonérés les patients en affection de longue durée, accident du travail ou maladie professionnelle ;
- sous conditions de ressources, le curiste peut bénéficier de surcroît d'un remboursement partiel et forfaitaire des frais d'hébergement et de transport avec application du ticket modérateur (exonération pour les patients en affection de longue duree, accident du travail ou maladie professionnelle) ;
- en règle générale, la cure s'effectue pour les patients en activité dans le cadre d'un congé annuel, à l'exception de certains cas particuliers, notamment accident du travail ou maladie professionnelle.

Points clés

- L'appareillage concerne :
  – les orthèses : suppléer un membre ou un segment de membre déficient ou le rachis ;
  – les prothèses : remplacer un membre ou un segment de membre manquant ;
  – les chaussures orthopédiques et orthèses plantaires ;
  – les aides techniques et assistance technologique : tout dispositif non appliqué directement sur le corps permettant de diminuer les limitations d'activité et contribuant à l'amélioration de l'autonomie, de la sécurité et du bien-être des personnes handicapées.
- L'appareillage nécessite :
  – un bilan initial avec l'analyse des déficiences, limitations d'activité, restrictions de participation et les facteurs environnementaux ;
  – une prescription ;
  – une évaluation des résultats ;
  – puis un ajustement de la thérapeutique.
- Les professionnels principaux de l'appareillage sont :
  – les orthoprothésistes ;
  – les podo-orthésistes.
- Il existe deux types d'appareillage :
  – l'appareillage de série (remboursement partiel) ;
  – le grand appareillage (pris en charge à 100 %).
- Les objectifs de l'appareillage orthétique sont :
  – l'immobilisation ;
  – la stabilisation ;
  – la correction ;
  – la suppléance.
- Les dimensions essentielles à considérer dans l'appareillage prothétique sont :
  – la restauration de la fonction : marche, préhension ;
  – l'esthétique ;
  – l'adaptation au projet de vie du patient et à sa participation.
- L'évaluation des appareillages est essentielle. Elle analyse :
  – l'efficacité thérapeutique ;
  – la tolérance ;
  – les déficiences, les activités et participation avec l'appareillage ;
  – les complications.
- Les principales aides techniques concernent :
  – l'aide à la déambulation ;
  – l'aide à la station debout ;
  – l'aide au déplacement ;
  – l'aide à la manipulation et à la préhension ;
  – l'aide à la position assise et au décubitus.

CHAPITRE

12

Modifications thérapeutiques du mode de vie

Alimentation et activité physique

Vincent Gremeaux, André Thévenon, François Fromont, Jean-Christophe Daviet, Benjamin Bouillet, Pascal Édouard, David Hupin*

Item 247 Modifications thérapeutiques du mode de vie (alimentation et activité physique) chez l'adulte et l'enfant.

Objectifs pédagogiques

- Évaluer le comportement alimentaire et diagnostiquer ses différents troubles.
- Argumenter les bénéfices et les effets cliniques de la pratique de l'activité physique.
- Identifier les freins au changement de comportement.
- Savoir prescrire et conseiller en diététique.
- Promouvoir l'activité physique chez le sujet malade (démarche, orientations).

Le terme « modification thérapeutique du mode de vie » regroupe l'ensemble des actes allant des conseils d'hygiène de vie, jusqu'à la prescription d'une thérapeutique non médicamenteuse, telle que les règles hygiénodiététiques (alimentation équilibrée et activité physique). Cette dernière constitue un acte médical thérapeutique impliquant la responsabilité médicolégale du prescripteur. Elle nécessite une participation active du patient et fait l'objet de recommandations de bonnes pratiques dont la validité est reconnue en France.

* Remerciements : chapitre rédigé en collaboration avec le Pr Pierre Rochcongar, le Pr Xavier Bigard et le Pr Daniel Kisière (Société Française de Médecine du Sport et de l'exercice).

Dans cette perspective, il convient de respecter quatre étapes :

- **quantification** de l'activité physique quotidienne, des comportements sédentaires et évaluation du profil alimentaire ;
- **identification des freins** à l'augmentation de la pratique d'activité physique quotidienne et à la diminution des comportements sédentaires ; identification d'éventuels troubles du comportement alimentaire ;
- **mise en place d'un programme d'activité physique adaptée** au patient, à sa capacité physique et à sa pathologie éventuelle et **mise en place de modifications des habitudes alimentaires** avec des objectifs précis définis au préalable avec le patient ;
- **accompagnement du patient** afin d'évaluer les difficultés éventuelles, réajuster les objectifs en fonction des difficultés, maintenir à moyen et à long terme les modifications de comportement (activité physique et diététique) engagées.

I. Évaluer le comportement alimentaire et diagnostiquer ses différents troubles

Le comportement alimentaire désigne l'ensemble des conduites d'un individu vis-à-vis de la consommation d'aliments. Sa principale fonction est d'assurer des **apports énergétiques et nutritionnels** en réponse aux besoins physiologiques de l'organisme. Le comportement alimentaire est finement régulé pour assurer l'homéostasie énergétique de l'organisme. Des facteurs psychologiques, sociaux et environnementaux peuvent perturber cette régulation.

Le comportement alimentaire remplit deux autres fonctions :

- **hédonique** (plaisir) : champ affectif et émotionnel ;
- **symbolique** : versant psychologique, relationnel et culturel.

A. Description du comportement alimentaire

La répartition des prises alimentaires est influencée par les normes sociales qui codifient le nombre voire la composition des prises alimentaires. Une prise alimentaire codifiée par des facteurs sociaux ou culturels est un repas.

On définit différentes sensations associées au comportement alimentaire :

- **faim** : besoin physiologique de manger sans spécificité ; ensemble de sensations secondaires à la privation de nourriture ; détermine la recherche de nourriture et l'heure de la prise alimentaire ;
- **appétit** : envie de manger un aliment ou un groupe d'aliments ; aliments en général appréciés ; inclut une anticipation en générale agréable ; détermine la sélection et la consommation d'aliments spécifiques ;
- **rassasiement** : sensation éprouvée lors de l'établissement dynamique de la satiété ; détermine la fin du repas et contrôle son volume ;
- **satiété** : sensation de plénitude gastrique et de bien-être ; état d'inhibition de la prise alimentaire ; dure jusqu'à la réapparition de la faim.

B. Anomalies de la prise alimentaire

Ces anomalies correspondent à des symptômes d'altération spécifique et sélective du contrôle de la prise alimentaire qui sont bien à distinguer de syndromes qui correspondent à une pathologie donnée. Ces symptômes ne s'intègrent pas forcément dans un trouble pathologique du comportement alimentaire (anorexie lors d'un épisode infectieux, par exemple).

1. Hyperphagie

Hyperphagie prandiale

Augmentation des apports caloriques au cours des repas qui peut se caractériser soit par une augmentation de la quantité d'aliments, soit par la consommation d'aliments à forte densité énergétique.

Elle peut être expliquée par :

- une augmentation de la faim ou de l'appétit ;
- une sensibilité excessive au plaisir sensoriel associé aux aliments ;
- une absence de satiété ;
- un dépassement de la satiété.

La difficulté est de mettre en évidence cette hyperphagie prandiale chez les patients. La « norme » alimentaire peut être différente selon les individus du fait de leur vécu alimentaire et de leur représentation d'une alimentation normale. Des patients à l'alimentation excessive sur le plan qualitatif peuvent ainsi penser que leur alimentation est normale.

Hyperphagie extra-prandiale

Grignotage

Ingestion répétée de petites quantités de divers aliments non spécifiques sans sensation de faim ou d'appétit. Aliments consommés jugés agréables. Comportement passif où la disponibilité des aliments joue un rôle essentiel. Fréquemment associé à une sensation d'ennui ou de tensions psychologiques et émotionnelles. Facilement admis par les patients, car pas de sentiment de culpabilité. Quantification souvent difficile.

Compulsions alimentaires

Consommation impulsive, brutale d'un aliment ou d'une catégorie d'aliments. Pas de sensation de faim. S'accompagne d'une sensation de soulagement, voire de plaisir initial pour laisser la place à un sentiment de culpabilité. La compulsion est indépendante du volume de la prise alimentaire. Survient fréquemment en fin de journée (angoisse vespérale). Se rapproche du « *craving* » (urgence à manger) décrit comme une envie impérieuse et intense de manger.

Accès boulimiques

Prise alimentaire massive en dehors de repas sans sensation de faim. Notion de perte de contrôle essentielle. Qualité gustative des aliments indifférente. La contenance gastrique constitue le facteur limitant de la prise alimentaire. Arrêt suite à l'apparition d'épigastralgies ou de vomissements spontanés. Comportement caché à l'entourage. Sentiment d'angoisse et de honte.

2. Hypophagie

Anorexie

Absence de faim à l'heure habituelle des repas. Maintien d'un état d'inhibition de la prise alimentaire. À distinguer du refus de manger chez les sujets ressentant la sensation de faim.

Restriction alimentaire

Limitation volontaire de son alimentation dans le but de perdre du poids ou de ne pas en prendre. Contrainte volontaire prolongée, exercée sur la prise alimentaire.

C. Quand le comportement alimentaire devient-il pathologique ?

Le comportement alimentaire est considéré comme normal lorsqu'il remplit ses trois fonctions : nutritionnelle, hédonique et symbolique.

La perturbation du comportement alimentaire peut être **secondaire** à une pathologie :

- adaptation à une pathologie : hyperthyroïdie, par exemple ;
- symptomatique d'une pathologie : pathologies néoplasiques, par exemple.

Plusieurs conditions sont requises pour parler de **trouble primitif du comportement alimentaire** :

- comportement alimentaire différent sur le plan qualitatif et/ou quantitatif du comportement alimentaire des individus du même environnement socioculturel, à l'origine de troubles somatiques ;
- comportement alimentaire à l'origine de conséquences néfastes sur l'état physique (obésité, dénutrition, carence) et psychologique (obsession, dépression...) des patients ;
- comportement alimentaire témoin généralement d'une souffrance psychologique (pathologies organiques sous-jacentes exceptionnelles : tumeur hypothalamo-hypophysaire notamment).

La qualité de l'examen clinique (qui explorera les domaines somatiques, nutritionnels, psychologiques et socioculturels) permettra de déterminer s'il existe un trouble du comportement alimentaire (anorexie mentale, boulimie).

Points clés

- Le comportement alimentaire est complexe à évaluer en raison de la très grande variabilité des comportements alimentaires dits « normaux » (sans troubles somatiques), suivant les sujets.
- Le diagnostic de troubles du comportement alimentaire ne pourra être posé que devant l'association d'altérations de la prise alimentaire et de troubles somatiques, conséquences des perturbations des apports.

II. Argumenter les bénéfices et effets cliniques de l'activité physique

L'activité physique (AP) est définie comme « *tout mouvement corporel produit par les muscles squelettiques, quel que soit le but, s'accompagnant d'une augmentation de la dépense énergétique* ». Elle inclut donc les activités quotidiennes, professionnelles, de loisir et sportives. Le sport est habituellement considéré comme un « *sous-ensemble de l'AP, spécialisé et organisé, sous forme de compétition, le plus souvent impliquant des organisations ou clubs* ». On définit plus généralement l'exercice comme une activité physique et sportive planifiée, structurée et répétée, réalisée dans le but de maintenir ou améliorer la santé et les capacités physiques.

Les recommandations actuelles pour les adultes sains de moins de 65 ans sont la pratique de 30 minutes d'activité physique de type aérobie, d'intensité modérée (en endurance, à un niveau d'essoufflement modéré), de 30 minutes consécutives, 5 jours par semaine (ou 150 minutes d'activité physique modérée par semaine). Pour les sujets manquant de temps et ayant déjà pratiqué un sport, cela peut être remplacé par 3 fois 20 minutes par semaine d'activité aérobie d'intensité élevée. À cela s'ajoute la pratique d'exercices de renforcement musculaire léger 2 fois par semaine.

Les bénéfices attendus pour la santé de la pratique régulière d'une AP pratiquée selon ces modalités sont désormais largement prouvés tant pour l'amélioration de l'espérance de vie, en particulier de l'espérance de vie sans limitation d'activité, que pour la prévention primaire d'un grand nombre de pathologies chroniques ou aiguës : principales pathologies cardiovasculaires (angor et syndrome coronarien aigu, insuffisance cardiaque, artériopathie oblitérante des membres inférieurs), métaboliques (diabète de type 2, syndrome métabolique, obésité), néoplasiques (cancer du côlon, du sein), ostéoarticulaires (ostéoporose, arthrose, chutes et leurs complications), neurologiques dégénératives (en particulier maladie d'Alzheimer) et troubles de l'humeur (anxiété, dépression).

Ainsi, on estime qu'il existe une **diminution du risque de mortalité globale** (toutes causes confondues) **de 30 % entre les sujets actifs et les inactifs**. Par ailleurs, l'augmentation des capacités d'efforts explique une nette amélioration de la qualité de vie.

L'inactivité est définie par un niveau insuffisant d'activité physique, c'est-à-dire le fait d'accomplir moins de 150 minutes d'activité physique d'intensité modérée par semaine.

Il est essentiel de distinguer la **sédentarité** de l'inactivité physique.

Le comportement sédentaire ne représente pas seulement une activité physique faible ou nulle, mais correspond à un ensemble de comportements au cours desquels la position assise ou couchée est dominante et la dépense énergétique est très faible. On l'évalue habituellement en quantifiant le temps passé assis quotidiennement (devant un ordinateur, la télévision, à lire) la durée du sommeil et des siestes… Ce sont des occupations pour lesquelles la dépense énergétique est proche de celle de repos (= métabolisme de base). Cette faible dépense énergétique peut être appréciée par des méthodes objectives (eau doublement marquée et accéléromètre) et des méthodes subjectives (questionnaires d'activité physique prenant en compte les temps de sédentarité).

Les bénéfices de l'AP sont expliqués par de nombreux effets positifs sur les grands systèmes physiologiques (tableau 12.1) :

Tableau 12.1. Effets bénéfiques de l'activité physique sur la santé

Effets sur la performance aérobie (endurance)	Amélioration de la capacité aérobie (s'oppose à la diminution physiologique de la VO_2max) → VO_2max = 15–18 ml/kg/min pour une vie indépendante
Effets sur la force musculaire	Amélioration de la fonction musculaire (diminution de la sarcopénie physiologique des fibres de type 2) → Augmentation de la masse musculaire et de la force développée → Augmentation de la puissance musculaire → Amélioration de la qualité musculaire *via* l'augmentation de la densité capillaire et mitochondriale et l'activité des enzymes impliqués dans le métabolisme oxydatif → Amélioration de l'équilibre dynamique, diminution des chutes
Effets sur la mortalité	Diminution du risque de mortalité toutes causes confondues (30 % en moyenne pour 30 minutes d'APS par jour)
Effets sur le vieillissement	Augmentation de l'espérance de vie (3 ans en moyenne à partir de 40 ans pour 30 minutes d'APS par jour) Amélioration de la qualité de vie des dernières années
Effets sur les cancers	Réduction du risque de cancers notamment du sein et du côlon
	Amélioration de la qualité de vie → Réduction des douleurs et des effets indésirables (asthénie ++) liés aux immunosuppresseurs
Effets cardiovasculaires	Prévention de l'apparition des maladies cardiovasculaires (infarctus du myocarde, insuffisance cardiaque) → Libération de NO par l'endothélium et diminution de l'altération physiologique de la paroi des vaisseaux
	Amélioration du contrôle des facteurs de risque cardiovasculaires → Diminution de la pression artérielle
	Prévention de l'obésité par diminution de la masse grasse abdominale → Élévation de la sensibilité des adipocytes à l'action lipolytique des catécholamines (augmentation des acides gras libres) → Amélioration du profil lipidique (augmentation du HDL-cholestérol, diminution du LDL-cholestérol et des triglycérides) → Augmentation de la sensibilité à l'insuline et amélioration du métabolisme du glucose chez le sujet sain ou diabétique type 2
	Amélioration de la régulation du système nerveux autonome Amélioration fonctionnelle dans les insuffisances cardiaques et les coronaropathies

(*Suite*)

Tableau 12.1. Suite

Effets respiratoires	Amélioration de la fonction respiratoire par diminution de la rigidité du système vasculaire pulmonaire → Traitement à part entière de la BPCO
Effets sur l'os	Prévention du risque d'ostéoporose (diminution du risque de chutes et de fractures) → Augmentation de la densité minérale osseuse
	Lutte contre l'évolution de l'arthrose → Augmentation du périmètre de marche *via* une meilleure condition physique
	Amélioration fonctionnelle dans les pathologies rhumatismales
Effets neurologiques	Prévention de l'apparition des maladies neurovasculaires (AVC) Amélioration fonctionnelle après un AVC
	Amélioration cognitive par action protectrice sur les lésions cérébrales notamment dégénératives (démence type Alzheimer) → Augmentation de l'angiogenèse cérébrale
	Amélioration de la plasticité synaptique → Augmentation des facteurs de croissance notamment (BDNF : *Brain Derived Neurotrophic Factor*)
	Amélioration fonctionnelle des paralysés cérébraux
Effets visuels	Ralentissement de la progression de la DMLA
Effets cellulaires	Action cellulaire *via* les mitochondries sur le stress oxydatif
	Amélioration de la fonction chromosomique → Réduction de longueur des télomères (activité de l'enzyme télomérase)
Effets systémiques	Diminution de l'inflammation systémique (diminution de l'incidence de pathologies infectieuses) → Leucocytose pendant l'exercice et lymphopénie au décours de l'exercice
	Effets antithrombotiques et antiplaquettaires
Effets psychologiques	Bien-être psychologique et émotionnel → Meilleure perception de soi et diminution des états anxiodépressifs
Effets sur la grossesse	Diminution de la prise de poids de la femme enceinte
	Lutte contre le risque de diabète gestationnel → Meilleur contrôle du poids de naissance de l'enfant
	Amélioration du bien-être psychique → Diminution de la fatigue → Diminution de l'anxiété et de la dépression du *post-partum*
	Diminution de la durée du travail lors de l'accouchement

- **système cardiovasculaire** : diminution du risque de maladie athéromateuse, amélioration de la perfusion myocardique, diminution de l'hypercoagulabilité, amélioration des capacités fibrinolytiques, diminution des facteurs pro-inflammatoires (CRP, fibrinogène, cytokines), diminution du risque de troubles du rythme, diminution de l'HTA (effet supérieur à une monothérapie médicamenteuse) ;
- **appareil respiratoire** : amélioration de la ventilation maximale, amélioration de l'efficience des muscles respiratoires ;
- **métabolique et endocrinien** : amélioration du transport et de l'utilisation du glucose, diminution de l'insulinorésistance : diminution de l'incidence du diabète de type 2 de 50 % en prévention primaire (plus efficace que la metformine : 30 %) ; développement des capacités à mobiliser, transporter et oxyder les acides gras ; correction des dyslipidémies, diminution du LDL-cholestérol et des triglycérides, augmentation du HDL-cholestérol. En association avec une alimentation équibrée (cf. *infra*), l'AP favorise la perte de poids et participe au maintien pondéral, sans perte de masse musculaire, avec diminution de la graisse abdominale (facteur caractéristique du syndrome métabolique) ;

- **appareil locomoteur** : amélioration de la densité osseuse, de l'équilibre, de la souplesse et de la force musculaire ;
- **santé mentale, psychique** : diminution de l'anxiété et du syndrome dépressif, amélioration du bien-être mental.

Afin de sensibiliser l'ensemble de la population à ces effets bénéfiques et développer la pratique régulière d'AP, il est recommandé d'agir à différents niveaux en

- organisant des campagnes d'information à grande échelle sur les recommandations d'activité physique pour la population générale, en associant différents médias et en effectuant une évaluation approfondie des effets des campagnes mises en œuvre ;
- intégrant la dimension familiale dans les campagnes d'information. En effet, favoriser la pratique en famille (enfants, parents, grands-parents) permettrait d'accroître l'activité physique ainsi que les échanges intergénérationnels et l'attention aux besoins de chaque génération ;
- sensibilisant les entreprises à développer des espaces dédiés aux activités physiques sur le lieu même du travail voire pendant le temps de travail. Ceci implique de promouvoir une culture d entreprise qui intègre l'activité physique ;
- promouvant un aménagement des lieux de vie et des modalités de déplacement pour les personnes âgées leur assurant le plus longtemps possible le maintien de leur autonomie ;
- favorisant dans l'organisation des cités les moyens de déplacement actif (« *walkability* », vélo en self-service, etc.) ;
- développant la formation des professionnels de santé et des professionnels de l'activité physique et sportive.

III. Freins au changement de comportement : exemple de l'activité physique

L'inactivité, la sédentarité et le mauvais équilibre alimentaire sont des facteurs de risque de nombreuses pathologies, nécessitant une approche spécifique car probablement plus complexe à prendre en charge que les autres facteurs de risques modifiables. Ainsi, on estime par exemple que seulement un sujet sur deux ayant entrepris un changement de ses habitudes de vie les maintient à 6 mois.

La modification des comportements vis-à-vis de l'AP et de l'alimentation doivent être menées de façon concomitante, en insistant sur le fait que l'AP ne doit pas être approchée comme un simple moyen de dépenser un surplus d'énergie lié aux désordres alimentaires, mais présente des bénéfices attendus bien plus complets et subtiles (cf. *supra*).

Ceci nécessite d'y consacrer un temps important, idéalement dans le cadre d'une démarche d'éducation thérapeutique du patient (ETP), sur les bases d'un diagnostic éducatif précis (figure 12.1).

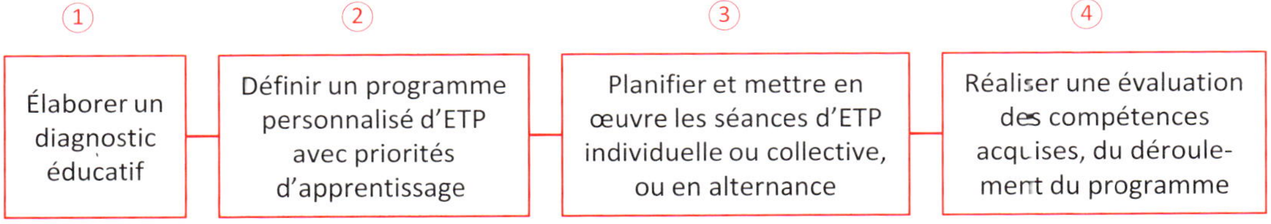

Fig. 12.1. Étapes d'une démarche d'éducation thérapeutique du patient (ETP).
(D'après : Éducation thérapeutique du patient. Comment la proposer et la réaliser ? Recommandations HAS, juin 2007.)

Tableau 12.2. Barrières à la participation à l'activité physique

Physiques	Limitation de la condition physique générale
	Limitation due au handicap
	Limitation due au vieillissement
Psychologiques	Problème de représentations de l'AP : idées reçues.
	Appréhension : expériences négatives en AP.
	Problème d'acceptation du handicap : gêne vis-à-vis du regard des autres…
	Sentiment d'incapacité : manque de confiance en soi…
Socio- environnementales	Limitation temporelle : problèmes de gestion de l'emploi du temps
	Problème d'argent
	Problèmes liés à l'accès aux équipements sportifs
	Méconnaissance des lieux de pratique
	Contraintes familiales

Par exemple, concernant l'AP, plusieurs obstacles ou « barrières » se dressent devant les patients pour l'accomplissement des recommandations d'AP. Des facteurs objectifs tels que les co-morbidités, l'âge, la tolérance à l'exercice, l'origine sociale et ethnique n'expliquent qu'en partie le manque de participation à l'AP. D'autres facteurs perceptifs comme l'état de santé perçu, l'anxiété-dépression influencent également le niveau d'AP au moins autant que l'état de santé objectif. Ces éléments peuvent être favorablement influencés par une approche comportementale visant à lever ces « barrières » à la pratique régulière d'une AP. Cependant, avant de développer les interventions comportementales, il est important d'identifier les facteurs qui entravent de manière significative la pratique régulière de l'AP dans cette population. Comprendre ces obstacles est en effet une première étape vers leur suppression. Les barrières à la participation à l'AP sont bien documentées dans la population générale. Elles sont résumées dans le tableau 12.2.

Les principales difficultés sur le terrain concernent les moyens de personnalisation de l'AP, dans le but de la rendre « ludique » et efficace, et d'améliorer l'observance en suscitant des modifications de comportement durables.

La recherche de l'ensemble de ces éléments liés au patient et à son environnement apporteront des indicateurs sur les leviers et les freins à la pratique d'une AP et donc sur la détermination des objectifs. En effet, si les objectifs fixés ne sont pas atteignables ou non adaptés aux besoins du patient, il risque de se décourager et ne plus adhérer à la prise en charge. Il est donc pertinent d'évaluer lors du diagnostic éducatif la « motivation du patient à changer de comportement » afin d'ajuster les objectifs et la stratégie éducative. On peut pour cela s'aider du modèle de Prochaska et DiClemente ; utilisé à l'origine pour aborder des problèmes de dépendance à certaines substances, il peut servir à développer une stratégie d'aide aux changements de comportement de prévention à titre individuel. Il comporte six étapes par lesquelles les individus passent, en général, pour apporter un changement durable d'attitude et de comportement (figure 12.2) :

- **précontemplation** (ou préréflexion) : absence d'intention de modifier ses habitudes, voire désintérêt ;
- **contemplation ou réflexion** ; sensibilisation et recherche de l'information sur l'aptitude à changer : le sujet commence à envisager l'intérêt d'un changement de comportement ;
- **préparation/décision**, ou « **pré-action** » : engagement à apporter un changement d'habitudes, l'individu pensant pouvoir y arriver ;
- **action** : adoption d'un changement de comportement ;
- **maintien** : maintien du comportement ;

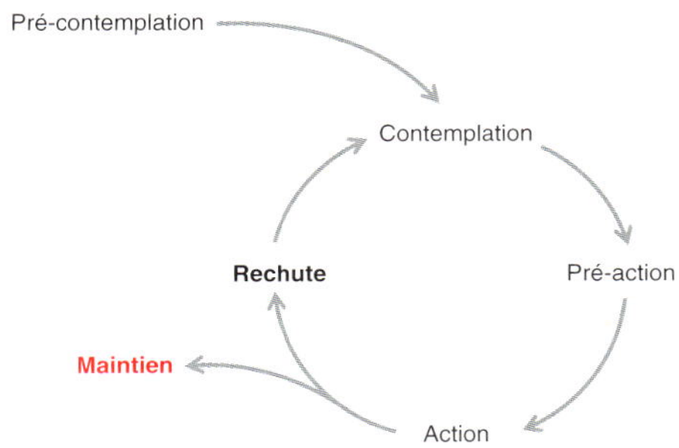

Fig. 12.2. Le modèle de changement transthéorique de Prochaska.

- Intégration (ou transformation) : intégration du nouveau comportement; en cas de perte de motivation cette sixième étape peut malheureusement être celle de la « rechute », c'est-à-dire la reprise des anciennes habitudes. Ce terme est plus approprié au motif de développement initial de cette théorie (prise en charge des dépendances telles qu'alcool, drogues…).

Dans certaines situations, il est pertinent de proposer au patient l'utilisation d'outils qui permettent d'aider à la réalisation d'une activité physique. Le cardiofréquencemètre permet par l'enregistrement de la fréquence cardiaque de connaître la réponse cardiaque à un exercice et ainsi de fixer facilement une fourchette de fréquence cardiaque d'entraînement. D'autres outils permettant de guider la pratique d'une AP comme le score de Borg qui est une échelle de 6 à 20 évaluant la perception du patient concernant l'intensité de l'effort. Il permet d'aider à la gestion de l'effort en donnant un feedback simple au patient en cours d'exercice et constitue un complément ou une alternative aux mesures classiques de l'intensité de l'effort. Dans ce cadre, l'utilisation de nouvelles technologies (podomètres, accéléromètres, applications smartphone…) paraît également intéressante.

Points clés

- Le suivi du patient durant les différentes étapes de changement de ses habitudes de vie est un enjeu fondamental, en particulier parce que les patients adhèrent moins aux modifications d'hygiène de vie qu'à un traitement pharmacologique.
- Idéalement, la planification et les objectifs du suivi peuvent être formalisés dans le cadre d'une démarche d'éducation thérapeutique et réévalués régulièrement à l'occasion de consultations individuelles.

IV. Savoir prescrire et conseiller en diététique

Pour donner des conseils nutritionnels, il est nécessaire de connaître les besoins nutritionnels recommandés en macro- et micronutriments, ainsi que les principales caractéristiques des aliments (cf. item 45 « Alimentation et besoins nutritionnels du nourrisson et de l'enfant »). Avant de donner un conseil nutritionnel à un individu, il faut évaluer son mode de vie et ses habitudes alimentaires, sans se lancer dans un calcul des calories approximatif et inutile.

A. Évaluation de l'apport alimentaire

Quatre méthodes peuvent être utilisées pour évaluer les apports nutritionnels :

- *le carnet alimentaire* : le patient note les aliments et boissons consommés sur une période donnée en précisant les quantités; le carnet évalue la consommation réelle; cela peut entraîner une modification du type, du nombre et de la quantité des aliments consommés;

- *le rappel des 24 heures :* le patient rapporte tous les aliments et boissons consommés pendant les 24 heures précédant l'entretien. Méthode rapide, mais risque de biais de mémorisation ; de plus, forte variabilité intra-individuelle des apports alimentaires ;
- *les questionnaires de fréquence de consommation* : le patient reporte la fréquence de consommation des aliments d'une liste préétablie. Ces questionnaires s'intéressent à la consommation habituelle. Nombreux questionnaires disponibles : un questionnaire pour une population et un but donnés. Le questionnaire de fréquence est intéressant dans le cadre de la recherche d'une carence d'apport en un nutriment ;
- *l'histoire alimentaire :* interrogatoire détaillé de l'alimentation habituelle, plus ou moins associée à un rappel des 24 heures et un questionnaire de fréquence ; s'applique mal aux patients dont l'alimentation ne suit pas la répartition classique par repas.

L'évaluation des apports alimentaires se fait tout au long du suivi nutritionnel, en distinguant la consultation initiale des consultations de suivi, aux objectifs différents — notons qu'il n'est pas nécessaire d'obtenir une évaluation précise et chiffrée de l'alimentation pour un suivi nutritionnel thérapeutique :

- *première consultation* :
  - **objectifs** : évaluer les habitudes alimentaires, sensibiliser le patient à son alimentation, dépister des troubles du comportement alimentaire ;
  - **méthode d'évaluation** : histoire alimentaire ou carnet alimentaire ;
- *consultation de suivi* :
  - **objectifs** : encourager le patient en s'appuyant sur les points positifs, reprendre les éléments mal compris, adapter les stratégies de contrôle des prises alimentaires ;
  - **méthode d'évaluation** : rappel des 24 heures et carnet alimentaire.

Cette évaluation devra également s'intéresser aux circonstances de prises des aliments (ambiance des repas, au travail…).

Il est important d'évaluer la **motivation du patient**. Il est inutile de donner des conseils alimentaires si la motivation est faible. Il faudra, dans un premier temps, faire prendre conscience au patient des enjeux pour sa santé sans le culpabiliser.

B. Dépistage d'éventuels troubles du comportement alimentaire

Ces troubles sont fréquents mais non systématiques (environ 50 % des patients obèses). Ils sont en lien avec des problématiques psychologiques dont les patients n'ont pas conscience. Il faut systématiquement rechercher ces troubles (notamment extra-prandiaux) non exprimés par le patient.

Notons que ces troubles peuvent être induits par des modifications alimentaires contraignantes ou frustrantes. Ils vont alors à l'encontre des objectifs recherchés. Il faut savoir assouplir les contraintes alimentaires pour diminuer le risque d'impulsivité alimentaire.

Points clés

- L'évaluation des apports nécessite rarement un calcul précis et se fait le plus souvent avec le carnet alimentaire, le rappel des 24 heures, les questionnaires de fréquence de consommation ou l'histoire alimentaire.
- Il faut systématiquement rechercher des troubles du comportement alimentaire (notamment extra-prandiaux) non exprimées par le patient, même s'ils sont non systématiques.
- Il est important d'évaluer la motivation au changement de comportement alimentaire du patient.

C. Conseils nutritionnels : principes généraux

Les conseils qui peuvent être donnés à l'ensemble de la population répondent au principe de l'équilibre alimentaire. Des spécificités propres à certaines pathologies sont développées dans les items dédiés.

Les conseils doivent être simples, pratiques et adaptés au patient. Il faut fixer avec le patient des objectifs progressifs qui seront réajustés selon leur intégration par le patient.

Ces conseils s'intègrent en grande partie aux objectifs nutritionnels du Programme national Nutrition Santé (PNNS) 2011–2015 :

- réduire l'obésité et le surpoids dans la population ;
- améliorer les pratiques alimentaires et les pratiques nutritionnelles, notamment chez les populations à risque :
  - augmenter la consommation de fruits et légumes ;
  - réduire la consommation de sel ;
  - augmenter les apports en calcium dans les groupes à risque ;
  - lutter contre la carence en fer chez les femmes en situation de pauvreté ;
  - améliorer le statut en folates des femmes en âge de procréer ;
  - promouvoir l'allaitement maternel ;
- réduire la prévalence des pathologies nutritionnelles (dénutrition, troubles du comportement alimentaire).

1. Choix des aliments

- **Alimentation diversifiée** : consommation quotidienne de chaque grande classe d'aliments : produits céréaliers-légumineuses, fruits-légumes, produits laitiers, viande-poisson-œuf, matières grasses, sucre et produits sucrés.
- **Alimentation variée** : consommer plusieurs aliments au sein d'une même catégorie.
- **Pas d'aliment interdit**, mais attention à la **fréquence** de consommation pour certains aliments et à la **quantité** consommée (alimentation type snack, charcuterie, fromage, produits sucrés).
- Ne pas dresser de listes d'aliments autorisés et interdits.
- **Fréquence de consommation** d'après les repères du PNNS :
  - **fruits et légumes** : au moins 5 par jour, à chaque repas ;
  - **pain, céréales, pommes de terre, légumes secs** : à chaque repas, selon l'appétit ; favoriser les aliments complets ;
  - **produits laitiers** : 3 par jour ;
  - **viandes, volaille, poisson, œufs** : 1 à 2 par jour, poisson au moins 2 fois par semaine ; pour la viande, favoriser les morceaux les moins gras ;
  - **matières grasses ajoutées** : limiter la consommation ; privilégier les matières grasses végétales (huile d'olive, de colza) ;
  - **produits sucrés** : une fois par jour maximum ;
  - **boisson** : eau à volonté, limiter les boissons sucrées ; alcool : 2 verres maximum chez la femme, 3 verres maximum chez l'homme ;
  - **sel** : limiter la consommation (ne pas resaler avant de goûter, réduire l'ajout de sel dans l'eau de cuisson). Quantité maximale de sel recommandé par le PNNS : 8 g par jour pour les hommes (soit 3,2 g de Na^+) et 6,5 g par jour pour les femmes (recommandations OMS = 5 g par jour). À titre d'exemple, 100 g de jambon blanc apportent 2 g de sel, 100 g de chips apportent 3,6 g.

2. Rythme des prises alimentaires

- Habituellement, **trois repas par jour** : petit déjeuner (20–30 % des apports énergétiques totaux quotidiens, AETQ), déjeuner (30–40 % des AETQ), dîner (30 % des AETQ).
- **Goûter** chez l'enfant et l'adolescent, parfois l'adulte (sportif, par exemple).
- **Pas de nombre idéal de repas** (déterminants socioculturels).
- **Pas de grignotage**.

3. Conseils personnalisés

Adaptés aux **caractéristiques de l'individu** : âge, sexe, situation familiale, profession, préférences et goûts, convictions religieuses; au **mode vie** : horaires de travail, déplacements, loisirs, activités physiques; aux **antécédents personnels et familiaux** (HTA, dyslipidémie, diabète, obésité).

Points clés

- Les conseils nutritionnels qui peuvent être donnés à l'ensemble de la population répondent au principe de l'équilibre alimentaire.
- Les principaux points sont les suivants :
  - augmenter la consommation de fruits et légumes (5 par jour);
  - réduire la consommation de sel (8 g pour les hommes et 6,5 g pour les femmes);
  - augmenter les apports en calcium dans les groupes à risque;
  - lutter contre la carence en fer chez les femmes en situation de pauvreté;
  - améliorer le statut en folates des femmes en âge de procréer;
  - promouvoir l'allaitement maternel.
- L'alimentation doit être diversifiée, variée, sans aliments interdits mais en faisant attention à la fréquence et à la quantité pour certains (charcuterie, produits sucrés, fromages...) et doit éviter le grignotage.

V. Promouvoir l'activité physique chez le sujet malade

Au-delà des bénéfices sur l'espérance de vie et pour la prévention primaire des pathologies chroniques ou aiguës, la pratique régulière d'une AP est recommandée en prévention secondaire et tertiaire dans de nombreuses pathologies chroniques. Son efficacité est largement prouvée et diminue le risque de récidive de façon comparable aux thérapeutiques médicamenteuses dans les pathologies cardiorespiratoires et cérébrovasculaires, ainsi que le risque de rechute néoplasique, essentiellement pour le cancer du côlon et du sein.

Les recommandations sont proches de celles des adultes sains de moins de 65 ans, en y ajoutant la pratique régulière d'exercices améliorant la souplesse et l'équilibre (au moins 2 fois par semaine).

Le premier objectif sera bien sûr de proposer des APS (activités physiques et sportives) visant à obtenir un impact positif sur l'évolution de la pathologie concernée et les effets secondaires physiques et psychologiques des traitements, tout en minimisant le risque d'intolérance ou d'accidents (cf. item 253 au chapitre 13).

Le second objectif sera de susciter l'envie de s'engager dans la dynamique positive d'une pratique non uniquement pour les raisons médicales citées ci-dessus, mais aussi simplement pour le plaisir que suscite la pratique des APS. Il est alors nécessaire d'intégrer la réflexion concernant l'APS dans la totalité du parcours de soin, dès le diagnostic, pour obtenir une véritable collaboration avec le patient l'amenant à devenir un véritable acteur de la prise en charge de sa maladie et du maintien de son insertion socioprofessionnelle.

Afin de développer cette prescription, il paraît nécessaire d'agir à plusieurs niveaux pour :

- sensibiliser et former les professionnels du sport et de la santé à la dimension préventive de l'activité physique ;
- former les étudiants en médecine en intégrant à l'enseignement des études médicales un module spécifique sur l'activité physique dans la prise en charge des pathologies chroniques ;
- assurer la formation continue des médecins généralistes et spécialistes ;
- sensibiliser les patients aux bénéfices de l'activité physique dans le traitement de leur pathologie.

En pratique, l'AP doit répondre à la règle des « 3R » : Raisonnée, Régulière, et Raisonnable.

1. Raisonnée

Précédée d'un examen médical, visant à écarter toute contre-indication liée à l'état général ou aux effets secondaires de traitements, fréquents mais ne constituant que très rarement une contre-indication absolue (cf. item 253 au chapitre 13). Cet examen, idéalement par un médecin spécialisé dans la prise en charge par l'exercice et le sport des pathologies chroniques, permet par ailleurs de fixer des objectifs raisonnables (cf. *infra*), qui peuvent être réactualisés avec les progrès, sous forme d'une véritable « prescription ». Par analogie avec la prescription médicamenteuse, précisant le nom, la posologie, la durée de traitement, la fréquence et le contexte des prises, l'AP devrait également faire l'objet de la rédaction d'une véritable ordonnance, précisant (1) la nature (ou type), (2) l'intensité, (3) la durée et la fréquence des séances, ainsi que (4) le contexte de pratique (par exemple, seul ou en groupe, en milieu médicalisé ou non).

Le type d'activité physique doit être associé à des notions de jeu chez l'enfant ou l'adolescent, et de plaisir et de bien-être chez l'adulte. Il est conseillé de ne rien imposer et de proposer un type d'activité physique en fonction des goûts et des possibilités du sujet. **La réduction des temps de sédentarité est une notion importante à prendre en compte dans la prescription d'activité physique**. L'objectif de la prescription est d'introduire avec le patient des périodes d'activité physique dans leur emploi du temps quotidien qui permettra de remplacer des comportements sédentaires par de l'activité physique. En se référant à la définition de l'activité physique cela revient à **encourager le mouvement** : pour commencer, favoriser la marche à pied autant que possible (trajets scolaires ou professionnels), préférer les escaliers à l'ascenseur, se déplacer à vélo en centre-ville, se promener à pied plutôt qu'en voiture, promener le chien… Ensuite, choisir deux ou trois activités physiques pour ne pas se lasser en choisissant des activités à faible risque traumatique. La prescription d'une activité physique doit être précédée d'un examen médical à la recherche d'une indication restrictive plutôt qu'à la recherche de contre-indications, rares finalement lorsqu'il s'agit d'une activité physique adaptée. Les indications restrictives sont essentiellement liées à l'appareil locomoteur. Le dysfonctionnement d'une articulation ou d'un groupe musculaire peut en effet entraîner une souffrance et une douleur provoquant l'arrêt de la pratique. Il est donc nécessaire au préalable de réaliser une véritable **visite de non-contre-indication à la pratique de l'activité physique** (cf. item 253 au chapitre 13).

Les activités les plus communément conseillées sont :

- la marche : rapide si possible ou nordique (intéressant pour les sujets âgés puisqu'elle associe un exercice d'endurance, de renforcement musculaire et d'équilibre) ;
- la natation : également un sport de choix même s'il est difficile de convaincre les sujets en surpoids de se mettre en maillot de bain ;
- le vélo : activité qui peut être réalisée à l'extérieur (aucun problème sur routes à plat, mais en faisant attention à la circulation) ou à domicile (vélo d'appartement) ;

- la course à pied : elle ne peut être pratiquée par tous (gonarthrose, par exemple) ;
- les jeux de ballons et de raquettes : ils peuvent avoir un aspect social et ludique intéressant.

L'**intensité** de l'activité physique, dans les recommandations, est dite **modérée**. Le moyen le plus fiable de déterminer cette intensité est de mesurer directement la consommation maximale en O_2 au cours d'une épreuve d'effort avec mesure des échanges gazeux (sur cycloergomètre le plus souvent, équipé d'un masque) et de calculer le seuil de transition aérobie-anaérobie par mesure ventilatoire (seuil ventilatoire). La réalisation de cette mesure est longue, coûteuse et elle nécessite le recours à un plateau technique de médecine du sport. Elle n'est donc pas applicable en routine pour la population générale. Un moyen plus simple et directement applicable au terrain est de contrôler l'intensité de la séance par le niveau d'essoufflement, en particulier un « *test qui permet de parler mais pas de chanter* ». En effet, l'essoufflement est tel que le sujet doit pouvoir s'entraîner en parlant sans difficulté. Un autre moyen plus précis de s'entraîner à intensité modérée est d'utiliser une fréquence cardiaque cible. Cette fréquence peut se suivre par un cardiofréquencemètre, appareil qui enregistre au niveau du thorax la fréquence cardiaque, la valeur étant envoyée par télémétrie au niveau d'une montre au poignet, permettant au sujet de contrôler en permanence sa fréquence cardiaque. La **fréquence cardiaque maximale** peut être déterminée au cours d'une épreuve d'effort, ou être estimée par l'équation $FC_{max\ théor.} = 220 -$ Âge du sujet, et sera alors la fréquence cardiaque maximale théorique. La fréquence cardiaque cible se calcule en utilisant la notion de **fréquence cardiaque de réserve**. Elle est égale à la fréquence cardiaque maximale moins la fréquence cardiaque de repos (mesurée en décubitus dorsal le matin au réveil). En fonction de la pratique habituelle du sujet, de son aptitude physique et de son état de santé, il sera possible de programmer une fréquence cible correspondant à la fréquence de repos plus un pourcentage donné (entre 50 et 70 %) de la fréquence cardiaque de réserve.

> Exemple de calcul de 50 % de la réserve de fréquence cardiaque pour un sujet sédentaire de 50 ans, avec $FC_{repos} = 70$ bpm :
>
> $$[(FC_{max} - FC_{repos}) \times 50\ \%) + FC_{repos}]$$
> soit $[(170 - 70) \times 0{,}5) + 70] = 120$ bpm.

La détermination de la fréquence cardiaque de réserve a l'avantage d'être personnalisée et évolutive — le pourcentage peut être réévalué en fonction de la progression ou abaissé si l'aptitude physique du sujet ne lui permet pas cette intensité. Cette méthode est par contre moins applicable chez les patients prenant un traitement médicamenteux chronotrope négatif.

En ce qui concerne **la durée et la fréquence**, l'important est de ne pas fixer des objectifs inaccessibles dont le seul résultat serait de mettre le sujet en situation d'échec. La durée sera fonction du type et du niveau d'activité physique. Elle est au minimum de 30 minutes par jour (d'activité modérée) selon les recommandations de l'OMS, et peut être de plusieurs heures si l'emploi du temps du sujet le lui permet. Il est tout à fait possible de fractionner la durée des séances par périodes de 10 ou 15 minutes.

Chez l'enfant et l'adolescent, la pratique d'activité physique régulière en milieu scolaire, périscolaire et sportif doit rester l'objectif. Chez l'enfant, la quantité cumulée doit atteindre 60 minutes par jour.

La fréquence conseillée est de 5 fois par semaine, le but étant d'atteindre le volume hebdomadaire minimum conseillé. Les séances peuvent en effet être fractionnée selon l'emploi du temps des sujets.

Le contexte dans lequel il est recommandé de pratiquer dépend du choix, de la volonté et de la motivation de chacun. Il peut s'agir d'une pratique individuelle incluant le réentraînement à domicile sur vélo ou sur tapis roulant ou des activités de groupe incluant l'adhésion à une association sportive. Des réseaux se développent actuellement associant le monde du sport et le secteur de la santé : le patient présentant une pathologie chronique sera orienté vers une structure sportive ayant un éducateur formé. Le sujet pourra être suivi par un carnet de liaison et par des entretiens individuels répétés.

2. Régulière

Idéalement journalière, après une reprise progressive, au minimum 2 fois par semaine.

3. Raisonnable

Précédée d'un échauffement, progressive dans la durée et l'intensité lors de la reprise, de type et intensité conforme à la prescription du spécialiste, suivie d'un retour au calme avant arrêt et étirements après l'arrêt.

Points clés

- L'activité physique se prescrit en termes de type, d'intensité, de durée, de fréquence et de contexte de pratique.
- La fréquence cardiaque reste un bon moyen de contrôle de son intensité.
- Il est intéressant de développer des réseaux de professionnels pluridisciplinaires formés à la prescription et à la mise en pratique des activités physiques pour la santé.

Pour en savoir plus

Développement de la prescription de thérapeutiques non médicamenteuses validées. HAS ; 2011.
www.has-sante.fr.

Collège des enseignants de nutrition. Prescription d'un régime diététique. Paris: Elsevier-Masson ; 2012.

Synthèse et recommandations Inserm : Activité physique, contextes et effets sur la santé. Éditions INSERM : Expertise collective. 2008.

Activité physique et sportive. Quels facteurs influencent la pratique des Français ? IRMES ; 2014.
www.onvabouger.fr.

Stratégie mondiale pour l'activité physique, l'alimentation et la santé. OMS 2014.
www.who.int/dietphysicalactivity/pa/fr/

Programme National Nutrition Santé (PNNS) 2011-2015.
www.sante.gouv.fr/IMG/pdf/PNNS_2011-2015.pdf

CHAPITRE

13

Aptitude au sport chez l'adulte et l'enfant Besoins nutritionnels chez le sportif

Pascal Édouard, David Hupin, Frédéric Roche, Benjamin Bouillet, Jean-Christophe Daviet, Vincent Gremeaux*

Item 253 Aptitude au sport chez l'adulte et l'enfant ; besoins nutritionnels chez le sportif.

Objectifs pédagogiques

- Conduire un examen médical d'aptitude au sport.
- Exposer les bénéfices et les inconvénients de la pratique sportive chez l'enfant et l'adulte.
- Exposer les besoins nutritionnels chez le sportif enfant et le sportif adulte.
- Argumenter les précautions et contre-indications à la pratique sportive intensive.

L'activité physique (AP) est définie comme : « *tout mouvement corporel produit par les muscles squelettiques, quel que soit le but, s'accompagnant d'une augmentation de la dépense énergétique.* » Elle inclut donc les activités quotidiennes, professionnelles, de loisir et sportives. Le sport est habituellement considéré comme un « *sous-ensemble de l'AP, spécialisé et organisé, sous forme d'exercices ou compétition, le plus souvent impliquant des organisations ou clubs* ». On définit plus généralement l'exercice comme une AP planifiée, structurée et répétée, réalisée dans le but de maintenir ou améliorer la santé et les capacités.

La pratique des activités physiques et sportives connaît actuellement une croissance importante dans la population française, en particulier parce qu'elle est un facteur efficace de prévention primaire, secondaire et tertiaire d'un grand nombre de pathologies dites « non transmissibles », et d'amélioration d'états physiologiques comme la grossesse et l'avancée en âge. La promotion de l'activité physique et sportive pour la santé et pour tous représente une mission importante de la médecine du sport. Nombreuses sont les preuves scientifiques du bienfait de l'activité physique pour la prévention primaire de nombreuses pathologies cardiovasculaires, métaboliques,

* Remerciements : chapitre rédigé en collaboration avec le Pr Pierre Rochcongar, le Pr Xavier Bigard et le Pr Daniel Rivière (Société Française de Médecine du Sport et de l'exercice).

Médecine physique et de réadaptation

neurodégénératives et néoplasiques, et sur la réduction de la mortalité générale ou spécifique. La promotion de l'AP en prévention primaire et la prescription adaptée d'AP en prévention secondaire, apparaissent être un nouvel élément dans l'arsenal thérapeutique, que le médecin doit maîtriser.

De plus, le sport de compétition est aussi largement démocratisé et valorisé. Dans ce contexte, le médecin doit maîtriser un certain nombre de notions concernant la prévention pour la santé des sportifs et la promotion du sport pour la santé. La visite médicale de non-contre-indication pour la licence sportive a pour but de dépister les sujets à risque et de donner des conseils en matière de prévention. Les sportifs de haut niveau sont de plus soumis à un suivi médical réglementaire, dont l'objectif est de prévenir tout risque sanitaire lié à la pratique intensive d'une activité sportive, en assurant en particulier un suivi longitudinal physiologique et biologique.

Ainsi, le médecin doit avoir des connaissances pour pouvoir répondre à ces missions de santé autour du sportif, pour permettre une prise en charge complète du sujet pratiquant ou souhaitant pratiquer une activité physique et sportive, quels que soient son âge et son niveau, avec un objectif de prévention et de soin et de promotion de l'activité physique pour la santé et pour tous.

Points clés

L'activité physique et sportive a de multiples effets bénéfiques sur la santé.
Les missions du médecin sont :

- dépister et/ou prévenir les complications éventuelles liées à une activité physique et sportive chez les sportifs ;
- promouvoir la santé par les activités physiques et sportives.

Connaissances

I. Examen médical de non-contre-indication à la pratique du sport

Objectifs de la visite médicale de non-contre-indication à la pratique du sport

Les objectifs de la visite et l'examen médical de non-contre-indication à la pratique du sport sont :

- **rechercher (éliminer) des contre-indications à la pratique sportive**, rechercher une pathologie ou anomalie clinique pouvant s'aggraver à l'exercice et entraîner un risque pour le pratiquant et qui serait une contre-indication à la pratique du sport ;
- rechercher des facteurs incompatibles avec la pratique sportive intense (pour les sportifs concernés) ;
- **dépister des facteurs de risque de blessures** ;
- **donner des conseils de prévention** des blessures, de récupération, de nutrition, de lutte contre le dopage (prévention, information, éducation) ;
- **délivrer le certificat médical de non-contre-indication à la pratique du sport.**

A. Examen médical de non-contre-indication à la pratique du sport

Les grandes lignes de l'examen médical de non-contre-indication à la pratique du sport sont décrites ci-dessous, l'objectif étant qu'il soit le plus approfondi et soigné possible car il va aboutir à la rédaction d'un certificat médical qui engage la responsabilité professionnelle du médecin. Le médecin peut s'aider de l'interrogatoire et l'examen clinique type élaborés de manière consensuelle par la Société Française de Médecine de l'Exercice et du Sport (http://www.sfmes.org/sfmes/textes-utiles).

1. État civil et renseignements administratifs

Nom, prénom, date de naissance, latéralité, niveau d'étude ou profession, sports pratiqués actuellement et historique sportif (nombre d'années de pratique, club, niveau, volume de pratique...), médecin traitant, kinésithérapeute...

2. Interrogatoire

- Antécédents médicaux (épilepsie, myopie, diabète, cardiopathie, facteurs de risque cardiovasculaire, asthme, traumatisme crânien, maladies musculaires, pathologies neurologiques, maladies génétiques), traumatologiques (entorses récidivantes), chirurgicaux, familiaux (**mort subite**, coronaropathie, cardiopathie, accidents vasculaires cérébraux, HTA, diabète, pathologies de l'appareil locomoteur, maladies musculaires, maladies génétiques...), troubles de la coagulation...
- **Allergies**.
- Lecture du carnet de santé (maladies infantiles, recommandations médicales particulières, contre-indications médicamenteuses, supplémentations vitaminiques, **courbe de croissance staturo-pondérale** — contrôler l'âge du rebond d'adiposité).
- **Vaccinations** (tétanos, polio, BCG, DTP, coqueluche, ROR ; hépatite B non obligatoire mais vivement recommandé chez les sportifs de haut niveau ou dans les sports de combat).
- État pubertaire et sphère gynécologique (âge des premières règles, régularité des cycles, contraception...).
- Habitudes toxiques (tabac, alcool, dopage...).
- **Traitements médicamenteux et non médicamenteux** : antalgiques, anti-inflammatoires non stéroïdiens (AINS), traitements anticoagulants, compléments alimentaires, kinésithérapie, semelles orthopédiques... Pour les traitements figurant sur la liste de produits interdits par l'Agence Mondiale Antidopage, vérifier que l'athlète possède bien les éléments justifiant l'utilisation thérapeutique et qu'une **autorisation d'usage à des fins thérapeutiques** est mise en place si elle est nécessaire.
- Niveau scolaire, d'étude ou pratique professionnelle (horaires, stress...).
- Habitudes de vie : habitudes alimentaires (entretien diététique si nécessaire), habitudes de sommeil, temps de sédentarité (télévision et/ou jeux vidéo), nombre de déplacements avec distance et moyen de locomotion utilisé, hygiène corporelle...
- Antécédents sportifs et **pratique actuelle** : niveau (haut niveau, loisir, amateur, compétition), rythme, intensité, ludique ou compétition, objectifs, les conditions de pratique sportive (terrain, équipement, engagement dans un sport à catégorie de poids, conditions climatiques...), la motivation et le désir sportif...
- Contexte psychologique : fatigue chronique, signes de stress, troubles du sommeil, démotivation, problèmes familiaux et sociaux...
- **Signes fonctionnels (symptômes) au repos et à l'effort** : doléances du moment, douleur, signes fonctionnels cardiovasculaires (**douleur thoracique**, palpitations, **syncope**, **perte de connaissance**, gêne respiratoire...), signes fonctionnels de l'appareil locomoteur (**douleur**, boiterie, instabilité, raideur...).

3. Examen physique

Complet, systématique et soigneux, orienté par l'interrogatoire.

- Bilan morphologique : **poids, taille, indice de masse corporelle** (IMC), composition corporelle (impédancemétrie ou plis cutanés, estimation de la masse grasse et du poids idéal), envergure, empan (largeur d'une main ouverte, du bout du pouce jusqu'au bout du petit doigt), périmètre physiologique des membres supérieurs (bras et avant-bras) et inférieurs (cuisses et jambes).

- Évaluation de la croissance, développement psychomoteur, stade pubertaire (critères de Tanner).
- Appareil cardiovasculaire : fréquence cardiaque de repos, tension artérielle aux deux bras, recherche des pouls périphériques, **auscultation à la recherche de souffles cardiaques** et périphériques. Les Sociétés Française et Européenne de Cardiologie préconisent l'ECG de repos systématique à partir de 12 ans, répété tous les 3 ans jusqu'à 20 ans puis tous les 5 ans jusqu'à 35 ans.
- Appareil locomoteur : **troubles de la statique rachidienne** (symétrie des épaules, bascule du bassin, attitude scoliotique ou scoliose vraie, inégalité de longueur des membres), **troubles de la statique des membres inférieurs** (genu valgum ou varum), amplitudes articulaires, laxité articulaire (épaule, genou, cheville), **raideurs musculaires** (chaînes sous-pelviennes postérieures [ischio-jambiers] ou antérieures [quadriceps]), existence de points douloureux apophysaires (tubérosité tibiale antérieure = maladie d'Osgood-Schlatter ; calcanéum = maladie de Sever), examen podologique (hyperkératose traduisant un hyperappui, pieds creux ou plats).
- Appareil respiratoire, digestif, orifices herniaires.
- Examen neurologique : motricité, sensibilité, réflexes ostéotendineux, équilibre…
- Bilan ophtalmologique : acuité visuelle, vision des couleurs.
- Bilan ORL : tympans, sinus, acuité auditive…
- État bucco-dentaire : date de dernière visite chez le dentiste, panoramique, dents de sagesse, orthodontie, troubles de l'articulé dentaire…
- Aires ganglionnaires, paroi abdominale, organes génitaux, phanères…
- Analyse d'urine (glycosurie, albuminurie).

Connaissances

4. Examens paracliniques

Aucun examen paraclinique n'est indispensable chez le sujet jeune asymptomatique.

Si l'examen clinique révèle une (ou des) anomalie(s), des examens paracliniques pourront être demandés en fonction de l'interrogatoire et l'examen clinique, de même qu'un avis spécialisé : échocardiographie, ECG d'effort, VO_2max, mesures ventilatoires (exploration fonctionnelle respiratoire : spirométrie + courbe débit/volume)… Dans l'attente, le médecin ne rédigera alors pas le certificat médical de non-contre-indication, mais surtout il se doit de rédiger un certificat médical de contre-indication temporaire à la pratique du sport. Chez le jeune en période scolaire, il convient aussi de rédiger une dispense d'EPS. Chez le sportif professionnel, il convient de réaliser un arrêt de travail.

Si lors de l'examen médical, le médecin décèle des signes évoquant une pratique de dopage :

- il est tenu de refuser la délivrance du certificat médical de non-contre-indication à la pratique du sport ;
- il doit informer son patient des risques encourus et doit lui proposer de le diriger vers une Antenne Médicale de Prévention du Dopage, et doit en liaison avec celle-ci et en fonction des nécessités, lui prescrire des examens, un traitement ou un suivi médical adapté ;
- il doit transmettre obligatoirement au médecin responsable de l'Antenne médicale de prévention du dopage les constatations qu'il a faites. Il doit par ailleurs informer son patient de cette obligation de transmission qui est couverte par le secret médical.

Le non-respect de cette obligation est passible de sanctions disciplinaires.

Points clés

- L'examen clinique doit être complet, systématique, soigneux afin de rechercher des contre-indications à la pratique du sport.
- Sur le plan cardiovasculaire, il doit absolument rechercher les antécédents familiaux de mort subite et les souffles cardiaques; les Sociétés Française et Européenne de Cardiologie préconisent l'ECG de repos systématique à partir de 12 ans, répété tous les 3 ans jusqu'à 20 ans puis tous les 5 ans jusqu'à 35 ans.

B. Contre-indications à la pratique du sport

Elles peuvent être transitoires (temporaires) ou définitives (permanentes), totales ou partielles; elles peuvent être spécifiques d'un sport.

1. Contre-indications spécifiques d'un sport (liste non exhaustive)

- Sports de contact ou violent : perte d'un organe pair (œil, rein, gonade...), existence d'une splénomégalie, hémophilie, affections du tronc cérébral, traitement antivitamine K...
- Boxe : myopie.
- Sports aquatiques : comitialité.
- Plongée : diabète, pathologies ORL, myopie sévère.
- Sports de collision, haltérophilie, équitation : affection du rachis, traitement antivitamine K.

Dans certains sports (boxe, sport automobile...), un accident déclaré suspend automatiquement la licence, la reprise sportive et compétitive est subordonnée à un examen médical.

2. Contre-indications à la pratique sportive en général

Permanentes/absolues

Insuffisance respiratoire, cardiaque, rénale non stabilisées, affections auto-immunes sous traitements immunosuppresseurs, atteintes neurologiques et musculosquelettiques évolutives... Cependant, dans ce type de pathologies chroniques, la pratique d'activités physiques non compétitives sera encouragée, après bilan médical soigneux, si besoin initialement dans le cadre d'un programme de réentraînement à l'effort, notamment pour des sports avec une dépense énergétique modérée (marche à pied, golf...).

Temporaires

Phase aiguë d'une maladie : **fièvre** (+++), infectieuse (mononucléose infectieuse, tuberculose pulmonaire, néphrite, impétigo, gale, furonculose, syndromes viraux), inflammatoire (rhumatisme articulaire aigu, syndrome néphrotique), vaccinations non à jour, pathologies chroniques non équilibrées (diabète, maladies psychiatriques, comitialité, asthme non stabilisé...), pathologies de l'appareil locomoteur en cours de consolidation (plaque d'ostéosynthèse, fractures immobilisées, entorses graves...).

Un avis auprès de la commission médicale de la fédération du sport concerné peut être utile avant de décider d'une contre-indication à la pratique sportive.

À noter que chez l'enfant, la maigreur ou l'obésité, les souffles cardiaques anorganiques, hématurie ou protéinurie isolées ne constituent pas des contre-indications à la pratique sportive sous réserve de l'absence de pathologie sous-jacente et en fonction du grade.

Points clés

- Les contre-indications absolues définitives à la pratique d'une activité physique et sportive sont rares.
- La plupart du temps la pratique d'une activité physique et sportive reste possible sous réserve d'un bilan approfondi si nécessaire et d'un encadrement initial spécifique.

C. Certificat médical de non-contre-indication

Le certificat médical de non-contre-indication à la pratique du sport peut être rédigé et délivré par tout médecin docteur en médecine (thésé).
Le certificat médical de non-contre-indication à la pratique du sport ne s'établit qu'après un examen approfondi personnalisé, tenant compte de l'état de santé du sportif et de ses ambitions de pratique sportive.
Ce certificat est obligatoire pour pouvoir participer à des compétitions sportives ; sa périodicité est annuelle.

Le cadre juridique du certificat médical de non-contre-indication à la pratique du sport est dans le **Code du sport** :
Art L. 231-2-2. – Première licence sportive permettant la participation aux compétitions organisées par la fédération sportive subordonnée à la présentation d'un certificat médical datant de moins d'un an et attestant de l'absence de contre-indication à la pratique de la discipline sportive pour laquelle elle est sollicitée. Les fédérations peuvent, selon une fréquence qu'elles définissent, demander pour une nouvelle délivrance de licence la présentation d'un certificat médical.
Art L. 231-2. – Obtention ou renouvellement d'une licence sportive permettant la participation aux compétitions subordonnée à la présentation d'un certificat médical datant de moins d'un an et attestant l'absence de contre-indication à la pratique en compétition de la discipline ou activité sportive pour laquelle il a été sollicité.
Art. L. 231-2-1 – Pratique en compétition d'une discipline sportive à l'occasion d'une manifestation organisée par une fédération subordonnée à la présentation :
- d'un certificat médical de moins d'un an attestant l'absence de contre-indication à la pratique en compétition de cette discipline ou activité sportive ;
- d'une licence mentionnée au L. 231-2 portant attestation de la délivrance de ce certificat :
  - conditions particulières de délivrance pour certaines disciplines (« à risque »), liste et modalités fixées par arrêté ministère des Sports et de la Santé ;
  - délivrance du certificat mentionnée dans le carnet de santé.

Le contenu du certificat médical de non-contre-indication à la pratique du sport n'est pas figé, il peut être le suivant :
Je soussigné, docteur……… (Nom et prénom du médecin, numéro RPPS ou ADELI)
certifie, au terme de mon examen de Mr Mme Mlle……… (Nom et prénom du sportif), ne(e) le……… (date de naissance du sportif) demeurant……… (adresse du sportif)
n'avoir pas constaté à ce jour de signes cliniques apparents évocateurs de contre-indication médicale à la pratique de……… (sport pratiqué)
à l'entraînement, en loisir et en compétition (dans sa catégorie d'âge) :………
Certificat médical réalisé à la demande de Mr Mme Mlle……… et remis en main propre pour faire valoir ce que de droit.
Date, lieu, signature, tamponné par le cachet professionnel du médecin.

À noter : **en milieu scolaire, il existe une aptitude *a priori*** et seules les dispenses à l'activité sportive scolaire feront l'objet d'un certificat effectué par un médecin docteur en médecine (thésé) et visé par le médecin scolaire en cas de dispense prolongée.

D. Conseils, information, éducation, prévention

Durant cette visite médicale, il convient de dégager un temps pour prodiguer des **conseils adaptés pour une pratique sportive permettant le maintien voire l'amélioration de la santé** :

- hygiène de vie : repas équilibrés et adaptés aux modalités de la pratique sportive, qualité du sommeil, bonne hydratation, apport calcique suffisant, harmonie de l'emploi du temps (sport, travail, repos) ;
- conseils de récupération (repos, étirements, hydratation) ;
- équipement sportif de qualité et adapté, utilisation du matériel de protection (indispensable pour certains sports) ;

- environnement sportif sérieux et encadrement de qualité, suivi scolaire ;
- notion d'entraînement : échauffement, étirement, récupération… ;
- reconnaître et signaler une douleur anormale, des signes de fatigue… ;
- mettre en garde contre les dangers des conduites à risques et du dopage, évoquer avec le sportif la question de la consommation de produits à des fins de performance (motivations, risques, possibilités de performance sans consommation de produit…).

II. Bénéfices et inconvénients de la pratique d'activités physiques et sportives chez l'adulte

A. Bénéfices chez l'adulte

Les bénéfices de la pratique d'activités physiques et sportives pour la santé sont maintenant bien connus et supportés par de nombreuses études scientifiques. La pratique régulière d'activités physiques et sportives permet la diminution du risque de mortalité et morbidité notamment cardiovasculaire, l'allongement de l'espérance de vie, l'amélioration de la qualité de vie et de l'autonomie, la prévention des pathologies chroniques métaboliques (diabète, obésité), néoplasiques (cancers du côlon et du sein), neurologiques dégénératives (maladies d'Alzheimer, de Parkinson) et cognitives. La pratique d'activités physiques et sportives est aussi bénéfique pour l'appareil locomoteur par l'augmentation de la masse musculaire et des fonctions du muscle, l'augmentation des capacités physiques d'un individu, l'amélioration de la souplesse et de l'équilibre, et la prévention des pathologies de l'appareil locomoteur (arthrose, ostéoporose…). L'AP a également montré son intérêt dans le traitement et la prévention secondaire et tertiaire des diverses pathologies suscitées. La pratique d'activités physiques et sportives a un rôle sur le bon équilibre psychologique, il intervient sur les troubles de l'humeur, le comportement relationnel, la gestion du stress… Les bienfaits d'une activité physique quotidienne sont également importants sur le plan collectif et financier (diminution des dépenses de Sécurité sociale).

L'activité physique et sportive a donc un intérêt physique, psychologique et social. Mais pour être bénéfique, la pratique sportive doit être encadrée, surveillée et soumise à certaines règles, pouvant se résumer à une pratique « 3R » : Raisonnée, Régulière, Raisonnable (cf. Item 247 au chapitre 12).

B. Risques de la pratique d'activités physiques et sportives chez l'adulte

La **mort subite du sportif** représente le principal danger. Les étiologies sont différentes en fonction de l'âge et de l'origine ethnique :

- < 35 ans : dysplasie arythmogène du ventricule droit, lésions coronaires congénitales, cardiomyopathies hypertrophiques, myocardites, rupture aortique, AVC… ;
- > 35 ans : lésions coronaires athéromateuses, AVC.

À noter que l'ECG de repos associé à l'examen clinique dépisterait 60 % des cardiopathies responsables de morts subites contre 5 % pour l'examen clinique seul.

Au niveau de l'appareil locomoteur, les dangers de l'activité physique et sportive sont dus aux **traumatismes aigus** (chutes, chocs, traumatismes indirects…) ou aux **microtraumatismes**, étant liés à l'hyper-utilisation par des gestes répétés, à la nature du sport (sollicitation intensive des membres inférieurs, sport en charge, sports de pivot-contact…), à la charge d'entraînement (nombre d'heures par semaine [volume], intensité des entraînements la charge sur les articulations et les tendons en musculation), la nature des lésions de l'appareil locomoteur que le sujet peut présenter (osseuses, cartilagineuses, tendineuses, musculaires…). Pour une bonne protection de l'appareil locomoteur et un effet bénéfique du sport sur celui-ci, il conviendra de trouver « le juste milieu » entre le « trop » d'activité qui est nuisible et le « pas » qui n'apporte aucun bénéfice — en sachant qu'ils peuvent être ressentis dès 15 minutes de pratique par jour.

Les dangers du sport peuvent être dus à ses dérives telles que le **dopage**. Dans ce cas, les dangers seront induits par la pratique dopante (effets secondaires des produits, perturbations physiologiques et psychologiques, addictions et toxicomanies, troubles socioprofessionnels…), mais peuvent aussi être liés aux conduites addictives d'une manière générale.

Chez tout sportif, la pratique régulière devenant trop intensive peut entraîner un état de **surentraînement**. Le diagnostic de cet état clinique est important, car le traitement principal est simple : repos sportif complet ou relatif. Les **signes généraux de repos** suivant peuvent être des signes d'alerte : baisse des performances, perte de l'esprit de compétition, troubles du sommeil et de l'appétit, élévation de la fréquence cardiaque de repos et de la tension artérielle de repos, irritabilité, cortège de plaintes fonctionnelles (précordialgies, malaises…) avec des examens cliniques et complémentaires normaux. On peut également retrouver les **signes d'effort** suivants : plafonnement puis chute progressive des performances, hypoglycémie d'effort, fatigue précoce pour des efforts modérés, récupération plus longue et difficile après un effort habituel. Un questionnaire validé par la Société Française de Médecine de l'Exercice et du Sport peut apporter une aide au diagnostic mais aussi dans le suivi de la pathologie. La prise en charge conseillée est la suivante :

- **éliminer une pathologie intercurrente** (inflammatoire, infectieuse, néoplasique…) car le diagnostic de surentraînement est un diagnostic d'élimination ;
- **favoriser le repos sportif et général adapté à l'état de fatigue**, d'une durée variable (en fonction des signes), avec arrêt provisoire de toutes compétitions ; privilégier des séances de relaxation, un soutien psychologique, une vérification des habitudes alimentaires et de sommeil.

Une situation propre à l'athlète féminine est la « **triade** » **de l'athlète féminine**, pathologie complexe, multifactorielle, dans laquelle les désordres alimentaires prennent souvent une place importante. Elle est souvent mal diagnostiquée et difficile à prévenir. Elle associe : **aménorrhée, désordres alimentaires (anorexie, alternant parfois avec boulimie, phobies alimentaires…) et ostéoporose**. Cliniquement, elle se présente, plus souvent chez la jeune adulte ou l'adolescente, par : des fractures de fatigue récurrentes, une maigreur, un comportement compulsif, une faible estime de soi, un perfectionnisme, parfois une humeur dépressive…

Les facteurs de risques sont :

- des prédispositions générales : régime chronique et modifications pondérales de type « yoyo », faible estime de soi, famille décomposée, abus physique ou sexuel, perfectionnisme, manque de connaissance sur la nutrition du sportif ;
- des risques spécifiques au sportif : la pratique de la haute compétition (même si cette situation peut être également rencontrée chez des amateurs), sports artistiques ou à catégorie de poids, pression parentale, des entraîneurs, des juges pour perdre du poids, souhait de gagner à tout prix, identité personnelle liée au sport, surentraînement et/ou sous-alimentation.

Certains sportifs continuent par ailleurs la pratique malgré les blessures, ce qui aboutit parfois à un véritable tableau de « dépendance à l'exercice physique » entraînant une désocialisation.

Points clés

- Les recommandations actuelles (Inserm) sont 30 minutes d'activité physique modérée par jour 5 jours par semaine (ou 150 minutes d'activité physique modérée par semaine), auquel s'ajoute la pratique d'exercices de renforcement musculaire léger 2 fois par semaine, plus ou moins d'exercices d'équilibre, en particulier chez la personne âgée à risque de chutes.
- Chez l'adulte, l'activité physique et sportive a donc des bénéfices physiques, sanitaires, psychologiques et sociaux. Les principaux risques de la pratique sportive concernent l'appareil cardiovasculaire et locomoteur, et peuvent être dans la majorité des cas prévenus par un examen clinique préventif soigneux et l'adaptation de l'activité en fonction des recommandations (150 minutes d'activité physique modérée par semaine) et de l'individu.

III. Bénéfices et inconvénients de la pratique d'activités physiques et sportives chez l'enfant

A. Particularités de l'enfant

L'enfant est un être en croissance et en évolution constante, donc particulièrement fragile et vulnérable. Étant en croissance, il est prédisposé à des lésions spécifiques qui vont concerner avant tout les zones de cartilage de croissance, qui risqueront de compromettre la croissance de la zone atteinte. L'enfant n'est pas un adulte miniature, mais un individu à part entière qui a sa propre spécificité et sa propre physiologie qu'il faut respecter. Il est aussi un adulte en devenir : un accident pourrait laisser des cicatrices définitives ou pouvant compromettre irrémédiablement son avenir.

L'enfant est *a priori* considéré comme apte à la pratique du sport et seule la mise en évidence d'une contre-indication lors de l'examen clinique peut remettre en cause cette présomption d'aptitude. La visite médicale va avoir comme objectif principal d'éliminer les principales contre-indications inhérentes à l'activité physique, nécessaire à la pratique normale et non dangereuse du sport. L'examen médical doit prendre le temps nécessaire, doit être complet, afin de ne pas omettre une éventuelle contre-indication.

Le médecin devra prendre en compte les spécificités :

- du sport (technique, niveau, catégorie d'âge, condition, volume et intensité de pratique…);
- de l'enfant (troubles morphologiques, risques traumatiques aigus ou chroniques…).

La conclusion de la visite médicale de non-contre-indication se fera en fonction des exigences médicales du sport envisagé et des aptitudes et spécificités de l'enfant.

B. Bénéfices chez l'enfant

Chez l'enfant, la pratique d'activités physiques et sportives a des bénéfices pour le développement physique, intellectuel, social et psychologique, l'épanouissement, l'intégration du schéma corporel, le contrôle postural, la coordination, l'équilibre, la latéralité, l'orientation dans l'espace…

Les **bénéfices** sont donc :

- **physique** : développement musculaire harmonieux, meilleure répartition des masse grasse et masse maigre, meilleur pic de masse osseuse;
- **psychologique et intellectuel** : le sport va permettre à l'enfant d'acquérir son autonomie, d'affirmer son schéma corporel, d'améliorer sa coordination motrice et temporo-spatiale, de gérer les tensions quotidiennes, d'améliorer ses capacités de concentration, de trouver un meilleur équilibre;
- **social** : le sport est une école de tolérance, de courage, de persévérance, d'esprit d'équipe, de respect de soi, des autres et des règles; il aide à mieux se connaître, à connaître les autres et leurs différences;
- **thérapeutique** : le sport (ou les activités physiques et sportives) est devenu un complément thérapeutique indispensable dans les pathologies chroniques et pour tout handicap.

C. Risques liés à la pratique du sport chez l'enfant et leur prévention

Les risques chez l'enfant sont liés :

- au non-respect de la spécificité de l'enfant : organisme en croissance, pas adulte en miniature;

- au non-respect de la physiologie de l'enfant : bon apprentissage et bonne exécution du geste sportif, maturation de l'appareil locomoteur, maturation de l'appareil cardiovasculaire, maturation des filières énergétiques ;
- au défaut de dépistage et à la non-prise en compte de la douleur : la douleur est le premier signe de souffrance par surutilisation physique chez l'enfant ;
- au défaut de prise en compte des facteurs prédisposant à la pathologie : morphologie, environnement sportif, équipement mal adapté, non-utilisation des équipements de protection, manque d'encadrement et de surveillance, mauvaise hygiène de vie (diminution des temps de repos, alimentation non équilibrée, carences…), pathologie éventuelle (cardiovasculaire, pathologie chronique, aiguë, traumatique…) ;
- à l'entraînement sportif intensif (ESI) : plus de 10 heures de pratique par semaine chez les enfants de plus de 10 ans, et à partir de 6 heures par semaine avant 10 ans ; un enfant soumis à un ESI est un enfant à risque qu'il convient de suivre régulièrement.

Chez l'enfant, l'appareil locomoteur est en croissance. Les maladies de croissance du jeune sportif sont fréquentes dans cette période de fragilité de 9 à 15 ans. Ces pathologies vont se présenter par une douleur d'une extrémité osseuse, d'apparition progressive ou brutale lors de la pratique sportive, d'horaire mécanique, toujours bénigne mais d'évolution souvent longue. Cinquante zones ont été décrites ; les plus fréquentes sont les apophysoses de croissance, principalement au niveau du genou (maladie d'Osgood-Schlatter), du talon (maladie de Sever) et du rachis (maladie de Scheuerman). Les causes sont la répétition des mêmes gestes, les sols durs et les chaussures inadaptées, les raideurs tendino-musculaires. Ces pathologies peuvent être prévenues en variant les gestes et les situations sportives, avec un équipement adapté, par la pratique des étirements, et surtout en ne négligeant pas les plaintes de l'enfant.

Points clés

- Chez l'enfant, l'activité physique et sportive a donc des bénéfices physiques, psychologiques, psychomoteurs et sociaux.
- Les principaux risques concernent les appareils cardiovasculaire et locomoteur, la croissance, et la fragilité psychologique, mais peuvent être dans la majorité des cas prévenus par un examen clinique préventif soigneux et une adaptation de la pratique aux spécificités de l'enfant.

IV. Besoins nutritionnels chez le sportif

L'AP entraîne une augmentation de la dépense énergétique au-dessus de la dépense énergétique de repos. La nutrition du sportif doit donc répondre aux besoins nutritionnels spécifiques qui découlent des réponses physiologiques à l'exercice et de leur enchaînement ; ces apports jouent un rôle important afin d'optimiser les réponses physiologiques à l'entraînement. Pour cela, le sportif doit adapter ses apports au quotidien, aussi bien en quantité, qualité, que répartition dans la journée (repas, collations, etc.), mais aussi dans la saison (période de compétition, période de préparation physique, intersaison, arrêt ou blessure…). **Les caractéristiques des besoins nutritionnels du sportif sont globalement les mêmes que pour l'ensemble de la population** (cf. item 45 « Alimentation et besoins nutritionnels du nourrisson et de l'enfant » et item 246 « Prévention primaire par la nutrition chez l'adulte et l'enfant »), **mais en quantité suffisante pour couvrir l'augmentation des besoins/dépenses énergétiques et le processus de récupération**.

Les besoins en macronutriments sont dépendants du niveau d'activité physique. Il faut distinguer le sportif occasionnel (besoins équivalents à ceux de la population générale : glucides 50 %, lipides 35 %, protéines 15 %), du sportif avec une activité physique régulière (≥ 3 fois par semaine). Il est également important de distinguer sportif d'endurance et sportif de force.

A. Glucides

Les glucides sont le principal substrat énergétique pour une intensité d'exercice élevée. Ils permettent le maintien de la glycémie au cours de l'exercice et la recharge en glycogène musculaire et hépatique après l'exercice :

- *pour un sportif d'endurance*, les besoins en glucides varient entre 5 et 10 grammes par kg de poids de corps et par jour (g/kg/jour), soit 55 à 65 % de l'apport énergétique total quotidien (AETQ). Les besoins glucidiques sont fonction de l'activité physique, de l'intensité et de la durée de l'entraînement, et de critères individuels. Ils ne doivent pas être inférieurs à 4 g/kg/jour au risque d'altérer la performance ;
- *pour un sportif de force*, les apports glucidiques doivent être d'au moins 50 % de l'apport énergétique total quotidien pour assurer les synthèses en protéines musculaires.

B. Lipides

Les lipides sont utilisés préférentiellement comme substrats énergétiques lors d'exercice d'intensité modérée (40 % à 60 % de VO_2max) et de longue durée, et donc lors de la pratique de sports d'endurance. Ils jouent un rôle de médiateur de l'inflammation, qui participe à la réparation des dommages cellulaires rencontrés lors des sports d'endurance notamment de longue durée. De plus, certains acides gras polyinsaturés entrent dans la constitution des membranes cellulaires et contribuent au processus de régénération cellulaire. Si les apports en lipides sont insuffisants ou au contraire trop importants, il n'y a pas de bénéfice en termes de performance. Souvent délaissés au profit des glucides chez les sportifs, **leur apport ne doit pas être inférieur à 15 % des AETQ**. La recommandation se situe entre 1,2 et 1,5 g/kg/jour. Il convient de faire attention aux repas riches en lipides juste avant un exercice, car cela peut affecter les performances : la digestion des lipides est longue, souvent associée à des signes digestifs. Enfin, comme dans la population générale, il est recommandé de limiter les apports en acides gras saturés à 25 % des apports lipidiques et de veiller à la qualité des lipides ingérés.

C. Protéines

Les protéines ont un intérêt essentiellement structural, pour la croissance musculaire et la régénération des tissus :

- *chez le sportif de force,* le développement de la masse musculaire (sprinteur, haltérophile...) nécessite une augmentation des apports protéiques aux alentours de 1,8 g/kg/jour. Des apports supérieurs à 3 g/kg/jour n'ont aucun bénéfice en termes de développement musculaire. Il est nécessaire de limiter dans le temps les périodes d'augmentation importante de la consommation protéique, le maintien de la masse musculaire étant obtenu pour des apports de 1,3 à 1,5 g/kg/jour. Les apports glucidiques doivent être suffisants pour assurer une disponibilité optimale en énergie, nécessaire afin d'assurer la synthèse des protéines musculaires ;
- *chez le sportif d'endurance*, les apports protéiques sont légèrement supérieurs aux ANC (apports nutritifs conseillés) pour des efforts soutenus (> 1 heure) et répétés (> 3 fois par semaine), pour permettre la régénération des tissus lésés durant l'exercice. D'un point de vue énergétique, ils peuvent être utilisés en cas d'exercice de durée très prolongée et/ou lors d'une déplétion préalable des réserves de glycogène. La stratégie alimentaire devra permettre d'éviter cette situation contraire à l'optimisation de la performance.

D. Eau et électrolytes

Les apports en eau et électrolytes sont indispensables pour remplacer les pertes pendant l'exercice (sueur). La déshydratation diminue la performance bien avant la sensation de soif, et expose au risque d'accident (« coup de chaleur »). Une baisse des performances physiques et mentales est observée dès une perte de poids corporel de 2 % et s'aggrave au-delà. À l'exercice, la soif n'est pas un critère de l'importance de la déshydratation. Il est donc recommandé de débuter une épreuve sportive dans un état de normohydratation (assez facilement contrôlable en vérifiant la couleur des urines qui doivent être claires) et de s'hydrater régulièrement au cours de l'effort (au minimum 0,6–0,8 litre par heure, en fonction de la température, du type de sport, et des caractéristiques individuelles). Après l'effort, il est conseillé de boire l'équivalent du poids perdu pendant l'activité physique, auquel on ajoute 40 % : une perte de 1,5 kg, imposera de consommer un volume de boisson de 2,1 litres. Les pertes sudorales entraînent une perte en électrolytes. De fortes concentrations de sodium (20-80 mmol/l) sont perdues lors des débits sudoraux intenses. La baisse du niveau de sodium plasmatique est un facteur de fatigue et de diminution de la performance. Des hyponatrémies symptomatiques (< 136 mmol/l) aux conséquences mortelles ont pu être observées en cas d'hydratation massive avec une eau non minéralisée pendant des efforts très prolongés (> 8–10 heures). Il est donc recommandé d'ajouter 20 à 30 mEq/l (équivalent de 0,6 à 1 g/l) de sodium dans la boisson de l'effort pour des efforts de plus de 3 heures.

Les boissons de l'effort font l'objet de recommandations claires et se justifient essentiellement pour des efforts de plus d'une heure. Seuls l'eau, les glucides (20 à 80 g/l suivant les conditions climatiques et la durée de l'épreuve) et le sel (0,6 à 1 g/l) ont fait la preuve de leur efficacité sur le maintien de la performance sportive et la prévention des conséquences physiopathologiques des efforts de longue durée. Elles sont à distinguer des boissons énergisantes qui ne présentent pas d'effet sur l'amélioration des performances physiques ou psychiques chez le sportif et qui pourraient mêmes être dangereuses lors de la pratique sportive (tachycardie et troubles du rythme liés à la caféine, accidents neurologiques, troubles digestifs).

E. Micronutriments

Concernant les micronutriments, il faut retenir que les besoins en vitamines et minéraux (et en antioxydants) des sportifs sont les mêmes que ceux de la population générale (ANC) et sont assurés par une alimentation variée et équilibrée. Certains de ces besoins peuvent être un peu augmentés, notamment chez le sportif d'endurance avec pratique intensive. Cependant, l'augmentation des apports énergétiques qui résulte de cette pratique intensive du sport permet d'assurer les apports nécessaires, à condition que l'alimentation soit variée et riche en agrumes. Il faut prêter une attention particulière aux sportifs qui limitent leurs apports alimentaires (sports à catégories de poids, sports à composante esthétique) s'exposant à des carences responsables de contre-performances en plus d'effets néfastes sur la santé. La consommation de compléments alimentaires n'est justifiée que pour compléter des apports nutritionnels insuffisants (en fer notamment) ou en cas de mauvaise disponibilité des aliments ou de pratique du sport en conditions extrêmes. En revanche, pour la majorité des compléments alimentaires, l'utilisation à des fins de supplémentation n'améliore pas la performance.

Enfin, la recherche puis l'utilisation de compléments alimentaires aux effets prétendument « miracle » peut mettre le sportif sur la voie des conduites dopantes.

Chez le jeune sportif, les apports alimentaires sont d'autant plus majorés que le jeune est en croissance. Ainsi, tous les apports énergétiques et nutritionnels seront augmentés pour pallier les dépenses énergétiques et favoriser la récupération mais aussi de croissance.

Recommandations d'apport

En parallèle des apports spécifiques nécessaires à la couverture des besoins énergétiques et plastiques, on peut édicter des recommandations d'apport qui permettront d'optimiser les performances. Les conseils nutritionnels à apporter à un individu préparant une compétition sportive, à savoir les apports nutritionnels avant, pendant et après la course, peuvent être les suivants :

- avant : état d'hydratation correct (vérification des urines claires) et constitution d'un stock optimal de glycogène (augmentation de la consommation de glucides et diminution de la quantité de lipides 3 jours avant la compétition) ; fin du dernier repas 3 heures avant l'effort : ce dernier sera riche en glucides lents, pauvre en lipides et protides, suivi d'une hydratation régulière (100 ml toutes les 30 minutes, en fonction des conditions climatiques), voire d'une ration d'attente sous forme de collation à base de glucides semi-rapide régulière ou de boisson énergétique adaptée, n'apportant pas plus de 20–40 g/l de glucides (au maximum jusqu'à la dernière heure avant l'effort) ;
- pendant : hydratation régulière (0,6–0,8 l/h), sous forme d'eau ou de boisson énergétique pour les efforts supérieurs à 1 heure afin d'assurer des apports énergétiques et reminéraliser ;
- après : compenser rapidement les pertes liquidiennes et reconstituer les réserves en glycogène (en consommant notamment 60–80 g de glucides dans les 30 minutes après l'effort où la resynthèse glycogénique est maximale). La récupération musculaire impose un apport en protéines rapides, qui reposera principalement sur la consommation de protéines solubles du lait (15 g dans les 30 minutes qui suivent la fin de la course) ou de 20 g de lait écrémé.

Points clés

- Les apports nutritionnels chez le sportif doivent couvrir l'augmentation des besoins/dépenses énergétiques et le processus de récupération.
- Le sportif occasionnel a des besoins équivalents à ceux de la population générale : glucides 50 %, lipides 35 %, protéines 15 %.
- Pour le sportif régulier (≥ 3 fois par semaine), les apports recommandés sont les suivants :
  - glucides : pour un sportif d'endurance, entre 5 et 10 g/kg/jour, soit 55 à 65 % de l'apport énergétique total quotidien (AETQ), pas moins de 4 g/kg/jour au risque d'altérer la performance ; pour un sportif de force, au moins 50 % de l'AETQ pour assurer les synthèses en protéines musculaires ;
  - lipides : pas moins de 15 % des AETQ, entre 1,2 et 1,5 g/kg/jour en limitant les apports en acides gras saturés à 25 % des apports lipidiques et veiller à la qualité des lipides ingérés ;
  - protéines : chez le sportif de force, augmentation des apports aux alentours de 1,8 g/kg/jour. Des apports supérieurs à 3 g/kg/jour n'ont aucun bénéfice. Le maintien de la masse musculaire est obtenu pour des apports de 1,3 à 1,5 g/kg/jour. Les apports glucidiques doivent être suffisants pour procurer l'énergie nécessaire à la synthèse des protéines musculaires. Chez le sportif d'endurance, les apports protéiques sont légèrement supérieurs aux ANC pour des efforts soutenus (> 1 heure) et répétés (> 3 fois par semaine) ;
  - eau et électrolytes : débuter une épreuve dans un état de normohydratation et s'hydrater régulièrement au cours de l'effort (au minimum 0,6 litre par heure). Après l'effort, boire l'équivalent du poids perdu pendant l'AP, auquel on ajoute 40 %. Ajouter 20 à 30 mEq/l (équivalent de 0,6 à 1 g/l) de sodium dans la boisson de l'effort pour des efforts de plus de 3 heures.

V. Précautions et contre-indications à la pratique sportive intensive

A. Risques de la pratique sportive intensive

Les risques de la pratique sportive intensive sont les mêmes que ceux qui ont été développés dans les sections sur les inconvénients et dangers de la pratique sportive chez l'adulte et l'enfant. Cependant, la pratique sportive intensive ou non raisonnée peut augmenter la fréquence de survenue de ces risques. Les dérives liées au sport intensif et de haut niveau (pressions familiales, des entraîneurs, des responsables de clubs, des médias, financières…) peuvent potentialiser ces risques.

Chez l'enfant, les risques de la pratique sportive intensive seront engendrés par le non-respect de sa spécificité et de sa physiologie. Les risques de la pratique sportive intensive peuvent être : biomécaniques (ostéochondrose, périostites, arrachement, fracture de fatigue…), risque pour la croissance staturo-pondérale, retentissement pubertaire (aménorrhée primaire et secondaire), carences nutritionnelles, retentissement psychologique (stress invalidant, troubles de la conduite alimentaire, troubles du comportement alimentaire, syndrome dépressif…), dopage, entraînement abusif, maltraitance.

B. Précautions

La prévention de la santé des sportifs pratiquant une activité sportive intense passe par un suivi médical régulier et attentif, et un environnement du sportif sain et à l'écoute. Le suivi médical pourra consister en :

- une visite médicale de début de saison ;
- associée à des visites régulières durant l'année ;
- une prise en charge adaptée des éventuelles déficiences mises en évidence lors des visites ;
- une prise en charge rapide et précoce des petites plaintes pour éviter la chronicisation.

Les sportifs de haut niveau sur les listes ministérielles bénéficient d'un suivi médical réglementaire défini par un cadre légal et adapté en fonction de la discipline sportive pratiquée (décret du 6 février 2004 et arrêté du 11 février 2004, suivi de l'arrêté modificatif du 16 juin 2006). Ce suivi médical réglementaire fait partie des éléments mis en place pour protéger la santé des sportifs.

C. Contre-indications à la pratique sportive intensive

Hormis les pathologies ou circonstances détaillées dans la section « Contre-indications à la pratique sportive », on peut ajouter comme contre-indication à la pratique sportive intense :

- une douleur chronique ou une faiblesse de l'appareil locomoteur ;
- une immaturité physique et/ou psychique ;
- un trouble psychologique ou psychiatrique ;
- certaines activités sportives par leurs contraintes biomécaniques et leurs risques traumatiques.

Pour en savoir plus

Bensahel H. Aptitude de l'enfant au sport, de l'école à la compétition. L'enfant et la pratique du sport. Paris : Masson ; 1998.

Bigard X, Guezennec Y. Nutrition du sportif. Paris : Masson ; 2003.

Brunet-Guedj E, Brunet B, Girardier J, Moyen B. Médecine du sport. 7e édition Paris : Masson ; 2006.

Dupuis J, Daudet G. Médecine du sport de l'enfant et de l'adolescent. Paris : Ellipses; 2001.

Synthèse et recommandations Inserm : Activité physique, contextes et effets sur la santé. Éditions Inserm : Expertise collective; 2008.

Jousselin E. Les certificats médicaux de non contre-indication à la pratique du sport. Paris : Masson; 2006, Laboratoire Genévrier.

Muff G, Rivière D, Lecocq J. Sport et santé. Aptitude aux sports chez l'enfant et chez l'adulte. Besoins nutritionnels chez le sportif. Rev Prat 2013; 63 : 861–70.

Rochcongar P, Rivière D, Monod H, Rodineau J, Amoretti R. Médecine du sport pour le praticien. 5e édition, Paris : Elsevier-Masson; 2013.

Viton J-M, Delarque A, Coudreuse J-M, et al. Sport et santé. Aptitude aux sports chez l'enfant et chez l'adulte. Besoins nutritionnels chez le sportif. Service de Médecine du Sport, AP-HM, Faculté de Médecine de Marseille. Polycopié de la faculté de Médecine de Marseille; 2003.

Apports en protéines : consommation, qualité, besoins et recommandations. Afssa, 2007.
http://www.afssa.fr/Documents/NUT-Ra-Proteins.pdf

Avis relatif à l'évaluation des risques liés à la consommation de boissons dites « énergisantes », ANSES, 2013.
https://www.anses.fr/sites/default/files/documents/NUT2012sa0212.pdf

CHAPITRE

14

Sauvegarde de justice, curatelle, tutelle

Patrick Dehail

Item 8 Éthique médicale.

Objectifs pédagogiques

- Décrire les principes éthiques et les modalités pratiques de la protection des malades vulnérables (tutelle, curatelle, sauvegarde de justice, mandat de protection future).

I. Tutelle, curatelle, sauvegarde de justice

La maladie, le handicap, l'accident peuvent altérer les facultés d'une personne et la rendre incapable de défendre ses intérêts ou d'assumer certains actes de la vie civile. Le juge des tutelles (tribunal d'instance) peut alors décider d'une mesure de protection juridique par laquelle une autre personne l'aide à protéger ses intérêts. La protection doit être **la moins contraignante possible** et en priorité être exercée **par la famille**.

La loi prévoit trois régimes distincts de protection :

- la sauvegarde de justice ;
- la curatelle ;
- la tutelle.

A. Cadre législatif et réglementaire

La nouvelle loi, votée le 5 mars 2007, est entrée en application à partir de janvier 2009.

Les principaux points sont :

- le **renforcement du rôle des familles** dans la gestion des mandats de protection ;
- au-delà des biens, le **renforcement des mesures de protection à la personne** en particulier dans le cadre des tutelles ;
- la durée limitée dans le temps : **révision régulière et systématique des mesures prises** ;
- la création du métier de « **mandataire judiciaire à la protection des majeurs** » : nécessité d'obtention d'un certificat national de compétence, d'un agrément et d'une inscription sur liste dressée par le préfet ;
- la création du **mandat de protection future** afin que chacun acquière la possibilité d'organiser par anticipation sa propre protection (cf. *infra*, II. Le mandat de protection future) ;

- de manière anecdotique, la suppression du motif de mise sous protection pour raison de prodigalité, intempérance ou oisiveté !

B. La sauvegarde de justice

1. Définition et personnes concernées

La sauvegarde de justice représente la mesure de protection la plus « légère », de courte durée et susceptible d'être rapidement mise en œuvre. Elle est déclenchée dans différents cas de figure.

Besoin de représentation temporaire

Il s'agit d'une personne majeure souffrant d'une affection entraînant des déficiences ou limitations d'activité temporaires (ou à l'issue incertaine) susceptibles d'entraver ses capacités à protéger ses intérêts et/ou assumer les actes de la vie civile.

Par exemple : coma, confusion...

Situation d'attente avant mise en place d'une représentation durable

Dans ce cas, la sauvegarde de justice est déclenchée afin de protéger la personne rapidement, avant la mise en place d'une mesure plus protectrice et plus durable (tutelle ou curatelle). Les personnes concernées ont une altération considérée comme durable de leurs facultés mentales, cognitives ou corporelles empêchant l'expression de leur volonté.

Par exemple : certains patients aphasiques, démence...

2. Procédures de mise en œuvre

Il existe deux procédures de déclenchement d'une sauvegarde de justice.

La sauvegarde par déclaration médicale

Le médecin traitant ou le médecin de l'établissement de santé où se trouve la personne peuvent faire une demande d'ouverture d'une sauvegarde de justice auprès du procureur de la République.

Attention ! cette déclaration ne suffit pas : elle doit obligatoirement être accompagnée d'un **certificat médical circonstancié établi par un médecin autorisé** (liste établie par le procureur de la République), psychiatre ou gériatre suivant les cas. Cette expertise médicale est à la charge du requérant. À noter que la loi stipule que « *nul ne peut être à la fois médecin-expert et médecin traitant pour un même malade* ».

La sauvegarde sur décision du juge des tutelles

Dans ce cas, le juge répond à une demande pouvant émaner de différentes personnes :

- la personne à protéger elle-même ;
- la personne avec qui elle vit en couple ;
- un membre de sa famille ;
- un proche entretenant des relations étroites et stables avec elle.

Là encore, la demande doit être accompagnée d'un **certificat médical circonstancié établi par un médecin autorisé**, qui décrit l'altération des facultés de la personne.

Dans la mesure du possible, le juge auditionnera le majeur à protéger ainsi qu'éventuellement ses parents ou proches. Le juge peut également ordonner une enquête sociale complémentaire.

3. Effets de la mesure

La sauvegarde permet de contester certains actes contraires aux intérêts du majeur, qu'il aurait passés pendant la sauvegarde de justice, soit en les annulant, soit en les corrigeant.

Par exemple, si la personne à protéger a signé des devis exorbitants ou a réalisé des achats inconsidérés… Ces actes peuvent être annulés au-delà du délai légal de rétractation.

Mais la personne sous sauvegarde de justice conserve le droit d'accomplir tous les actes de la vie civile, sauf ceux éventuellement confiés à un mandataire spécial nommé par le juge (par exemple, pour l'utilisation d'un placement bancaire…). La personne sous sauvegarde de justice conserve également ses droits civiques.

4. Fin de la mesure

La sauvegarde de justice ne peut dépasser 1 an, renouvelable une fois par le juge des tutelles. La durée totale ne peut donc excéder 2 ans.

La sauvegarde de justice cesse :

- soit à l'expiration du délai pour laquelle elle a été prononcée (1 an en général, mais la durée peut être plus courte) ;
- soit sur décision du juge des tutelles, lorsque le majeur reprend possession de ses facultés (à l'appui d'un nouveau certificat médical) ou lorsque les actes pour lesquels elle a été ordonnée ont été accomplis ;
- soit par l'ouverture d'une mesure de curatelle ou de tutelle (personne protégée ayant des facultés altérées de manière durable).

Remarque : Avant la fin de la mesure, toute personne autorisée à demander l'ouverture d'une mesure de protection juridique des majeurs peut adresser au juge des tutelles une demande de réexamen.

C. La curatelle

1. Définition et personnes concernées

La curatelle est une mesure de protection intermédiaire, destinée à protéger un majeur qui, sans être hors d'état d'agir lui-même, a besoin d'être conseillé ou contrôlé de manière durable dans certains actes de la vie civile.

> Il peut s'agir par exemple de patients présentant une aphasie ou un syndrome démentiel avec déficit cognitif modéré…

2. Procédure de mise en œuvre

L'ouverture d'une curatelle peut être demandée au juge des tutelles par la personne à protéger elle-même, son conjoint, un membre de sa famille, un proche entretenant des relations étroites et stables avec elle. En revanche, le médecin traitant ou hospitalier n'a ici pas d'autre prérogative que d'effectuer un éventuel signalement (dit « **avis** ») pour décrire la situation qui justifierait le déclenchement d'une curatelle (de même que pour une tutelle).

La demande doit par ailleurs comporter (outre l'identité de la personne à protéger) :

- le **certificat médical circonstancié** établissant l'altération des facultés de la personne, établi par un **médecin autorisé** (psychiatre ou gériatre) ;
- l'énoncé des faits qui appellent cette protection.

La demande est adressée au juge des tutelles du tribunal d'instance dont dépend le lieu de résidence du majeur à protéger. Le juge auditionne le majeur (si cela est possible) et examine la requête.

Il entend également la personne qui a fait la demande et éventuellement des membres de la famille ou des proches.

Le juge nomme un **curateur** qui est choisi **en priorité parmi la famille ou les proches** de la personne à protéger. Si le juge l'estime nécessaire, la curatelle est confiée à un professionnel « **mandataire judiciaire à la protection des majeurs** ». Le cas échéant, la curatelle peut être divisée par le juge entre un curateur chargé de la protection de la personne et un curateur chargé de la gestion du patrimoine.

Le curateur est tenu de rendre compte de l'exécution de son mandat à la personne protégée et au juge. En cas de curatelle renforcée (cf. *infra*), il doit remettre chaque année au greffier en chef du tribunal d'instance un compte rendu de sa gestion.

Remarque : En cas d'ouverture ou de refus de mettre fin à une curatelle, la personne protégée elle-même ou toute personne habilitée à demander sa mise sous curatelle peut faire appel de la décision.

3. Effets de la mesure

Ce que la personne protégée peut faire seule

Une personne protégée par une curatelle prend seule les décisions relatives à sa personne (comme changer d'emploi) si son état le permet. Elle choisit son lieu de résidence et a le droit d'entretenir librement des relations personnelles. Elle conserve le droit de vote (mais est inéligible). Elle peut demander ou renouveler un titre d'identité, rédiger un testament. Elle peut accomplir seule les actes d'administration (effectuer des travaux d'entretien dans son logement…) ou de gestion simples (gestion du compte bancaire, souscription d'une assurance, règlement de dépenses courantes…).

Ce que la personne ne peut pas faire sans l'assistance ou l'autorisation du curateur

La personne sous curatelle doit obtenir l'autorisation du curateur ou, à défaut, celle du juge pour se marier, ou être assistée de son curateur pour conclure un Pacs.

Elle doit être assistée de son curateur pour accomplir des actes de disposition (par exemple, vendre un bien immobilier) ou réaliser des actes importants de gestion (placement ou retraits de capitaux, souscription d'un emprunt…). En pratique, l'autorisation du juge est également requise pour ces actes importants.

La personne protégée peut faire des donations avec l'assistance de son curateur.

4. Durée et fin de la mesure

Le juge fixe la durée, qui ne peut excéder 5 ans. Au terme de la durée fixée, il peut décider de la renouveler si l'altération des facultés du majeur protégé apparaît irrémédiable. L'avis du médecin, inscrit sur la liste établie par le procureur de la République, est nécessaire.

La mesure peut prendre fin :

- à tout moment si le juge décide qu'elle n'est plus nécessaire, à la demande du majeur ou de toute personne habilitée à demander une mise sous tutèlle, après expertise médicale ;
- à l'expiration de la durée fixée, en l'absence de renouvellement ;
- si une mesure de tutelle remplace la tutèlle.

5. Différents degrés de curatelle

Curatelle simple

Elle correspond à la description faite dans la section précédente.

Curatelle renforcée

Le curateur perçoit les ressources de la personne et règle l'ensemble des dépenses. Le curateur doit rendre compte au juge, chaque année, de sa gestion. Les effets de cette mesure sont proches de ceux de la tutelle mais la personne protégée conserve ses droits civiques dans le cas d'une curatelle renforcée.

Curatelle aménagée

Le juge énumère les actes que la personne peut faire seule ou non. Il s'agit d'une adaptation personnalisée.

D. La tutelle

1. Définition et personnes concernées

La tutelle est la mesure de protection la plus complète. Elle a pour conséquence d'entraîner une incapacité civile quasi totale. Elle est ouverte lorsque la personne a besoin d'être représentée de manière continue dans les actes de la vie civile du fait d'une altération permanente et sévère des facultés mentales ou corporelles empêchant l'expression de sa volonté.

Par exemple : démences avec troubles cognitifs sévères, états végétatifs persistants…

2. Procédure de mise en œuvre

Elle est identique à celle de la curatelle. La désignation d'un **tuteur** par le juge des tutelles suit les mêmes règles que celles appliquées à un curateur. Le tuteur doit rendre annuellement compte de sa gestion au juge des tutelles.

3. Effets de la mesure

Ce que la personne protégée peut faire seule

Une personne protégée par une tutelle prend seule les décisions relatives à sa personne dans la mesure où son état le permet. Elle choisit notamment son lieu de résidence et a le droit d'entretenir librement des relations personnelles.

La tutelle n'entraîne pas la privation de l'autorité parentale.

Ce que la personne ne peut pas faire sans l'assistance ou l'autorisation du tuteur ou du juge

Tous les autres actes de gestion, d'administration ou de disposition nécessitent l'intervention du tuteur qui représente alors légalement la personne protégée. L'autorisation du juge des tutelles est également requise notamment pour les actes importants de disposition (vente d'un bien immobilier, placement bancaire…), donation, actes testamentaires… La personne sous tutelle ne peut pas se marier ou se pacser sans l'avis du juge. Elle perd son droit de vote.

4. Durée et fin de la mesure

Le juge fixe la durée, qui ne peut excéder 5 ans. Au terme de la durée fixée, il peut décider de la renouveler si l'altération des facultés du majeur protégé apparaît irrémédiable. L'avis du médecin, inscrit sur la liste établie par le procureur de la République, est nécessaire.

La mesure peut prendre fin :

- à tout moment si le juge décide qu'elle n'est plus nécessaire, à la demande du majeur ou de toute personne habilitée à demander une mise sous tutelle, après expertise médicale ;
- à l'expiration de la durée fixée, en l'absence de renouvellement ;
- si une mesure de curatelle remplace la tutelle.

II. Le mandat de protection future

> *« Le mandat de protection future permet à une personne (mandant) de désigner à l'avance la ou les personnes (mandataires) qu'elle souhaite voir être chargées de veiller sur sa personne et/ou sur tout ou partie de son patrimoine, pour le jour où elle ne serait plus en état, physique ou mental, de le faire seule. Le mandat peut aussi être établi pour autrui par les parents souhaitant organiser à l'avance la défense des intérêts de leur enfant souffrant de maladie ou de handicap. »*

Le mandat est un contrat libre : le mandant choisit à l'avance quelle sera l'étendue des pouvoirs du (ou des) mandataires. Il peut s'agir d'un mandat notarié ou d'un mandat sous seing privé.

Tant que le mandat n'a pas pris effet, le mandant peut le révoquer ou le modifier, et le mandataire peut y renoncer.

Le mandat prend effet lorsque la personne ne peut plus pourvoir seule à ses intérêts : cela doit être **médicalement constaté** par un médecin inscrit sur une liste établie par le procureur de la République.

Points clés

- La sauvegarde de justice s'adresse aux personnes qui requièrent d'être représentées de manière temporaire. Il peut s'agir également d'une solution d'attente pour une mesure de protection plus durable (curatelle ou tutelle). Elle peut être déclenchée rapidement et permet le réexamen *a posteriori* d'actes et d'engagements pris durant la période de sauvegarde. Durée : 1 an ; renouvelable une fois.
- La curatelle s'adresse à des personnes présentant des déficiences cognitives ou corporelles qui empêchent l'expression de leur volonté et qui, sans être hors d'état d'agir elles-mêmes, ont besoin d'être conseillées ou contrôlées dans les actes de la vie civile. Il existe différents types de curatelle (simple, aménagée, renforcée). Non éligible, la personne peut voter. Durée maximale : 5 ans ; renouvelable.
- La tutelle est la mesure de protection la plus complète. Elle a pour conséquence d'entraîner une incapacité civile quasi totale. Elle est ouverte lorsque la personne a besoin d'être représentée de manière continue dans les actes de la vie civile du fait d'une altération permanente et sévère des facultés mentales ou corporelles empêchant l'expression de sa volonté. Non éligible, la personne ne peut voter. Durée maximale : 5 ans ; renouvelable.
- La loi du 5 mars 2007 octroie un rôle plus important aux familles dans la gestion des mandats de protection. Le métier de mandataire judiciaire à la protection des majeurs a été créé de même que le mandat de protection future.

Pour en savoir plus

	« Service-public.fr » : http://vosdroits.service-public.fr/particuliers/N155.xhtml

II

Entraînements

**Sous la coordination
de Patrick Dehail, Dominic Pérennou**

CHAPITRE

15

Cas cliniques

Énoncés et questions

Cas clinique 1

Une femme de 63 ans, veuve depuis 3 ans, avec une fille habitant à l'étranger, présente des difficultés à la marche qui s'accentuent progressivement. La patiente vous signale avoir des difficultés à terminer ses courses. À l'interrogatoire, elle signale un ralentissement de la marche. Elle dit avoir tendance à piétiner, l'équilibre lui semble plus précaire. Elle se sent ralentie pour l'ensemble de ses mouvements. Elle ne présente pas d'autre antécédent médical ; elle mesure 1,62 m pour 54 kg.

Question 1

Sur les seules données de l'interrogatoire, le trouble de la marche décrit peut correspondre :

- **A** À une boiterie de Trendelenburg.
- **B** À un steppage.
- **C** À une boiterie avec salutation.
- **D** À un trouble de la marche d'origine extrapyramidale.
- **E** À un trouble de la marche d'origine pyramidale.

Question 2

Vous évoquez un trouble de la marche d'origine extrapyramidale. Vous recherchez à l'examen clinique :

- **A** Une augmentation du ballant des bras.
- **B** Un raccourcissement du pas.
- **C** Une attitude en flexion.
- **D** Un frottement des pieds au sol.
- **E** Une cadence de pas diminuée.

Question 3

Un traitement médicamenteux est prescrit. Vous proposez une prise en charge en masso-kinésithérapie. Les principes que vous proposerez sont les suivants :

- **A** Un renforcement moteur sur les quadriceps aux membres inférieur.
- **B** Un renforcement moteur sur les fléchisseurs du rachis au tronc.
- **C** Des exercices de relevé de sol.
- **D** Une décomposition des tâches motrices pour l'habillage.
- **E** Un travail de la marche fondé sur l'augmentation de la vitesse.

Question 4

Concernant l'activité physique chez cette patiente :

- **A** Un travail soutenu sur bicyclette ergométrique est indiqué.
- **B** L'important est d'obtenir un exercice aérobie.
- **C** L'exercice aérobie augmente la production de dopamine endogène.
- **D** L'exercice aérobie diminue l'absorption de dopamine exogène.
- **E** L'exercice aérobie diminue l'utilisation de dopamine exogène.

Question 5

La patiente suit vos conseils. Elle est nettement améliorée par l'association du traitement médicamenteux et du traitement associé proposé. Trois ans plus tard, elle décrit des épisodes douloureux du genou droit qui surviennent surtout le soir. Vous évoquez une arthrose de genou. Vous lui proposez la prise en charge suivante :

- **A** Un renforcement musculaire du quadriceps droit.
- **B** Une infiltration locale de corticoïdes.
- **C** L'utilisation d'une canne simple à droite.
- **D** Un traitement antalgique symptomatique.
- **E** Un arrêt de l'activité physique.

Question 6

Vous revoyez la patiente quatre ans plus tard, elle est de plus en plus limitée dans ses activités de la vie quotidienne malgré l'optimisation des traitements médicamenteux. La douleur du genou droit devient quasi permanente. Il n'y a pas eu de modification de sa morphologie. Elle vous présente la radiographie suivante :

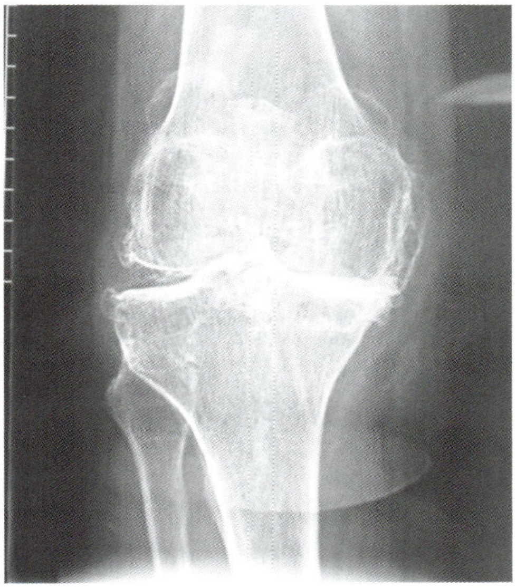

Vous adoptez l'attitude suivante :
A Continuer le renforcement du quadriceps.
B Proposer l'utilisation de deux cannes anglaises.
C Continuer le travail soutenu sur bicyclette ergométrique.
D Orienter la patiente vers un chirurgien orthopédiste.
E Travail proprioceptif péri-articulaire du genou droit.

Question 7
La patiente est opérée : pose d'une prothèse totale du genou droit. En postopératoire, la prise en charge rééducative reposera sur les éléments suivants :
A Objectif d'antalgie du genou (EVA < 3).
B Objectif d'amplitude articulaire en flexion de genou : 70°.
C Objectif d'amplitude articulaire en extension de genou : 0°.
D Obtenir une stabilité active du genou.
E Obtenir une autonomie de marche avec utilisation des escaliers (10 marches).

Question 8
Les objectifs de rééducation sont atteints. La patiente peut regagner son domicile. À la sortie, vous souhaitez évaluer les risques de chute. Quels sont les facteurs de risque de chute chez cette patiente ?
A L'âge.
B La probable polymédication.
C Le fait de vivre seule.
D Les troubles de la marche d'origine mixte : orthopédique et neurologique.
E L'hypotension orthostatique probable.

Question 9
Pour évaluer le risque de chute, vous pouvez utiliser l'échelle ou les échelles suivantes :
A L'échelle de Rankin.
B Le *Timed Up and Go* test.
C Le test de Tinetti.
D La grille AGGIR.
E Le score de Barthel.

Question 10
Devant ce risque de chute, vous prenez les mesures suivantes :
A Optimiser le demi-tour sur place.
B Limiter l'activité physique.
C Favoriser la réalisation de tâches simultanées.
D Proposer un entraînement d'utilisation de la canne simple.
E Proposer une adaptation du domicile.

Question 11
Deux mois plus tard, la patiente fait une chute. Elle se présente avec une douleur de la hanche droite. La radiographie de hanche est la suivante :

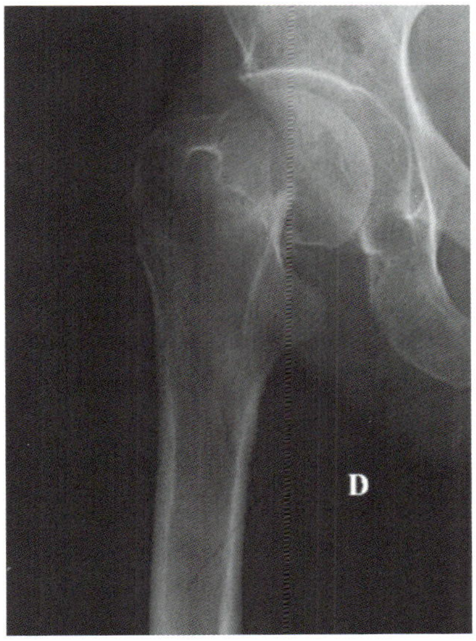

La patiente est mise en traction pendant quelques jours en raison d'une contre-indication opératoire temporaire (évaluée à trois jours). Les constantes vitales sont les suivantes : pression artérielle à 134/83 mm Hg ; saturation en oxygène de 98 %.
Les régions particulièrement exposées au risque d'escarre sont :
A La région trochantérienne.
B Le talon droit.
C Le sacrum.
D La région ischiatique.
E La région malléolaire.

Question 12
Les facteurs de risque d'escarre que vous identifiez chez cette patiente sont :
A L'immobilisation.
B L'obésité.
C L'hypoxie.
D L'akinésie.
E L'« incontinence » liée à l'immobilisation.

Question 13

Pour évaluer le risque d'escarre chez cette patiente, vous pouvez utiliser :

A L'échelle de Waterlow.
B Le score de Glasgow.
C Le score de Barthel.
D L'échelle de Norton.
E La MIF (mesure d'indépendance fonctionnelle).

Question 14

Vous mettrez en place les préventions de trouble de décubitus suivantes :

A Surmatelas statique.
B Prescription d'héparines de bas poids moléculaire à dose curative.
C Prescription de bandes de contention.
D Une kinésithérapie respiratoire.
E Un accompagnement aux mobilisations actives des membres supérieurs.

Question 15

Au bout de 24 heures, vous constatez la lésion suivante (talon gauche, ne s'efface pas à la vitropression) :

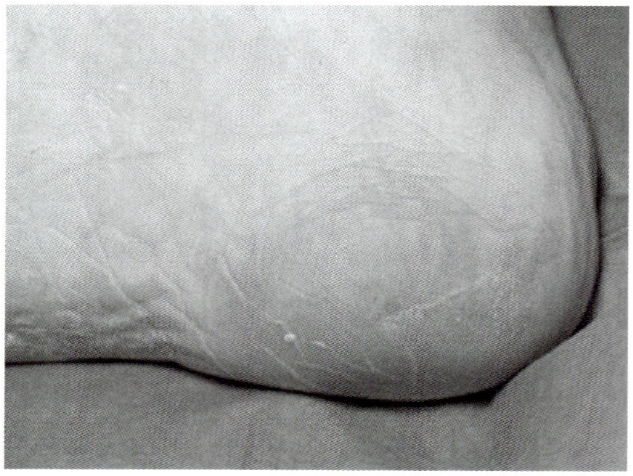

Vous proposez la prise en charge suivante :

A Effleurages de la zone érythémateuse.
B Mise en place d'un pansement hydrocellulaire.
C Détersion mécanique.
D Mise en place d'un surmatelas dynamique.
E Surélévation du talon gauche.

Cas clinique 2

Vous êtes médecin dans un service de rééducation et vous recevez Monsieur X., âgé de 24 ans, victime 3 semaines plus tôt d'un accident de moto avec traumatisme crânien et du bras droit. La TDM cérébrale initiale retrouvait une contusion frontale droite et plusieurs pétéchies réparties dans les deux hémisphères cérébraux (pas d'indication neurochirurgicale). La radiographie du bras droit retrouvait une fracture déplacée de la diaphyse humérale, pour laquelle Monsieur X. a bénéficié d'une réduction-ostéosynthèse.

L'examen clinique est difficile car Monsieur X. n'est pas coopérant. Il comprend très bien vos questions mais met un temps infini à y répondre. À l'examen, vous retrouvez : une escarre sacrée, une hémiparésie gauche, une faiblesse de l'extension active du poignet droit (sans déficit de la mobilisation passive). Une sonde nasogastrique et une sonde urinaire sont en place.

Il est employé de bureau à la mairie, marié, sans enfant.

Question 1

Parmi les éléments suivants, lesquels sont à ranger parmi les déficiences ?

A Dépendance vis-à-vis d'une sonde nasogastrique.
B Dépendance vis-à-vis d'une sonde urinaire.
C Faiblesse de l'extension active du poignet droit.
D Fracture de l'humérus.
E Hémiparésie gauche.

Question 2

L'escarre sacrée se présente comme une phlyctène de 3 cm de diamètre à contenu séreux. Quel est le stade de cette escarre ?

A 0.
B I.
C II.
D III.
E IV.

Question 3

Parmi les professionnels listés ci-dessous, à qui pouvez-vous demander un bilan de déglutition avant d'envisager l'ablation de la sonde nasogastrique ?

A Ergothérapeute.
B Kinésithérapeute.
C Orthophoniste.
D Psychomotricien.
E Aucun des professionnels ci-dessus.

Question 4

L'orthophoniste du service vous confirme la présence de troubles de la déglutition. *A priori*, ils devraient encore persister pendant quelques semaines. Parmi les options suivantes, quelles sont les solutions envisageables ?

A Garder la sonde nasogastrique.
B Mettre en place une sonde gastrique transpariétale (sonde de gastrostomie).
C Adapter la texture des aliments.
D Utiliser de l'eau gélifiée pour l'hydratation.
E Mettre en place une nutrition parentérale par voie veineuse.

Question 5

Vous prescrivez une reverticalisation progressive. Elle sera réalisée sur table de verticalisation par les kinésithérapeutes. Quelle mesure non médicamenteuse est indispensable afin de diminuer le risque de chute tensionnelle importante lors de la première séance de verticalisation ?

Question 6

Vous envisagez le sevrage de la sonde urinaire. Quelle étape intermédiaire pouvez-vous prescrire avant le sevrage définitif? (peniflow) HETEROSONDAGE

Question 7

Le déficit de l'extension active du poignet droit est probablement lié au traumatisme d'un tronc nerveux. Lequel?

A Nerf axillaire.
B Nerf médian.
C Nerf musculo-cutané.
D Nerf radial.
E Nerf ulnaire.

Question 8

Après quelques jours de prise en charge dans votre service, le personnel soignant vous précise que Monsieur X. ne prend aucune initiative dans les actes élémentaires de la vie quotidienne alors qu'il en serait capable. Il parle peu, ne s'intéresse à rien, a tendance à agripper tout ce qui passe à sa portée (comme les blouses des aides-soignants). À quel syndrome neurocognitif cela correspond-il?

A Syndrome de l'hémisphère majeur.
B Syndrome de l'hémisphère mineur.
C Syndrome frontal.
D Syndrome occipital.
E Syndrome temporal.

Question 9

Les troubles cognitifs de ce patient rentrent dans le cadre d'un syndrome frontal. Parmi les professionnels suivants, lesquels peuvent assurer l'évaluation et la prise en charge de ces troubles cognitifs?

A Ergothérapeute.
B Kinésithérapeute.
C Neuropsychologue.
D Orthophoniste.
E Psychologue clinicien.

Question 10

À un mois de l'accident, la récupération est en cours mais encore incomplète, tant au plan physique que cognitif. La principale gêne motrice est à la marche, liée à la faiblesse de la commande motrice des muscles releveurs du pied gauche. La flexion dorsale active du pied est possible dans toute l'amplitude, mais uniquement lorsque le mouvement est réalisé dans un plan horizontal (absence de pesanteur). À quelle cotation de la commande motrice cela correspond-il?

A 1.
B 2.
C 3.
D 4.
E 5.

Question 11

Parmi les échelles cliniques suivantes, laquelle ou lesquelles peuvent être utilisées pour évaluer le niveau d'autonomie de Monsieur X.?

A ASIA.
B Barthel.
C Frankel.
D Indice algofonctionnel de Lequesne.
E MIF.

Question 12

L'échelle clinique MIF permet d'évaluer :

A L'autonomie.
B La dépendance.
C La qualité de vie.
D Le handicap.
E Les déficiences.

Question 13

Deux mois après l'accident, Monsieur X. peut marcher seul avec une canne et une attelle releveur (anti-steppage) au pied gauche. Les troubles cognitifs se sont en grande partie amendés. Vous décidez de le passer en secteur d'hospitalisation de jour de rééducation (3 jours par semaine). Il utilise encore ponctuellement un fauteuil roulant manuel. Le kinésithérapeute qui l'a pris en charge dans le service pense qu'il pourra se passer du fauteuil roulant d'ici quelques semaines mais qu'il devra encore utiliser une canne et une attelle de releveur pendant plusieurs mois encore. Quelles prescriptions faites-vous?

A Achat d'une attelle de releveur de série (pas réalisée sur mesure) sur ordonnance simple.
B Achat d'une attelle de releveur de série (pas réalisée sur mesure) sur ordonnance sécurisée.
C Achat d'une attelle de releveur de série (pas réalisée sur mesure) sur ordonnance de grand appareillage.
D Achat d'une canne sur ordonnance simple.
E Location d'un fauteuil roulant sur ordonnance simple.

Question 14

À 3 mois de l'accident, seuls persistent le déficit des releveurs à gauche et de discrets troubles de l'orientation (MMS = 26/30). La marche est possible avec l'attelle de releveur. Une canne simple est nécessaire pour les longues distances. La prise en charge en hospitalisation de jour touche à sa fin et vous recevez en entretien l'épouse du patient en vue de sa sortie définitive. Elle vous confirme qu'il va beaucoup mieux mais qu'il a une tendance compulsive à faire des achats importants sur l'Internet. Vous décidez de mettre en place une mesure de protection juridique. Laquelle allez-vous demander?

A Curatelle.
B Mandat de protection future.
C Sauvegarde de justice en urgence en attendant la mise en place d'une curatelle que vous demandez dans le même temps.
D Sauvegarde de justice en urgence en attendant la mise en place d'une tutelle que vous demandez dans le même temps.
E Tutelle.

Question 15

Vous demandez une sauvegarde de justice et sollicitez un collègue psychiatre pour compléter le dossier de demande de protection juridique. À qui faudra-t-il adresser ce dossier? procureur de rép

A Au commissaire de police.
B Au juge du tribunal de grande instance.
C Au maire.
D Au préfet.
E Au procureur de la République.

Question 16

Un an plus tard, vous revoyez Monsieur X. en consultation de contrôle, accompagné par son épouse. Il n'utilise plus de fauteuil roulant ni de canne, mais utilise encore une attelle de releveurs pour les grandes distances. Madame X. vous indique qu'il a retrouvé son niveau antérieur au plan cognitif. Ceci est confirmé par un bilan neuropsychologique réalisé quelques jours plus tôt et qui est dans les normes. La mesure de protection juridique vous paraît donc à présent inutile. Le couple vous interroge sur la procédure à suivre pour y mettre fin. Quelles sont les options possibles ?

A Adresser un certificat à la préfecture.
B Adresser un certificat au commissariat de police.
C Adresser un certificat au juge des tutelles.
D Adresser un certificat au procureur de la République.
E Aucune démarche n'est nécessaire dans ce cas précis.

Question 17

Lors de cette même consultation, Monsieur X. vous indique qu'il aimerait reprendre la conduite automobile. Pour cela, il envisage d'acheter une voiture à boîte de vitesses automatique (commande des pédales au pied droit). Il vous demande s'il y a une démarche particulière à entreprendre. Que lui conseillez-vous ?

A Pas de conseil particulier à donner, il peut reprendre la conduite automobile.
B Prendre rendez-vous avec la commission médicale du permis de conduire à la préfecture.
C Prendre rendez-vous avec la commission médicale du permis de conduire à la préfecture, sachant que vous êtes dans l'obligation d'informer cette commission du cas de Monsieur X.
D Repasser son permis de conduire car c'est obligatoire dans son cas.
E Prendre si possible quelques cours de conduite sur véhicule adapté (boîte automatique).

Cas clinique 3

Monsieur L., 42 ans, est hospitalisé en chirurgie orthopédique *via* les urgences suite à une chute d'une échelle de 2 mètres. Il n'y a pas eu de traumatisme crânien. Il se plaint d'une douleur intense à la hanche droite et au coude droit, responsables d'une impotence fonctionnelle totale. L'examen clinique retrouve une déformation du membre inférieur droit faisant suspecter une fracture de l'extrémité supérieure du fémur. Il présente également une luxation du coude droit.
Monsieur L. n'a pas d'antécédent particulier, est marié, a deux enfants (5 et 9 ans) et travaille comme paysagiste. Il est droitier et vit dans une maison avec un étage.

Question 1

En ce qui concerne son membre inférieur droit, quelle(s) déformation(s) devrait-on retrouver ?

A Adduction.
B Abduction.
C Raccourcissement.
D Rotation interne.
E Rotation externe.

Question 2

Les radiographies réalisées en urgence montrent une fracture pertrochantérienne droite, ainsi qu'une luxation du coude droit avec fracture de la tête radiale.
Concernant les fractures de l'extrémité supérieure du fémur, quelle(s) réponse(s) est (sont) exacte(s) ?

A Le risque d'ostéonécrose est le plus élevé pour les fractures trochantériennes.
B Les fractures trochantériennes sont classées selon la classification de Garden.
C Il existe une zone de fragilité osseuse au niveau du col fémoral (triangle de Ward).
D L'extrémité supérieure du fémur est composée majoritairement d'os trabéculaire.
E La consolidation osseuse se fait mieux pour les fractures trochantériennes.

Question 3

Le patient est pris en charge au bloc opératoire le jour même. Une ostéosynthèse par clou gamma est réalisée au niveau du fémur et une réduction avec ostéosynthèse de la tête radiale est réalisée au niveau du coude, suivie d'une immobilisation par plâtre brachio-anté-brachial (BAB). L'appui est autorisé à 100 % sur le membre inférieur droit, mais Monsieur L. est pour le moment trop douloureux pour être levé. À J10 de l'intervention, l'élève infirmier(e) du service s'interroge sur plusieurs points. Quelle(s) réponse(s) est (sont) exacte(s) ?

A La prévention d'escarres doit comprendre des postures alternant décubitus dorsal et décubitus latéral.
B La prévention des complications thromboemboliques impose une contention veineuse.
C La pose d'une sonde à demeure compensera l'impossibilité du patient de se rendre seul aux toilettes.
D La prévention des complications thromboemboliques par prophylaxie médicamenteuse n'est pas nécessaire.
E La reverticalisation sera impossible tant que les douleurs n'auront pas totalement disparu.

Question 4

Citez une échelle d'évaluation du risque d'escarre utilisable chez ce patient. NORTON

Question 5

Concernant le coude et la surveillance sous plâtre, quelle(s) réponse(s) est (sont) exacte(s) ?

A Une immobilisation par plâtre entraîne souvent des paresthésies du membre immobilisé.
B Le plâtre du patient doit être laissé en place 3 mois.

C Le plâtre du patient doit être laissé en place encore 6 semaines. 4 Sem.
D Une immobilisation par plâtre impose un examen clinique systématique du patient à la 48e heure.
E Une immobilisation par plâtre impose une éducation du patient.

Question 6

Le patient est admis à J6 en rééducation ortho-traumato. Il existe une perte de poids de 3 kg. La cicatrisation n'est pas encore acquise au niveau de sa hanche (écoulement séreux avec petite désunion). Il est encore douloureux et son moral n'est pas bon. Les amplitudes articulaires sont limitées au niveau de la hanche droite. Le testing musculaire est normal hormis un psoas droit à 3/5 et un quadriceps droit à 4/5. Pas de déficit sensitif. Il n'est pas encore autonome pour la marche et se déplace en fauteuil roulant double main courante à gauche (plâtre BAB droit).
Quelle est votre prescription pour le kinésithérapeute du service ?

A Physiothérapie antalgique sans utilisation d'ultrasons.
B Mobilisations passives et actives de la hanche gauche.
C Travail de la marche entre les barres parallèles avec l'aide du kinésithérapeute.
D Travail de la marche avec l'aide de deux cannes anglaises.
E Balnéothérapie.

Question 7

Quels métiers participeront aux mesures thérapeutiques ?

A Ergothérapeute.
B Diététicien(ne).
C Infirmière.
D Psychologue.
E Médecin du travail.

Question 8

Quelles limitations d'activités suivantes retenez-vous selon la classification internationale du fonctionnement (CIF) ?

A Il ne peut pas bouger son coude droit.
B Il ne peut pas marcher.
C Il ne peut pas rentrer à son domicile.
C Il ne peut pas reprendre son travail.
D Il ne peut pas rejouer au football.

Question 9

Pour évaluer la dépendance de Monsieur L., vous utilisez la mesure d'indépendance fonctionnelle (MIF). Quelles sont les caractéristiques de cette échelle ?

A Il s'agit d'une échelle générique.
B Un score élevé signifie que le patient ne peut pas rentrer à domicile. → 100% = Aide Totale
C Elle permet de suivre la récupération fonctionnelle.
D Chaque item est évalué par un score en six niveaux.
E Elle mesure le niveau de dépendance du patient.

Question 10

Concernant votre testing musculaire, quelle(s) réponse(s) est (sont) exacte(s) ?

A Une cotation à 5/5 correspond à une force musculaire normale.
B Une cotation à 3/5 correspond à une force musculaire permettant un mouvement en l'absence de pesanteur, dans toute l'amplitude.
C Une cotation à 4/5 correspond à une force musculaire permettant un mouvement contre résistance.
D Une cotation à 1/5 correspond à une contraction visible n'entraînant aucun mouvement.
E Une cotation à 0/5 correspond à une absence de contraction.

Question 11

Monsieur L. se plaint d'une douleur du mollet droit survenue depuis plusieurs heures. Que recherchez-vous à l'examen clinique pour argumenter en faveur d'une thrombose veineuse profonde ?

A Une douleur à la palpation du mollet droit.
B Un œdème bilatéral des membres inférieurs.
C Une manœuvre de Homans positive.
D Une augmentation de la chaleur locale du côté douloureux.
E Une diminution du ballottement du mollet douloureux.

Question 12

Plusieurs semaines plus tard, les progrès du patient lui permettent de reprendre la marche avec une canne simple. Quels professionnels peuvent faire la prescription de cette canne simple ?

A Médecin généraliste.
B Médecin spécialiste de médecine physique et réadaptation.
C Ergothérapeute.
D Kinésithérapeute.
E Infirmier.

Question 13

Le patient arrive désormais à marcher 200 m avec une canne simple. Quels sont les éléments pertinents pour évaluer sa marche ?

A Mesure de la vitesse de marche.
B Mesure des longueur et largeur du pas.
C Test de marche des 200 m.
D Test de marche des 6 minutes.
E Vidéo de marche.

Question 14

Après ablation du plâtre, les amplitudes articulaires au coude droit sont 120°/–15°. Quelle(s) est (sont) la (les) significations de ces angles ?

A Extension – 15°.
B Flessum de coude de 120°.
C Flessum de coude de 15°.
D Extension 15°.
E Flexion 120°.

Cas clinique 4

Monsieur Z., 55 ans, sans antécédent notable en dehors d'une hypertension artérielle traitée et d'un tabagisme (20 paquets-années), est hospitalisé en urgence pour une hémiparésie gauche de survenue brutale. Le diagnostic posé est celui d'accident vasculaire cérébral (AVC) par infarctus sylvien droit étendu. Il bénéficie d'une thrombolyse réalisée en unité neurovasculaire, puis est orienté à J10 en service de MPR.

Question 1

La mesure d'indépendance fonctionnelle (MIF) à l'entrée en rééducation est 37. L'externe du service vous interroge sur la MIF. Vous lui décrivez les caractéristiques de cette échelle, qui sont :

A Son score maximal est de 126.
B C'est une échelle à dix-huit items.
C Chaque item est évalué de 1 à 7.
D C'est une échelle de déficience.
E Son score le plus élevé signifie « indépendance sans supervision ».

Question 2

Quelles mesures thérapeutiques suivantes sont nécessaires pour la prévention des complications de l'hypomobilité et du décubitus ?

A Héparine bas poids moléculaire (HBPM).
B Bandes de contention veineuse jusqu'en racine de cuisse.
C Détection des troubles de la déglutition.
D Mobilisation précoce.
E Matelas de type ordinaire (catégorie 0).

Question 3

Concernant l'incontinence urinaire et la sonde à demeure posée le jour de l'AVC puis changée régulièrement, vous préconisez :

A Désondage immédiat.
B Désondage programmé.
C Maintien de sonde à demeure.
D Calendrier mictionnel.
E Autosondages.

Question 4

Dans le même temps, vous souhaitez verticaliser rapidement Monsieur Z. Quelles techniques utilisez-vous ?

A Piscine.
B Barres parallèles.
C Position assise au lit.
D Maintien prolongé en fauteuil roulant.
E Maintien en position debout par un dispositif.

Question 5

Les mesures précédentes ne sont pas suffisantes pour permettre la verticalisation de Monsieur Z., en raison d'une hypotension orthostatique sévère. Quelles mesures pourraient s'avérer utiles ?

A Monitoring tensionnel durant la verticalisation.
B Contention élastique des membres inférieurs.
C Inclinaison progressive sur table.
D Diminution du traitement antihypertenseur.
E Augmentation de façon progressive de la durée de verticalisation.

Question 6

La récupération motrice est évaluée par un testing manuel qui note que l'extension du genou gauche est à 3/5 et que les releveurs du pied gauche sont à 1/5. À quelles capacités parmi les suivantes correspondent ces scores ?

A L'extension du genou se fait contre résistance.
B L'extension du genou se fait dans toute l'amplitude.
C L'extension du genou se fait contre pesanteur.
D La flexion dorsale active de cheville est inférieure à 90°.
E La flexion dorsale active de cheville est impossible.

Question 7

La récupération de la marche est également gênée par une spasticité du membre inférieur gauche. Quelles sont les caractéristiques de cette hypertonie spastique ?

A Apparaît dans les premières heures après l'AVC.
B Plastique.
C Dépend de la vitesse d'étirement.
D Majorée par une lésion cutanée (escarre).
E Prédomine sur les extenseurs (flexion plantaire).

Question 8

Les troubles de la marche sont importants, liés à l'altération de la commande motrice, la spasticité, les troubles de la sensibilité et les troubles du schéma corporel. Parmi les propositions suivantes, lesquelles correspondent aux caractéristiques d'une marche spastique ?

A Fauchage.
B Varus de l'arrière-pied.
C Démarche festinante.
D Démarche talonnante.
E Équin avec accrochage du pied au sol.

Question 9

En vue d'interventions thérapeutiques pour améliorer la marche de Monsieur Z., vous réalisez une quantification des paramètres spatiotemporels du pas. Vous comparez ces données aux valeurs normales attendues. Parmi les propositions suivantes, quelles sont celles décrivant une marche normale pour cet âge ?

A Vitesse de 1 m/s.
B Longueur du cycle de marche de 1,4 m.
C Double appui représentant 5 % du cycle de marche.
D Attaque du pas par le talon.
E Phase oscillante représentant 40 % du cycle.

Question 10

Vous envisagez le programme de rééducation suivant pour l'autonomie de déplacement : effectuer des injections de toxine botulique pour traiter la spasticité du membre inférieur gauche, confectionner une orthèse sur mesure pour lutter contre l'équin et le

varus, apprentissage de marche avec canne, déambulation intermittente en fauteuil roulant à propulsion manuelle pour les 8 semaines à venir.
Que pourrait faire le kinésithérapeute ?

A Réaliser l'injection de toxine botulique.
B Intensifier la rééducation.
C Prescrire l'orthèse.
D Prescrire la canne.
E Prescrire le fauteuil roulant.

Question 11

Concernant le fauteuil roulant, vous pouvez prescrire :

A Une propulsion par commande bimanuelle.
B Une propulsion par double main courante à droite.
C Une propulsion par double main courante à gauche.
D Une propulsion par commande pendulaire gauche.
E Des repose-pieds en option.

Question 12

Le patient conserve un handicap moteur important. Vous préparez le retour à domicile et aidez Monsieur Z. et sa famille à solliciter une prestation compensatrice du handicap (PCH). Parmi les propositions suivantes sur l'attribution de la PCH, lesquelles sont vraies ?

A Décision de la maison départementale des personnes handicapées (MDPH).
B Soumise à condition de ressource.
C Peut financer une aide ménagère à son domicile.
D Peut financer l'adaptation d'un poste de conduite automobile.
E Peut financer une partie des travaux visant à rendre la salle de bains accessible.

Cas clinique 5

Un patient de 57 ans, cadre supérieur dans une grande entreprise, vous consulte pour une lombalgie associée à une sciatalgie droite apparues depuis dix jours. L'épisode fait suite à une partie de tennis particulièrement soutenue. Il est en arrêt de travail depuis cette date, alité une grande partie de la journée sur les conseils d'un ami qui a eu la même chose deux ans auparavant. La douleur lombaire et la radiculalgie sont évaluées à 5/10 sur l'EVA malgré la prise de 4 g de paracétamol par jour. Dans ses antécédents, on note une hypertension artérielle traitée par amlodipine.

Question 1

Dans l'hypothèse d'un conflit disco-radiculaire L5 isolé, quels sont les éléments que vous pouvez trouver à l'examen clinique ?

A Un signe de Lasègue positif.
B Une manœuvre de Barré positive.
C Un réflexe rotulien aboli.
D Une diminution de force de l'extenseur commun des orteils.
E Une limitation des amplitudes passives de la hanche droite.

Question 2

L'examen clinique est en faveur d'une lombo-radiculalgie droite de trajet L5 sans signe de gravité. Vous ne retenez pas d'indication chirurgicale en urgence. Que lui prescrivez-vous ?

A Des manipulations vertébrales réalisées par un chiropracteur.
B Des antalgiques de palier 2.
C Un traitement anti-inflammatoire.
D Une infiltration foraminale L3-L4.
E Poursuite du repos au lit strict jusqu'à sédation des douleurs.

Question 3

Quels éléments doivent obligatoirement figurer sur votre ordonnance de kinésithérapie ?

A Région à traiter.
B Diagnostic médical.
C Nombre et fréquence des séances de kinésithérapie.
D Identification du prescripteur.
E Techniques de kinésithérapie à mettre en œuvre.

Question 4

Après deux mois de kinésithérapie, le patient n'est que partiellement amélioré. Son voisin lui a parlé d'un ami ergothérapeute qui est « qualifié dans la rééducation du rachis ». Il vous demande une prescription pour effectuer de la rééducation avec cet ergothérapeute. Quelles sont les propositions justes ?

A L'ergothérapie est une spécialisation de la kinésithérapie.
B Les ergothérapeutes peuvent exercer en ville.
C Les séances d'ergothérapie ne sont pas remboursées par la Sécurité sociale.
D Les ergothérapeutes interviennent exclusivement pour la rééducation des mains.
E Il faut demander au kinésithérapeute de prescrire les séances d'ergothérapie.

Question 5

Le lendemain de la consultation, le patient vous appelle pour majoration de ses lombalgies et de sa radiculalgie. Il présente également une forte douleur sus-pubienne qui évoque un globe vésical. Quels éléments de l'examen clinique sont en faveur d'un syndrome de la queue de cheval ?

A Abolition du réflexe bulbocaverneux.
B Signe de Babinski.
C Hypoesthésie de la paroi abdominale à partir de l'ombilic.
D Majoration de la radiculalgie aux efforts de toux.
E Hypoesthésie de la région péri-anale.

Question 6

L'examen clinique est en faveur d'un syndrome de la queue de cheval avec rétention aiguë d'urines. Quelle est votre conduite thérapeutique immédiate ?

A Mise en place d'une sonde à demeure.
B Traitement par méthylprednisolone IV, 1 g par jour pendant trois jours.
C Mise du patient à jeun en vue d'une intervention chirurgicale en urgence.

D Manipulation vertébrale.
E Infiltration rachidienne pour soulager le patient.

Question 7

Le patient est adressé aux urgences de l'hôpital. Il bénéficie d'une IRM lombaire en urgence :

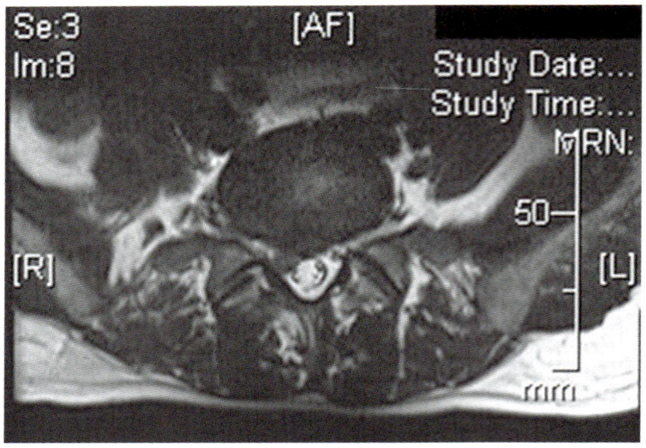

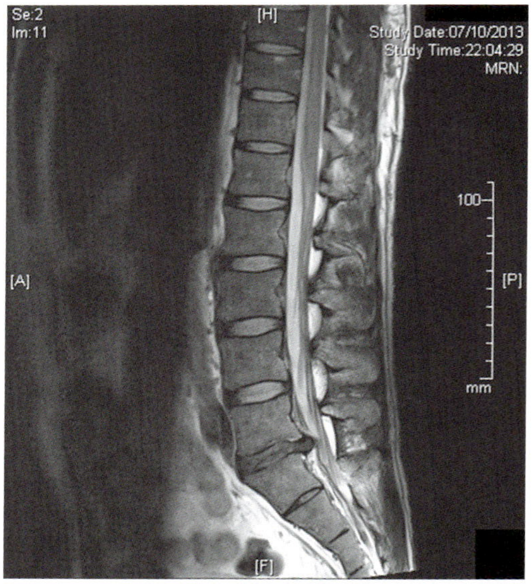

Quelles sont les propositions justes ?

A Il existe une discopathie L5-S1.
B Il existe une hernie discale exclue au niveau L5-S1.
C Il existe une hernie discale foraminale L5-S1 gauche.
D Le niveau de la hernie discale peut expliquer une atteinte radiculaire L5.
E Le niveau de la hernie discale peut expliquer une atteinte radiculaire S1.

Question 8

Le patient bénéficie du traitement chirurgical de sa hernie discale en urgence. Les suites opératoires sont simples. La persistance de signes neurologiques impose un transfert en service de médecine physique et de réadaptation. La lombo-radiculalgie a disparu mais les troubles vésicosphinctériens persistent. Le patient effectue cinq autosondages par jour. Il garde également un déficit moteur incomplet sur les racines de L4 à S5.
Quels sont les muscles possiblement déficitaires du fait de l'atteinte neurologique ?

A Quadriceps.
B Grand fessier.
C Extenseur propre de l'hallux.
D Psoas.
E Triceps.

Question 9

Le patient revient vous voir six mois plus tard. Il est rentré à domicile. La sciatalgie a complètement régressé. Il garde une lombalgie mécanique, une raideur importante du rachis lombaire et une rétraction des plans sous-pelviens (muscles ischio-jambiers). Les séquelles neurologiques limitent le périmètre de marche à 150 mètres, avec deux orthèses « releveur » et des cannes béquilles. Le patient n'a pas repris son travail. Il ne conduit plus en raison des lombalgies qui se majorent à l'effort et en station assise prolongée. Il a arrêté le tennis et n'ose plus aller à la piscine par peur de « finir en fauteuil roulant ». Il effectue toujours cinq autosondages par jour et n'a aucune fuite entre les sondages.
Quelles sont les déficiences présentées par ce patient ?

A Douleurs lombaires.
B Indice de Schober à 10 + 1 cm.
C Arrêt des loisirs.
D Limitation de la conduite.
E Marche difficile.

Question 10

Quelles sont les limitations d'activité présentées par ce patient ?

A Incapacité à uriner spontanément.
B Raideur rachidienne.
C Station assise prolongée impossible.
D Paralysie détrusorienne.
E Arrêt de travail.

Question 11

Quelles sont les restrictions de participation présentées par ce patient ?

A Impossibilité de conduire sa voiture.
B Marche difficile.
C Impossibilité de rester assise de façon prolongée.
D Impossibilité d'aller à la piscine.
E Impossibilité de reprendre son travail.

Question 12

Une année plus tard, il vient vous demander une prescription d'orthèses-releveur (ou orthèses anti-équin) sur mesure. Vous rédigez la prescription. Vers quel professionnel de santé l'orientez-vous pour la confection de ces orthèses ?

Question 13

Par la même occasion, il vous questionne sur la reprise de la conduite automobile. Quelle(s) est (sont) la (les) proposition(s) juste(s) le concernant ?

A L'autorisation de reprise de la conduite automobile est donnée par la maison départementale des personnes handicapées.
B Il n'y a aucune démarche particulière à effectuer.
C Les aménagements de son véhicule, s'ils sont nécessaires, ne seront pas financés par la Sécurité sociale.
D Il doit repasser son permis de conduire.
E Il doit être vu par le médecin-conseil de sa caisse d'assurance maladie.

Question 14
Au cours de la même consultation, il se plaint de fuites urinaires. Le dernier bilan urodynamique montrait une vessie hypoesthésique, hypoactive, avec des pressions uréthrales basses, en lien avec son syndrome de la queue de cheval. Que faites-vous ?
A Vous lui prescrivez un examen cytobactériologique des urines.
B Vous lui prescrivez un traitement anticholinergique type oxybutinine ou chlorure de trospium.
C Vous lui prescrivez un traitement alphabloquant.
D Vous lui prescrivez de la rééducation périnéale.
E Vous lui prescrivez un étui pénien en lui expliquant qu'il n'y a rien d'autre à faire.

Cas clinique 6

Un homme de 28 ans, sans antécédent, consulte à J2 d'une entorse latérale de cheville droite sans fracture. Le traumatisme s'est produit lors d'une partie de football entre amis à l'occasion d'un mouvement forcé de la cheville. Le patient ne pratique pas d'activité sportive habituellement. Il est employé de bureau.

Question 1
Quel mouvement forcé est très probablement à l'origine de cette entorse ? *(Une seule réponse.)*
A Dorsiflexion de cheville.
B Éversion du pied.
C Varus de cheville.
D Valgus d'arrière-pied.
E Rotation de cheville.

Question 2
Quelles déficiences êtes-vous susceptible de constater ?
A Douleur.
B Raideur.
C Instabilité.
D Faiblesse.
E Blocage.

Question 3
Le patient est douloureux à l'appui et se déplace difficilement. De quels dispositifs disposez-vous pour l'aider à déambuler ?
A Contention élastique.
B Orthèse semi-rigide.
C Botte plâtrée.
D Cannes anglaises.
E Fauteuil roulant.

Question 4
Le patient souhaite utiliser une canne simple qu'il a chez lui. Que lui conseillez-vous ?
A Utilisation de la canne du côte controlatéral et donc gauche.
B Déplacement et appui de la canne synchrones au côté droit.
C Utilisation prolongée au moins 3 semaines.
D Utilisation lors des déplacements extérieurs uniquement.
E Vérification de l'adaptation de la hauteur de la canne.

Question 5
Il doit marcher 30 minutes pour se rendre sur le lieu de son travail. Il en est manifestement incapable pour l'instant. Que préconisez-vous ? *(Une seule réponse.)*
A Un arrêt accident du travail.
B Un arrêt maladie.
C Un arrêt maladie professionnelle.
D Un changement de poste
E Une invalidité.

Question 6
Vous prescrivez un arrêt maladie pour 4 jours. Cette mesure permet : *(Une seule réponse.)*
A Le versement d'indemnités journalières.
B Le remboursement complet des soins.
C Le remboursement de transport par taxi conventionné.
D La reconnaissance de qualité de travailleur handicapé.
E La reconnaissance de l'affection en maladie professionnelle.

Question 7
La rééducation à proposer :
A Doit être différée.
B Comprend des mobilisations.
C Comprend du renforcement musculaire.
D Comprend un travail proprioceptif.
E Est supervisée par un kinésithérapeute.

Question 8
Cette kinésithérapie :
A Est organisée en une quarantaine de séances.
B Est répartie sur 6 à 8 mois.
C Est réalisée sur prescription médicale.
D Est remboursée par la Sécurité sociale.
E Est pratiquée en cabinet de kinésithérapie de ville.

Question 9
Lors de la kinésithérapie la mobilisation de cheville a pour objectif principal : *(Une seule réponse.)*
A De réduire la douleur de la cheville.
B D'augmenter les amplitudes articulaires.
C De renforcer les muscles stabilisateurs de la cheville.
D D'éviter l'enraidissement articulaire.
E D'éviter la récidive d'entorse.

Question 10
Quels sont les résultats attendus de la kinésithérapie ?
A Cheville souple.
B Cheville laxe.
C Cheville indolore

D Cheville stable.
E Cheville verrouillée.

Question 11

Le patient a totalement récupéré à l'issue de la kinésithérapie. De manière générale, quels conseils lui donnez-vous quant à la pratique d'activité physique ?

A Activité physique pluri-hebdomadaire.
B Activité physique d'intensité modérée.
C Durée d'activité physique de 50 minutes par semaine.
D Durée d'activité physique d'au moins 10 minutes par séance.
E Contre-indication du football.

Question 12

Parmi les activités suivantes, lesquelles correspondent à une activité physique d'intensité modérée ?

A Travaux ménagers.
B Danse.
C Jardinage.
D Course à pied.
E Natation à vive allure.

Question 13

Parmi les activités suivantes, lesquelles correspondent à une activité physique d'intensité élevée ?

A Marche rapide.
B Vélo à vive allure.
C Natation à vive allure.
D Jeu avec enfants.
E Sortie d'un animal.

Question 14

L'échelle de Borg permet d'évaluer l'intensité d'une activité physique. Elle repose sur la mesure d'un des critères suivants, lequel ? *(Une seule réponse.)*

A La fréquence cardiaque.
B La dépense calorique.
C La consommation en oxygène.
D L'effort perçu.
E La fréquence respiratoire.

Question 15

Quels sont les effets bénéfiques démontrés de la pratique d'activités physiques sur la santé dans la population générale ?

A Amélioration de la qualité de vie.
B Réduction de la mortalité.
C Réduction de la morbidité cardiovasculaire.
D Réduction de la morbidité par accident vasculaire cérébral.
E Réduction de l'incidence des entorses de chevilles.

Cas clinique 7

Madame C., 26 ans, droitière, vendeuse dans l'habillement, a été hospitalisée pour intoxication volontaire polymédicamenteuse ayant entraîné un coma, une rhabdomyolyse sévère puis arrêt cardiaque et syndrome de détresse respiratoire aiguë (SDRA) ; au cours de la réanimation, elle a présenté un choc adrénergique ayant entraîné une nécrose des orteils. Elle a bénéficié d'une ventilation assistée pendant 15 jours.

À son éveil, elle présente une tétraparésie et des signes de compression nerveuse périphérique sur le nerf radial droit et le nerf fibulaire gauche.

Question 1

Quelles sont les complications d'immobilité à craindre dès les premières heures ?

A Escarres.
B Pneumopathie de déglutition.
C Thrombose veineuse profonde.
D Amyotrophie.
E Rétraction musculaire.

Question 2

Pour prévenir les accidents thromboemboliques vous prescrivez :

A Héparine de bas poids moléculaire à dose préventive.
B Massages quotidiens des membres inférieurs.
C Hyperhydratation.
D Bas de contention.
E Matelas à gonflement alterné.

Question 3

Quels sont les objectifs de la kinésithérapie pendant le coma ?

A Lutter contre les troubles de déglutition.
B Lutter contre l'enraidissement articulaire.
C Prévention d'escarre par massage des points d'appui.
D Drainage respiratoire.
E Massage abdominal contre la constipation.

Question 4

Dans quel service de soins doit-elle être admise après le séjour en réanimation ?

A Psychiatrie.
B Médecine préventive.
C Médecine physique et de réadaptation.
D Médecine psychiatrique et de réadaptation.
E Neurologie.

Question 5

Quels sont les professionnels dont elle devra bénéficier dans cette structure ?

A Orthophoniste.
B Médecin MPR.
C Kinésithérapeute.
D Ergothérapeute.
E Infirmier.

Question 6

Après un séjour en réanimation de 4 semaines, elle est hospitalisée en service MPR, les principales déficiences notées sont : déficit moteur des quatre membres coté entre 3 et 4 ; paralysie du nerf radial droit et des deux nerfs fibulaires ; escarres stade 4 des deux talons ; nécroses quasi complètes des orteils des deux pieds ; ankylose des chevilles en équin ; importantes douleurs diffuses.

Quelles sont les déficiences en rapport avec une paralysie complète du nerf radial ?

A Paralysie des muscles extenseurs de poignet.
B Paralysie des muscles fléchisseurs de doigts.
C Anesthésie de la face dorsale des trois derniers doigts.

D Paralysie des muscles extenseurs de doigts.
E Paralysie de l'extension de coude.

Question 7
Pour mesurer une parésie, vous utilisez le testing moteur. Une cotation à 3 signifie :
A Force musculaire avec mouvement contre légère résistance.
B Force musculaire avec mouvement contre pesanteur.
C Force musculaire avec mouvement contre résistance.
D Force musculaire avec mouvement sans pesanteur.
E Contraction musculaire sans mouvement.

Question 8
Il y a bien un retentissement important de cette paralysie puisque Madame C. est droitière. Comment qualifier selon la classification internationale du fonctionnement ces gênes dans la préhension ?

Question 9
Quelles sont les limitations d'activité liées à cette paralysie du nerf radial ?
A Trouble de l'écriture.
B Gêne à la conduite automobile.
C Trouble de l'habillage.
D Trouble de l'alimentation.
E Raideur articulaire du poignet.

Question 10
Après 6 mois de traitements médicaux, de rééducation intensive et d'aide psychiatrique, les cicatrisations sont obtenues ; les nécroses d'orteils ont été régularisées par amputation ; la paralysie radiale droite et la paralysie du nerf fibulaire gauche n'ont pas récupéré ; grande fatigabilité mais possibilité de marche sans aide technique et d'autonomie intérieure complète ; pas de trouble majeur de l'humeur avec le traitement médicamenteux. La paralysie du nerf fibulaire entraîne une paralysie des muscles releveurs de pied gauche. Concernant la prescription d'un appareillage de releveur de pied :
A Elle se fait sur une ordonnance simple.
B Elle ne peut être effectuée que par un médecin spécialiste.
C Elle nécessite un avis du médecin-conseil de l'assurance maladie.
D Elle nécessite un avis de l'orthoprothésiste.
E Elle est remboursée par l'assurance maladie.

Question 11
Quelles techniques de kinésithérapie doivent être utilisées pour les paralysies radiales et fibulaires ?
A Mobilisations articulaires.
B Étirements musculaires.
C Renforcement musculaire.
D Développement des compensations gestuelles.
E Physiothérapie par la chaleur.

Question 12
Sur le plan professionnel, quelles possibilités s'offrent à elle ?
A Reclassement dans la même entreprise.
B Reprise de son activité antérieure.
C Invalidité 3e catégorie.
D Recherche d'emploi ordinaire sur le marché du travail.
E Formation professionnelle pour changement d'activité.

Question 13
Quelle(s) structure(s) peut (peuvent) l'aider pour son avenir professionnel ?
A Commission de reclassement et d'orientation professionnelle (COTOREP).
B Commission pour l'autonomie et les droits des personnes handicapées (CDAPH).
C Commission pour l'allocation personnalisée à l'autonomie (APA).
D Association pour la gestion du fonds d'indemnisation des personnes handicapées (AGEFIPH).
E Fonds d'indemnisation des personnes handicapées de la fonction publique (FIPH).

Cas clinique 8
Vous prenez en charge en service de médecine physique et de réadaptation (MPR) une dame de 36 ans qui, depuis quelques mois, a présenté des troubles de la marche d'installation progressive. Elle a été vue tardivement à un stade où la paraplégie était quasi complète. Le bilan révèle un méningiome bénin dont l'exérèse chirurgicale a été faite. Malheureusement, au réveil elle demeure paralysée et la paraplégie s'est même aggravée.
À l'admission en MPR, vous constatez une paraplégie complète sensitivomotrice de niveau T6 (grade AIS A).
Cette patiente est auxiliaire de vie à domicile. Elle n'a aucun antécédent particulier en dehors d'une surcharge pondérale avec un IMC à 28 kg/m^2.

Question 1
Quelles sont les complications de décubitus susceptibles de survenir durant son hospitalisation en MPR ?
A Infection urinaire.
B Artériopathie oblitérante des membres inférieurs.
C Embolie pulmonaire.
D Constipation.
E Déconditionnement cardiorespiratoire à l'effort.

Question 2
La patiente présente une paraplégie complète sensitivomotrice de niveau T6. Quels sont les groupes musculaires paralysés dans son cas ?
A Les muscles abdominaux.
B Les muscles quadriceps.
C Les muscles fléchisseurs de hanche.
D Le diaphragme.
E Les muscles fléchisseurs dorsaux de la cheville.

Question 3
Quelles sont les propositions justes concernant cette patiente paraplégique complète sensitivomotrice de niveau T6 ?
A Il s'agit probablement d'une atteinte de la queue de cheval.
B Les troubles vésicosphinctériens et anorectaux sont rares en cas de paraplégie T6 complète.
C Les troubles sensitifs débutent à l'ombilic.

D L'équilibre du tronc en position assise est très difficile du fait de la paralysie des muscles abdominaux et spinaux.
E Une prise en charge rééducative spécialisée est nécessaire.

Question 4
Deux jours après son arrivée, la patiente présente une augmentation de volume de la cuisse droite. Elle n'est pas douloureuse. Les constantes retrouvent : température 37,8 °C, fréquence cardiaque 85/min, tension artérielle 120/75. Quel est le diagnostic à évoquer en premier lieu ?

Question 5
Le diagnostic de thrombophlébite fémorale profonde a été confirmé. Quelles sont les propositions thérapeutiques justes ?
A Prescription d'anticoagulants à dose efficace.
B Prescription d'antiagrégants plaquettaires.
C Repos au lit strict pendant 4 semaines.
D Prescription de bas ou de collants de contention.
E Contre-indication à la balnéothérapie.

Question 6
Quels sont les intervenants paramédicaux qui doivent la prendre en charge durant son séjour en service de médecine physique et de réadaptation ?
A Médecin de médecine physique et de réadaptation.
B Psychologue clinicienne.
C Orthophoniste.
D Stomathérapeute.
E Kinésithérapeute.

Question 7
Trois mois plus tard, la patiente est toujours paraplégique complète de niveau T6. Elle effectue cinq autosondages par jour. Elle nécessite l'attribution par achat d'un fauteuil roulant à propulsion manuelle. Quelles sont la ou les propositions justes concernant les démarches à effectuer ?
A Le fauteuil roulant manuel peut être prescrit par n'importe quel médecin.
B Le fauteuil roulant manuel peut être prescrit par un ergothérapeute.
C Le fauteuil roulant manuel peut être prescrit par un kinésithérapeute.
D Le fauteuil roulant manuel est intégralement remboursé par la maison départementale des personnes handicapées.
E Le fauteuil roulant manuel ne peut être prescrit qu'après la sortie du service de médecine physique et de réadaptation.

Question 8
La patiente est autonome en vie quotidienne mais le retour à domicile nécessite des aménagements de sa salle de bains. Vous préparez la sortie du service et un premier contact a été pris avec la MDPH (maison départementale des personnes handicapées) de son lieu de vie. Quelles sont les propositions justes ?
A La MDPH peut aider à financer son fauteuil roulant manuel si celui-ci n'est pas totalement remboursé par la Sécurité sociale.
B La MDPH dépend du Conseil général.
C La MDPH est un centre de rééducation.
D La Sécurité sociale finance les aménagements de domicile.
E La Sécurité sociale finance les séances de kinésithérapie prescrites par le médecin traitant.

Question 9
Quelles sont les prestations prises en charge par la caisse d'assurance maladie dans le cas de cette patiente ?
A L'infirmière à domicile.
B Tout ou partie du montant du fauteuil roulant manuel.
C L'ergothérapeute à domicile.
D Le kinésithérapeute.
E Tout ou partie du coussin de prévention d'escarres.

Question 10
La patiente vous questionne sur une éventuelle reprise du travail. Quelle est la proposition exacte ? *(Une seule réponse.)*
A Elle doit s'adresser directement à Pôle Emploi.
B Elle doit être mise en invalidité définitive.
C Elle doit faire une demande de reconnaissance de qualité de travailleur handicapé à sa caisse de Sécurité sociale.
D Elle doit faire une demande de reconnaissance de qualité de travailleur handicapé à sa MDPH.
E Elle doit attendre au moins 3 ans avant d'envisager une reprise du travail.

Question 11
La patiente vous questionne sur la reprise de la conduite automobile. Que lui dites-vous ?
A La reprise de la conduite automobile est impossible en cas de paraplégie complète.
B La reprise de la conduite automobile nécessite dans son cas un passage devant la commission médicale du permis de conduire de la préfecture.
C Les aménagements du véhicule sont pris en charge par l'assurance maladie.
D Les compagnies d'assurances sont contraintes de majorer le montant de l'assurance pour une personne handicapée qui reprend la conduite automobile.
E La reprise de la conduite est impossible avant la fin de la première année après l'accident.

Question 12
Vous rédigez son ordonnance de kinésithérapie le jour de sa sortie. Quels items doivent obligatoirement figurer sur l'ordonnance ?
A Nombre de séances de kinésithérapie.
B Diagnostic de la pathologie.
C Âge de la patiente.
D Zone à traiter.
E Numéro RPPS du médecin.

Cas clinique 9

Une femme âgée de 57 ans, mesurant 1,60 m et pesant 80 kg, présente des douleurs des genoux depuis environ 5 ans. Les douleurs sont croissantes.

Elle se plaint aussi depuis 20 ans de son dos très douloureux à certaines périodes. Elle prend 500 mg de paracétamol lorsqu'elle a trop mal. Elle est alors bien soulagée.

Question 1

Parmi les critères suivants, quel(s) est (sont) celui (ceux) qui est (sont) en rapport avec une arthrose ?

- **A** Douleur dès le réveil.
- **B** Douleur après un délai de quelques dizaines de minutes.
- **C** Douleur diminuant après avoir marché quelques dizaines de minutes.
- **D** Douleur survenant au repos.
- **E** Douleur exacerbée par l'effort.

Question 2

Parmi les critères suivants, quel(s) est (sont) celui (ceux) qui est (sont) en rapport avec une arthrose ?

- **A** Atteinte progressivement croissante d'année en année.
- **B** Douleurs plus importantes pendant quelques semaines ou mois, se calmant secondairement.
- **C** Raideur articulaire stable après les premières manifestations.
- **D** Raideur articulaire progressive.
- **E** Absence de raideur articulaire.

Question 3

Compte tenu des éléments ci-dessus, comment pouvez-vous informer votre patiente sur son poids. Quelle(s) est (sont) la (les) proposition(s) vraie(s) ?

- **A** Elle présente un surpoids simple.
- **B** Elle présente une obésité modérée.
- **C** Elle présente une obésité sévère.
- **D** Elle présente une obésité morbide (massive).
- **E** Elle ne présente pas d'obésité.

Question 4

Sa principale douleur se situe à la racine du membre inférieur droit. Parmi les propositions suivantes, quelle(s) est (sont) celle(s) en faveur d'une arthrose de hanche ?

- **A** La douleur prédomine au niveau de la fesse.
- **B** La douleur prédomine au niveau de la face latérale de cuisse.
- **C** La douleur prédomine au niveau du genou.
- **D** La douleur prédomine au niveau du pli inguinal.
- **E** La douleur n'a pas de localisation préférentielle.

Question 5

Sachant que la radiographie confirme votre diagnostic d'arthrose de hanche, quelles sont les propositions thérapeutiques en première intention ?

- **A** Adaptation du traitement antalgique.
- **B** Arthroplastie de hanche.
- **C** Réduction du surpoids.
- **D** Kinésithérapie.
- **E** Infiltration intra-articulaire de corticoïdes.

Question 6

Après cinq années d'évolution, vous revoyez votre patiente qui a perdu 10 kg mais voit ses douleurs croître avec une limitation du périmètre de marche importante malgré la réalisation récente de nouvelles séances de rééducation et une prise antalgique quotidienne de 400 mg par jour de tramadol. Vous décidez de l'adresser à un chirurgien qui lui réalise une arthroplastie de hanche. De retour chez elle en postopératoire immédiat à J5, elle marche avec une canne et vous demande si elle doit faire de la kinésithérapie. Sa cicatrice est un peu douloureuse et indurée avec deux petites zones de désunion. La force du quadriceps est encore inférieure à 3/5 et le moyen fessier est à 2/5. Parmi les éléments suivants, quel(s) est (sont) celui (ceux) qui vous semble(nt) pertinent(s) ?

- **A** Renforcement du quadriceps.
- **B** Travail fonctionnel de la marche.
- **C** Balnéothérapie.
- **D** Assouplissement de la cicatrice.
- **E** Renforcement du moyen fessier.

Question 7

Quelle(s) est (sont) la (les) proposition(s) exacte(s) concernant cette patiente ?

- **A** La diminution de force du quadriceps est une limitation d'activité.
- **B** De façon transitoire, cette patiente présente des restrictions de participation à sa vie sociale.
- **C** La marche avec canne est une restriction de participation.
- **D** La réduction de la force et la douleur sont à l'origine de la limitation de la marche.
- **E** La réduction de la marche est une limitation d'activité.

Question 8

À J17 elle vous appelle à son domicile car elle présente un membre inférieur douloureux et augmenté de volume. Vous constatez une fièvre à 38,2 °C. Elle est légèrement tachycarde à 110 pulsations par minute. La cicatrice est un peu plus inflammatoire. Le genou est un peu augmenté de volume et douloureux. Quel(s) diagnostic(s) devez-vous évoquer en priorité chez cette patiente ?

- **A** Infection de prothèse.
- **B** Hémarthrose.
- **C** Thrombophlébite.
- **D** Syndrome douloureux régional complexe (SDRC).
- **E** Descellement de prothèse.

Question 9

Dans ce contexte, quel(s) examen(s) complémentaire(s) pourrai(en)t être utile(s) pour étayer vos hypothèses diagnostiques ?

- **A** NFS, CRP.
- **B** Radiographie de hanche.
- **C** Ponction articulaire sous échographie.
- **D** Scintigraphie osseuse au Tc99.
- **E** Écho-Doppler veineux des membres inférieurs.

Question 10

Les examens que vous avez demandés sont négatifs. En définitive, vous retenez le diagnostic de syndrome douloureux régional complexe (SDRC). La patiente présente les mêmes symptômes locaux. Elle n'est plus tachycarde et ne présente plus de fièvre. Quel(s) est (sont) le(s) élément(s) contre-indiqué(s) dans la prise en charge de kinésithérapie suivante ?

A Mobilisation passive par le kinésithérapeute des articulations.
B Bains écossais.
C Ultrasons sur la cicatrice.
D Travail des amplitudes articulaires au-delà du seuil douloureux.
E Travail de la marche.

Question 11

Quel(s) élément(s) parmi les suivants préconisez-vous ?

A Adaptation du traitement antalgique.
B Pack compresses gel chaud/froid.
C Bas de contention veineuse.
D Massages de drainage.
E Poursuite du renforcement musculaire.

Question 12

Malgré les soins prodigués, la récupération musculaire reste incomplète à 6 mois de la chirurgie et la patiente garde une raideur de hanche limitant ses activités de la vie quotidienne. Quelle(s) proposition(s) vous semble(nt) exacte(s) parmi les suivantes ?

A Le dépôt d'un dossier auprès la MDPH (maison départementale pour les personnes handicapées) est nécessaire.
B La commission des droits à l'autonomie (CDAPH) se prononcera sur les aides à apporter.
C Le matériel, les adaptations du domicile et le personnel d'aide nécessaires seront pris en charge.
D L'évaluation des droits à prestation sociale par une assistante sociale est souhaitable.
E Les aides humaines à domicile peuvent être prises en charge par l'aide sociale sous condition de ressources.

Question 13

Votre patiente ayant envisagé d'aménager son domicile avec un monte-escalier électrique, quelle(s) est (sont) la (les) proposition(s) exacte(s) concernant cette aide technique ?

A Elle peut faire l'objet d'une demande d'aide auprès la MDPH.
B Elle n'est jamais financée par la MDPH.
C Elle peut faire l'objet d'une demande d'aide auprès du Conseil général.
D Elle ne peut pas être financée par le Conseil général.
E Elle ne peut faire l'objet d'aucune demande d'aide.

Cas clinique 10

Vous êtes médecin au SAMU et vous êtes appelé sur le site d'un accident de la route. L'une des personnes est incarcérée dans un véhicule. Vous pouvez accéder au corps du patient mais ne pouvez le sortir du véhicule.

Question 1

Parmi les éléments suivants, quels sont ceux que vous recherchez dans le véhicule en faveur d'une atteinte médullaire aiguë cervicale ?

A Déficit moteur des membres inférieurs.
B Déficit de sensibilité des membres inférieurs.
C Rétention aiguë d'urines.
D Priapisme.
E Difficultés respiratoires.

Question 2

Le patient de 31 ans arrive aux urgences. Il est examiné rapidement par l'interne de neurochirurgie. Le patient est conscient et vous retrouvez un déficit des quatre membres complet sensitivomoteur. Il vous dit être allergique aux pollens mais sans allergie médicamenteuse. Parmi les examens suivants, quel est celui qui vous semble le plus pertinent pour faire le diagnostic de la lésion ostéoligamentaire cervicale ?

A Tomodensitométrie à rayons X.
B Radiographies.
C Tomodensitométrie avec injection.
D Imagerie par résonance magnétique.
E Imagerie par résonance magnétique avec injection de gadolinium.

Question 3

Quel(s) autre(s) examen(s) faites-vous réaliser juste avant de l'envoyer aux explorations radiologiques ?

A Numération-formule sanguine.
B Ionogramme sanguin.
C Urée créatinine.
D Bilan hépatique.
E Groupe sanguin et recherche d'agglutinines irrégulières.

Question 4

Le patient a été opéré par voie cervicale antérieure d'une fracture-luxation C5-C6. Quelles mesures prenez-vous pour prévenir la survenue de complications thromboemboliques en postopératoire immédiat ?

A Chaussettes de contention de pression moyenne.
B Anticoagulation préventive par héparine de bas poids moléculaire.
C Surveillance de l'hydratation.
D Lever au fauteuil.
E Mobilisation des membres inférieurs.

Question 5

Parmi les mesures suivantes, quelle(s) est (sont) celle(s) qui ne fait (font) pas partie des mesures recommandées dans la prévention des escarres ?

A Matelas de prévention d'escarre avec répartition des pressions.
B Régime hyperprotidique.
C Positions alternées de décubitus.
D Mobilisation des membres inférieurs.
E Lever précoce.

Question 6

Ce patient a été trachéotomisé à J7 postopératoire. Le sevrage de la ventilation a pu être fait sans difficulté. Il est arrivé en soins de suite spécialisé de neurologie à J10. Vous passez le voir pour votre visite le matin à J17 et il vous explique avoir plus de mal à respirer depuis quelques heures. Il n'est pas encore mis au fauteuil. Il ne présente pas de cyanose et sa fréquence respira-

toire est à 20/min. Parmi les éléments suivants, quel(s) est (sont) celui (ceux) qui vous incite(nt) à demander un angioscanner pulmonaire en urgence ?
A Température à 37,2 °C.
B Élévation de la pression artérielle.
C Auscultation normale.
D Induration du mollet droit.
E Association normoxie-hypocapnie.

Question 7
L'angioscanner a éliminé une embolie pulmonaire mais révélé une atélectasie lobaire inférieure droite. Vous avez décidé de réaliser une fibroaspiration. Quelles autres mesures prenez-vous pour limiter l'encombrement bronchique de ce patient ?
A Antibioprophylaxie par bithérapie aminosides + β-lactamine.
B Kinésithérapie respiratoire quotidienne.
C Latéralisations alternées.
D Aspirations trachéales régulières.
E Prescription de mucolytiques.

Question 8
Vous envisagez de mettre le patient en position assise. Quelle(s) est (sont) la (les) mesure(s) pertinente(s) ?
A Verticalisation progressive.
B Contention des membres inférieurs par chaussettes de pression moyenne.
C Vérification de l absence de déshydratation.
D Mesure de la pression artérielle avant verticalisation.
E Mise au fauteuil prolongée.

Question 9
Parmi les mesures suivantes, quelle(s) est (sont) celle(s) qui concoure(nt) à la prévention des escarres en position assise ?
A Coussin de prévention classe 2.
B Largeur adaptée du fauteuil.
C Réglage des hauteurs des palettes d'appui des pieds.
D Inclinaison du dossier.
E Absence de dénutrition.

Question 10
Vous avez réussi à mettre votre patient au fauteuil. Il va régulièrement en kinésithérapie. Vous avez constaté des progrès moteurs avec une récupération de la flexion du coude et de l'extension du poignet.
Parmi les échelles suivantes, quelle(s) est (sont) celle(s) que vous pouvez utiliser pour définir les déficiences et limitations d'activités de ce patient ?
A SF 36 (*Short Form 36 items*).
B Échelle AIS (*American Injury Score*).
C Mesure d'indépendance fonctionnelle.
D Score de Lequesne.
E Score de Barthel.

Question 11
Le travail des membres supérieurs par l'ergothérapeute va concourir à :
A Améliorer la motricité des membres supérieurs.
B Réduire les limitations de la préhension.
C Améliorer la motricité des membres inférieurs.
D Améliorer l'équilibre du tronc.
E Réduire les limitations d'activités lors de l'habillage.

Question 12
Un fauteuil roulant électrique complexe est prescrit à ce patient. À quel(s) organisme(s) doit-il adresser sa demande pour obtenir un financement complet du dispositif ?
A Conseil régional.
B Maison départementale des personnes handicapées (MDPH).
C Sécurité sociale.
D Assistante sociale de la mairie.
E Assurance personnelle.

Question 13
Quel(s) élément(s) ne fait (font) pas partie des attributions de la MDPH ?
A Évaluation du projet de vie personnalisé du patient.
B Attribution d'un logement adapté au patient.
C Orientation vers un établissement d'hébergement pour personnes handicapées.
D Reconnaissance travailleur handicapé.
E Définition de la pension d'invalidité.

Question 14
Ce patient a évolué et peut désormais utiliser un fauteuil roulant manuel à l'intérieur de son domicile. Il voudrait envisager une reprise de travail alors qu'il était agent administratif au Conseil général. Parmi les démarches administratives suivantes, laquelle (lesquelles) vous semble(nt) pertinente(s) pour concourir à sa reprise de travail au même type d'emploi ?
A Demande de reconnaissance qualité travailleur handicapé par la MDPH.
B Demande de congé longue durée au Conseil général.
C Demande de financement d'adaptation du poste de travail à l'AGEFIPH.
D Demande de financement d'adaptation de sa voiture à la MDPH.
E Demande de pension d'invalidité à la caisse primaire d'assurance maladie.

Réponses

Cas clinique 1
Items 107, 115, 116, 118, 125, 128.

Question 1
Réponse : D.

Question 2
Réponses : B, C, D.

Question 3
Réponses : A, C.

Question 4
Réponses : A, B, C.

Question 5
Réponses : A, B, D.

Question 6
Réponses : A, B, D, E.

Question 7
Réponses : A, C, D, E.

Question 8
Réponses : B, C, D, E.

Question 9
Réponses : B, C.

Question 10
Réponses : D, E.

Question 11
Réponse : C.

Question 12
Réponses : A, D, E.

Question 13
Réponses : A, D.

Question 14
Réponses : C, E.

Question 15
Réponses : D, E.

Cas clinique 2

Item : 8, 90, 106, 115, 116, 118, 121, 129, 324.

Question 1
Réponses : C, E.

Question 2
Réponse : C.

Question 3
Réponses : B, C.

Question 4
Réponses : A, B, C, D.

Question 5
Bas de contention (ou contention des membres inférieurs ou bandes de contention).

Question 6
Sondage ou hétérosondage intermittent.

Question 7
Réponse : D.

Question 8
Réponse : C.

Question 9
Réponses : A, C, D.

Question 10
Réponse : B.

Question 11
Réponses : B, E.

Question 12
Réponses : A, B.

Question 13
Réponses : A, D, E.

Question 14
Réponse : C.

Question 15
Réponse : E.

Question 16
Réponses : C, D, E.

Question 17
Réponses : B, E.

Cas clinique 3

Items de l'ECN : 115, 116, 118, 121, 128, 324, 359, 361.

Question 1
Réponses : A, C, E.

Question 2
Réponses : C, D, E.

Question 3
Réponses : A, B.

Question 4
Waterloo, Norton ou Braden.

Question 5
Réponses : D, E.

Question 6
Réponses : A, B, C.

Question 7
Réponses : A, B, C, D.

Question 8
Réponse : B.

Question 9
Réponses : A, C, E.

Question 10
Réponses : A, C, D, E.

Question 11
Réponses : A, C, D, E.
Indispensable : A.

Question 12
Réponses : A, B, D.

Question 13
Réponses : A, B, C, D, E.

Question 14
Réponses : A, C, E.

Cas clinique 4

Items 107, 115, 118, 121, 324.

Question 1
Réponses : A, B, C, E.

Question 2
Réponses : A, C, D.

Question 3
Réponses : B, D.

Question 4
Réponses : B, C, E.
Inacceptable : A.

Deux contre-indications à la piscine ici : risque thromboembolique (la balnéothérapie se fait en eau tiède/chaude) et incontinence urinaire. Le maintien en position assise fait partie de la verticalisation.

Question 5
Réponses : A, B, C, D, E.

Question 6
Réponses : B, C, E.

Question 7
Réponses : C, D, E.
Inacceptable : B.

Question 8
Réponses : A, B, E.

Question 9
Réponses : A, B, D, E.

Question 10
Réponses : B, D, E.
Inacceptable : A.

Le kinésithérapeute peut prescrire un fauteuil roulant à propulsion manuelle en location pour une durée inférieure à 3 mois; il ne peut pas prescrire une orthèse réalisée sur mesure (entente préalable, grand appareillage) mais il peut le faire pour du matériel (orthèse) standard.

Question 11
Réponses : B, E.

Question 12
Réponses : A, D, E.

Cas clinique 5

Items 89, 90, 91, 92, 93, 115, 118, 121, 132, 324.

Question 1
Réponses : A, D.

Question 2
Réponses : B, C.

Question 3
Réponses : A, D.

Question 4
Réponses : B, C.

Question 5
Réponses : A, E.

Question 6
Réponses : A, C.

Question 7
Réponses : A, E.

Question 8
Réponses : A, B, C, E.

Question 9
Réponses : A, B.

Question 10
Réponses : A, C.

Question 11
Réponses : A, D, E.

Question 12
Orthoprothésiste.

Question 13
Réponse : C.

Question 14
Réponses : A, D.

Cas clinique 6

Items 115, 116, 118, 178, 247, 324, 357.

Question 1
Réponse : C.

Question 2
Réponses : A, C.

Question 3
Réponses : A, B, D.

Question 4
Réponses : A, B, E.

Question 5
Réponse : B.

Question 6
Réponse : A.

Question 7
Réponses : B, C, D, E.

Question 8
Réponses : C, D, E.

Question 9
Réponse : D.

Question 10
Réponses : A, C, D.

Question 11
Réponses : A, B, D.

Question 12
Réponses : A, B, C.

Question 13
Réponses : B, C.

Question 14
Réponse : D.

Question 15
Réponses : A, B, C, D.

Cas clinique 7

Items 15, 115, 116,117, 118, 178, 324, 331.

Question 1
Réponses : A, C.

Question 2
Réponses : A, D.

Question 3
Réponses : B, E.

Question 4
Réponse : C.

Question 5
Réponses : B, C, D, E.

Question 6
Réponses : A, D, E.

Question 7
Réponse : B.

Question 8
Limitations d'activités (au singulier ou au pluriel).

Question 9
Réponses : A, B, C, D.

Question 10
Réponses : A, E.

Question 11
Réponses : A, B, D.

Question 12
Réponses : A, D, E.

Question 13
Réponses : B, D.

Cas clinique 8

Items 16, 90, 91, 115, 116, 118, 178, 224, 324.

Question 1
Réponses : A, C, D, E.

Question 2
Réponses : A, B, C, E.

Question 3
Réponses : D, E.
Inacceptable : A.

Question 4
Thrombophlébite du membre inférieur.

Question 5
Réponses : A, D, E.
Indispensable : A.
Inacceptable : B.

Question 6
Réponses : B, E.

Question 7
Réponse : A.

Question 8
Réponse : A, B, E.

Question 9
Réponses : A, B, D, E.

Question 10
Réponse : D.

Question 11
Réponse : B.

Question 12
Réponse : D, E.

Cas clinique 9

Items 115, 118, 125, 128, 131, 132, 195, 358.

Question 1
Réponses : A, C, E.

Question 2
Réponses : A, B, D.

Question 3
Réponse : B.

Question 4
Réponse : D.

Question 5
Réponses : A, C, D.

Question 6
Réponses : A, B, E.

Question 7
Réponses : B, D, E.

Question 8
Réponses : A, C.

Question 9
Réponses : A, B, C, E.

Question 10
Réponses : C, D.

Question 11
Réponses : A, B, C, D, E.

Question 12
Réponses : D, E.

Question 13
Réponse : C.

Cas clinique 10

Items 89, 115, 116, 118, 178, 224, 329, 324.

Question 1
Réponses : A, B, D, E.

Question 2
Réponse : D.

Question 3
Réponses : A, B, C, E.

Question 4
Réponses : A, B, C, E.

Question 5
Réponse : B.

Question 6
Réponses : C, D, E.

Question 7
Réponses : B, C, D.

Question 8
Réponses : A, C, D.

Question 9
Réponses : A, B, C, D, E.

Question 10
Réponses : B, C, E.

Question 11
Réponses : A, B, D, E.

Question 12
Réponse : B.

Question 13
Réponse : B, E.

Question 14
Réponses : A, D.

CHAPITRE

16 QCM et QROC

Énoncés et questions

QCM 1

Toutes les propositions suivantes s'appliquent à la sauvegarde de justice sauf une, laquelle ? *(Une seule réponse.)*

A C'est une mesure d'urgence.
B Elle est particulièrement adaptée en cas d'incapacité temporaire.
C Elle peut être demandée dans l'attente d'une mise sous curatelle.
D Elle peut être demandée dans l'attente d'une mise sous tutelle.
E Sa durée totale est d'une année non renouvelable.

QCM 2

Quelles sont les modalités d'interruption d'une sauvegarde de justice ?

A Automatique au bout d'un an.
B Automatique au bout de deux mois.
C Lors de l'ouverture d'une curatelle ou d'une tutelle.
D Sur décision du mandataire judiciaire.
E Sur décision du procureur de la République.

QCM 3

Indiquez quelles sont les propositions vraies concernant les CAMSP (centre d'action médico-sociale précoce).

A Ils accueillent les enfants de moins de 6 ans.
B La prise en charge est compatible avec une scolarisation en milieu ordinaire.
C L'accueil se fait après accord de prise en charge par la MDPH (maison départementale des personnes handicapées).
D Ils peuvent proposer un dépistage et une prise en charge précoce.
E Des kinésithérapeutes, psychologues, psychomotriciens peuvent intervenir dans ce type de structures.

QCM 4

Parmi les propositions suivantes, quels sont les rôles de la MDPH ?

A Elle évalue les besoins de compensation.
B Elle peut accorder certaines aides financières aux parents d'un enfant lourdement handicapé.
C Elle préconise le PAI (projet d'accueil individualisé).
D Elle donne son accord pour l'orientation en structures médico-sociales ou vers un SESSAD (service d'éducation spéciale et de soins à domicile).
E Elle dispose d'une équipe pluridisciplinaire pouvant effectuer une prise en charge en kinésithérapie ou ergothérapie.

QCM 5

Quelles sont les propositions vraies ?

A Un ITEP (institut thérapeutique éducatif et pédagogique) est une structure ciblant un accueil d'enfant avec handicap moteur.
B L'AEEH (allocation d'éducation enfant handicapé) est une allocation qui peut être obtenue quelles que soient la gravité et l'origine du handicap.
C L'accueil en CLIS (classe d'inclusion scolaire) est soumis à un accord MDPH.
D Des kinésithérapeutes et ergothérapeutes peuvent intervenir au sein d'un IEM (institut d'éducation motrice).
E La prise en charge au sein d'un IEM (institut d'éducation motrice) vient toujours compléter une scolarisation dans une école à proximité.

QCM 6

La scolarité d'un enfant handicapé :

A Peut être délivrée au sein d'un service d'éducation et de soins spécialisés à domicile (SESSAD).
B Doit se faire en priorité dans un établissement de santé.
C Peut se faire en institut d'éducation motrice (IEM).
D Peut être soutenue par un projet personnalisé de scolarité (PPS) coordonné par la MDPH.
E Peut être soutenue par une auxiliaire de vie scolaire, coordonnée par le service de rééducation fonctionnelle pédiatrique.
F Est à envisager dès l'âge de 3 ans.

QCM 7

La paralysie cérébrale :

A Est la principale cause de handicap moteur de l'enfant.
B Est due à des lésions évolutives du cerveau en maturation.
C Peut mener jusqu'à une situation de polyhandicap.
D Empêche toute scolarité.
E Peut mener un enfant à être orienté en institut d'éducation motrice (IEM).
F Peut mener un enfant à être orienté vers un service d'éducation et de soins spécialisés à domicile (SESSAD).

QCM 8

Quelle est la structure dédiée à la prise en charge des enfants de moins de 6 ans présentant un retard de développement psychomoteur ne nécessitant pas accord de la MDPH préalable ?

A SESSAD (service d'éducation et de soins spécialises à domicile).
B IEM (institut d'éducation motrice).
C IME (institut médico-éducatif).
D CAMSP (centre d'action médico-social précoce).
E MAS (maison d'accueil spécialisée).

QCM 9

Parmi les structures suivantes, quelle est celle ne nécessitant pas d'accord préalable de la MDPH (maison départementale pour les personnes handicapées) pour obtenir une prise en charge de l'enfant ?

A SESSAD (service d'éducation et de soins spécialises à domicile).
B IEM (institut d'éducation motrice).
C IME (institut médico-éducatif).
D CAMSP (centre d'action médico-social précoce).
E MAS (maison d'accueil spécialisée).

QCM 10

Quels sont les rôles de la maison départementale des personnes handicapées (MDPH) pour les enfants ?

A Reconnaissance du handicap et fixation du taux d'incapacité.
B Attribution d'une AEEH (allocation d'éducation d'enfant handicapé).
C Attribution d'une pension d'invalidité.
D Orientation vers un établissement de vie (foyer ; foyer médicalisé-maison d'accueil spécialisée).
E Attribution des AVS (auxiliaire de vie scolaire).

QCM 11

La paralysie cérébrale :

A Est la première cause de handicap moteur de l'enfant.
B Est une maladie induite par une lésion évolutive.
C Comporte parmi ses complications des troubles orthopédiques.
D Peut induire un retard de développement psychomoteur.
E Reste la première cause de handicap neurologique moteur de l'adulte.

QCM 12

Monsieur J., 80 ans, ingénieur à la retraite, a présenté une spondylodiscite C5-C6 à l'origine d'une tétraplégie C5 initialement AIS C. Six mois plus tard, l'évolution est favorable : le patient présente une tétraplégie C5 AIS D, caractérisée par un déficit modéré de l'hémicorps gauche, un syndrome tétrapyramidal (réflexes vifs et Babinski bilatéral), l'absence de troubles thermoalgiques et l'existence de gros troubles proprioceptifs (apallesthésie bilatérale des membres inférieurs et troubles du sens de position) à l'origine d'une instabilité à la marche. Quel type de syndrome médullaire séquellaire présente ce patient ? *(Une seule réponse.)*

A Un syndrome de Brown-Séquard.
B Un syndrome cordonal postérieur.
C Un syndrome de sclérose combinée de la moelle.
D Un syndrome spinal ventral.
E Un syndrome centro-médullaire.

QCM 13

Monsieur B., 45 ans, lombalgique, a présenté un syndrome de la queue de cheval d'installation aiguë de niveau L5 sur hernie discale. Lors de l'admission initiale aux urgences, un globe vésical évalué à 1,5 litre a été évacué. Six mois plus tard, on constate une récupération complète d'un point de vue neurologique y compris dans les derniers métamères sacrés. Il reste cependant dysurique avec un débit polyphasique témoin d'une miction par poussée abdominale. Le bilan urodynamique objective une acontractilité vésicale. Quelle est la cause la plus probable de cette acontractilité ? *(Une seule réponse.)*

A Une inhibition psychogène lors du bilan.
B Une séquelle de son syndrome de la queue de cheval.
C Un détrusor distendu (vessie claquée).
D Une hypertonie du sphincter strié.
E La persistance d'un canal lombaire étroit.

QCM 14

Dans une paraplégie de niveau moteur L3, le dernier muscle/fonction clé ≥ 3 est : *(Une seule réponse.)*

A Le tibial antérieur.
B L'extension de genou (quadriceps).
C L'extenseur de l'hallux.
D Le triceps sural.
E Les fléchisseurs de hanche.

QCM 15

Monsieur A., 30 ans, présente une tétraplégie de niveau C7 AIS D, séquelle d'un mal de Pott cervical. Autonome, il marche avec une canne en « T » et a peu de déficit aux membres supérieurs. Il présente des fuites urinaires permanentes. Le bilan urodynamique objective une hyperactivité détrusorienne majeure avec des contractions vésicales désinhibées sans dyssynergie dès le début du remplissage et une vidange complète. Que lui proposez-vous de première intention ?

A Le port d'un étui pénien.
B La mise aux autosondages.
C Un traitement anticholinergique.
D Des injections de toxine botulique intradétrusorienne.
E La réalisation d'une dérivation non continente de type Bricker.

QCM 16

Les réflexes du cône, reflet de la réflectivité des derniers métamères sacrés, sont :

A Le réflexe anal.
B Le réflexe clitorido-anal.
C Le réflexe bulbocaverneux.
D Le réflexe crémastérien.
E Le réflexe rotulien.

QCM 17

Monsieur B. présente un syndrome de la queue de cheval de niveau L3 AIS A depuis un an. Il peut faire quelques pas avec un steppage bilatéral et dandine par déficit des moyens fessiers. Que lui prescrivez-vous pour lui restituer une marche la plus fonctionnelle possible ?

A Une arthrodèse bilatérale de cheville pour éviter le steppage bilatéral.
B La prescription de deux orthèses type releveurs.
C La prescription de deux cannes simples.
D La prescription d'un grand appareillage cruropédieux bilatéral.
E De la toxine botulique dans les deux triceps.

QCM 18

Quel est le muscle clé C7 dans le score ASIA ? *(Une seule réponse.)*

A Le biceps brachial.
B Le fléchisseur commun profond du 3e doigt.
C L'extenseur commun des doigts.
D L'abducteur du V.
E Le triceps brachial.

QCM 19

Quel est le muscle clé S1 dans le score ASIA ? *(Une seule réponse.)*

A Le biceps fémoral.
B Le moyen fessier.
C Le grand fessier.
D Les fléchisseurs plantaires de cheville.
E Le muscle tibial postérieur.

QCM 20

Monsieur X., 60 ans, présente une tétraplégie C6 AIS D séquelle d'une myélopathie cervicarthrosique opérée. Depuis 2 mois, il se plaint d'une spasticité invalidante avec notamment des spasmes en flexion du membre inférieur droit qui l'empêchent de se verticaliser. Vous découvrez lors de la consultation une escarre malléolaire interne de stade 3 infectée et exsudative. Que lui proposez-vous ? *(Une seule réponse.)*

A Une pompe à baclofène.
B De la toxine botulique dans les ischio-jambiers droits.
C Du baclofène *per os*.
D Des pansements adaptés et réévaluation de la spasticité après guérison.
E Une IRM cervicale.

QCM 21

Quelles sont les conséquences respiratoires en fonction du niveau de lésion médullaire ?

A Si lésion de niveau C3, diaphragme atteint.
B Si lésion de niveau C2, diaphragme atteint.
C Si lésion de niveau T6, abdominaux préservés.
D Si lésion de niveau C3, toux efficace impossible.
E Si lésion de niveau T5, toux efficace maintenue.

QCM 22

Les troubles vésicosphinctériens observés dans le cadre d'une compression de la queue de cheval sont classiquement caractérisés par :

A Une vessie acontractile.
B Une vessie hypersensible.
C Une rétention d'urine.
D Des fuites urinaires à haute pression.
E Une dyssynergie vésicosphinctérienne.

QCM 23

Quel examen complémentaire prescrivez-vous dans un contexte de lombalgie aiguë en début d'évolution (première semaine) et en l'absence de signes de gravité ? *(Une seule réponse.)*

A Des radiographies standards du rachis lombaire de face et de profil.
B Une tomodensitométrie.
C Une imagerie par résonance magnétique.
D Une numération-formule sanguine et une vitesse de sédimentation.
E Aucun examen en première intention.

QCM 24

Quels sont les « *red flags* », ou drapeaux rouges, à rechercher lorsqu'un patient présente une lombalgie aiguë ?

- **A** Âge < 20 ans ou > 55 ans.
- **B** Antécédent de traumatisme violent récent.
- **C** Douleur d'horaire non mécanique, progressive.
- **D** Douleur thoracique.
- **E** Antécédent de tumeur maligne.

QCM 25

Quels sont les « *yellows flags* » à rechercher lorsqu'un patient présente des lombalgies ?

- **A** Les fausses croyances (test FABQ, BBQ).
- **B** L'insatisfaction au travail.
- **C** Les troubles psychologiques (dépression, anxiété).
- **D** La sévérité de l'incapacité fonctionnelle.
- **E** Un comportement inadapté vis-à-vis de la douleur comme la réduction importante de l'activité physique.

QCM 26

Devant une marche avec *freezing*, quel diagnostic évoquez-vous ? *(Une seule réponse.)*

- **A** Une hémiplégie vasculaire.
- **B** Une hydrocéphalie à pression normale.
- **C** Une artériopathie des membres inférieurs.
- **D** Un syndrome parkinsonien.
- **E** Un déficit moteur périphérique.

QCM 27

Un fauchage du membre inférieur gauche peut être observé en cas de : *(Une seule réponse.)*

- **A** Maladie de Parkinson.
- **B** Hémiplégie gauche.
- **C** Atteinte radiculaire L4 gauche.
- **D** Compression médullaire lente de niveau T12.
- **E** Gonarthrose évoluée gauche.

QCM 28

La démarche cérébelleuse est caractérisée par :

- **A** Un élargissement du polygone de sustentation.
- **B** Des enjambées irrégulières.
- **C** Une marche à petits pas.
- **D** Un steppage.
- **E** Une déformation du pied en varus équin.

QCM 29

Un patient victime d'un AVC hémisphérique gauche présente une hémiplégie droite, une aphasie sévère et un syndrome douloureux régional complexe très douloureux de l'épaule droite. Parmi les échelles cliniques suivantes, laquelle est la mieux adaptée à l'évaluation de la douleur dans son cas ? *(Une seule réponse.)*

- **A** Échelle numérique (EN).
- **B** Échelle verbale simple (EVS).
- **C** Échelle visuelle analogique (EVA) horizontale.
- **D** Échelle visuelle analogique (EVA) verticale.
- **E** Échelle visuelle analogique (EVA) indicée (dégradé de couleurs).

QCM 30

Dans la sclérose en plaque,

- **A** L'ergothérapeute a un rôle dans la lutte contre les raideurs articulaires des membres inférieurs
- **B** L'ergothérapeute peut faire travailler l'équilibre
- **C** L'ergothérapeute peut faire évaluer les fonctions cognitives
- **D** L'ergothérapeute est impliqué dans la mise en place du fauteuil roulant manuel
- **E** L'aménagement du domicile est une mission qui peut être effectuée par les ergothérapeutes

QCM 31

Concernant l'indice de Barthel (IB), quelles sont les affirmations vraies ?

- **A** L'IB est une échelle spécifique d'incapacité.
- **B** L'IB est une échelle clinique évaluant les restrictions de participation.
- **C** L'IB est une échelle clinique évaluant les déficiences.
- **D** L'IB est une échelle clinique évaluant les limitations d'activité.
- **E** L'IB est une échelle clinique générique.

QCM 32

Un patient présente une coxarthrose douloureuse et invalidante. Il marche avec une canne. Parmi les mesures ou échelles cliniques suivantes, lesquelles peuvent être utiles pour compléter l'examen clinique de sa hanche :

- **A** Échelle visuelle analogique (EVA douleur).
- **B** Échelle verbale simple (EVS Douleur).
- **C** *Functional Ambulation Classification* (FAC).
- **D** Goniométrie de la hanche.
- **E** Indice algofonctionnel de Lequesne.
- **F** Mesure de l'indépendance fonctionnelle (MIF).

QCM 33

Parmi les éléments suivants, lequel peut-on classer parmi les limitations d'activité ? *(Une seule réponse.)*

- **A** Aphasie.
- **B** Difficultés à communiquer par téléphone.
- **C** Dysarthrie.
- **D** Dysphonie.
- **E** Troubles de l'élocution.

QCM 34

Parmi les éléments suivants, lequel (lesquels) corresponde(nt) à des déficiences ?

A Anesthésie d'un membre.
B Difficultés à monter les escaliers.
C Diminution de la vitesse de marche.
D Limitation d'une amplitude articulaire.
E Paralysie d'un membre.

QCM 35

Quelles ont les propositions exactes concernant la maison départementale des personnes handicapées (MDPH) ?

A Elle s'adresse aux personnes adultes handicapées sans limite d'âge et quel que soit le handicap.
B La commission des droits et de l'autonomie des personnes handicapées (CDAPH) statue sur l'allocation adulte handicapé.
C La MDPH est placée sous la direction d'un Conseil général.
D La commission des droits et de l'autonomie des personnes handicapées(CDAPH) statue sur l'allocation personnalisée d'autonomie.
E La grille d'évaluation utilisée par la CDAPH pour évaluer la dépendance est la grille AGGIR.

QCM 36

Quels sont les rôles attribuables à la maison départementale des personnes handicapées (MDPH) ?

A Reconnaissance du handicap et fixation du taux d'incapacité.
B Attribution d'une AEEH (allocation d'éducation d'enfant handicapé).
C Mise en place d'un PPS (projet personnalisé de scolarité).
D Orientation vers un SESSAD (service d'éducation et de soins spécialises à domicile).
E Orientation vers un CAMSP (centre d'action médico-social précoce).

QCM 37

Parmi les propositions suivantes, quelles sont celles qui concernent la MDPH (maison départementale des personnes handicapée) ?

A Elle est une institution dont le financement dépend de la région.
B Elle statue sur les adaptations nécessaires à la vie du patient après formulation par le patient de son projet de vie.
C Elle comporte une commission paritaire des droits à l'autonomie pour les personnes handicapées (CDAPH).
D Elle statue sur les droits à compensation du patient.
E Elle peut faire intervenir à domicile un ergothérapeute et un médecin.

QCM 38

Un patient de 45 ans vivant seul et gardant des séquelles sévères d'une hémiplégie droite ayant fait un dossier auprès la MDPH peut en attendre de statuer :

A Sur son évolution médicale.
B Sur ses remboursements de soins.
C Sur son orientation en structure d'hébergement (type foyer médicalisé ou autre).
D Sur ses droits en matière de tierce personne.
E Sur ses droits au travail.

QCM 39

Une femme de 53 ans est admise en service de MPR dans les suites d'un infarctus sylvien superficiel gauche. Quelles déficiences peut-elle présenter ?

A Une aphasie.
B Des difficultés à la marche.
C Une hémiplégie droite.
D Un isolement social.
E Des difficultés à l'habillage.

QCM 40

Quelles sont les limitations d'activité que peut présenter une patiente de 83 ans ayant une coxarthrose droite évoluée ?

A Douleur.
B Boiterie à la marche.
C Raideur articulaire.
D Difficultés à l'habillage.
E Impossibilité d'aller à pied rendre visite à son amie.
F Difficulté à réaliser les soins d'hygiène.

QCM 41

Chez un patient présentant une spondylarthropathie, quelle est la limitation articulaire périphérique la plus fréquemment retrouvée ? *(Une seule réponse.)*

A Perte de flexion de genou.
B Perte de flexion de hanche.
C Perte de l'extension de hanche.
D Flessum de genou.
E Pied équin.

QCM 42

Quel organisme délivre aux personnes âgées vivant à domicile l'allocation personnalisée d'autonomie (APA) ?

A La MDPH.
B Le Conseil général.
C La caisse primaire d'assurance maladie.
D Les mutuelles.
E La CDAPH.

QCM 43

Quelles sont dans cette liste les échelles génériques ?
- **A** Score de Rankin.
- **B** Score EDSS.
- **C** *Timed Up and Go* test.
- **D** Indice de Barthel.
- **E** MIF mômes.
- **F** IADL.

QCM 44

Parmi les propositions suivantes, quelles sont celles qui correspondent à des limitations d'activités chez une patiente ayant une raideur du genou (selon la classification internationale du fonctionnement et du handicap) ?
- **A** Difficulté à tendre la jambe contre pesanteur.
- **B** Difficulté à la marche.
- **C** Difficulté à maintenir son emploi.
- **D** Difficulté à monter les escaliers.
- **E** Difficultés à s'asseoir sur un siège.
- **F** Difficultés à réaliser des loisirs.

QCM 45

La mesure d'indépendance fonctionnelle (MIF) :
- **A** Est une échelle générique de limitation d'activité.
- **B** Est une échelle spécifique de déficience.
- **C** Est sensible au changement d'état fonctionnel.
- **D** Permet d'attribuer l'allocation personnalisée d'autonomie (APA).
- **E** N'est utilisée que dans le cadre d'affections neurologiques.

QCM 46

La classification internationale du fonctionnement du handicap et de la santé (CIF) :
- **A** Découle de la loi d'orientation de février 2005.
- **B** Est associée à la classification des maladies CIM 10.
- **C** Définit la participation.
- **D** Définit l'activité.
- **E** Définit les incapacités.

QCM 47

Parmi les propositions suivantes, lesquelles correspondent à des déficiences cognitives ?
- **A** Les hallucinations.
- **B** L'aphasie.
- **C** L'hémianopsie latérale homonyme.
- **D** L'héminégligence.
- **E** Le syndrome dysexécutif.

QCM 48

L'évaluation des limitations d'activité d'origine cognitive est utile pour :
- **A** Mesurer la sévérité du retentissement.
- **B** Mesurer la sévérité du trouble cognitif.
- **C** Choisir des rééducations écologiques et/ou des suppléances.
- **D** Évaluer la nécessité d'une mesure de protection.
- **E** Désigner la personne de confiance.

QCM 49

Les CDAPH (commission des droits et de l'autonomie des personnes handicapées) des MDPH :
- **A** Dépendent des Conseils régionaux.
- **B** Sont compétentes pour la mise en ALD (affection longue durée).
- **C** Établissent des plans personnalisés de compensation du handicap.
- **D** Attribuent les pensions d'invalidité.
- **E** Attribuent les prestations de compensation du handicap (PCH).

QCM 50

Les caisses d'assurance maladie prennent en charge :
- **A** Les soins infirmiers.
- **B** Les actes de kinésithérapie.
- **C** Les actes d'ergothérapie.
- **D** Les actes de chiropraxie.
- **E** Les actes d'orthophonie.

QCM 51

Un patient de 65 ans droitier a présenté un infarctus sylvien gauche total. Quelles déficiences présente-t-il ?
- **A** Une déficience motrice proportionnelle gauche.
- **B** Une HLH droite.
- **C** Probablement des troubles du langage.
- **D** Probablement des difficultés à réaliser ses transferts.
- **E** Probablement une atteinte sensitive droite.

QCM 52

Quelle échelle/grille/score/indice permet d'évaluer l'autonomie d'une personne âgée ? *(Une seule réponse.)*
- **A** Échelle de Borg.
- **B** Score ASIA.
- **C** IADL.
- **D** Score EDSS.
- **E** Indice de Lequesne.

QCM 53

La prévention des complications de décubitus de l'appareil respiratoire :
- **A** Est principalement liée à l'amélioration de la circulation des sécrétions bronchiques dans l'arbre respiratoire.
- **B** Fait appel à l'ergothérapeute pour réaliser les exercices respiratoires.

C Est systématique dans les services à haut risque comme les réanimations.
D Peut associer aux soins actifs des mesures passives de positionnement du malade pour le drainage bronchique.
E N'est pratiquement jamais indiquée en cas d'atteinte neurologique isolée.

QCM 54

Concernant les complications de décubitus :
A L'immobilisation augmente la résorption osseuse.
B Il existe une diminution de la VO_2max après alitement prolongé.
C L'immobilisation entraîne un syndrome obstructif.
D Il existe un risque d'escarre au niveau des trochanters en position assise.
E L'échelle de Norton permet d'évaluer le risque d'escarre.

QCM 55

Chez un patient grabataire en raison d'une atteinte cérébrale diffuse et sévère, quelles réponses vraies s'appliquent aux mesures de prévention cutanée ?
A L'hydratation du patient ne nécessite pas de surveillance particulière.
B L'état nutritionnel est pris en compte dans les échelles d'évaluation du risque cutané (par exemple, l'échelle de Norton).
C Le changement de position n'est pas recommandé.
D Le matelas de prévention doit tenir compte du poids du patient.
E Le massage de la peau est recommandé particulièrement chez le sujet âgé.
F La prévention de la macération est un des éléments de la prise en charge.

QCM 56

Quelles sont les principales échelles d'évaluation du risque d'escarre ?
A Échelle de Norton.
B Mesure d'indépendance fonctionnelle.
C Échelle de Waterloo.
D Score de Basdai.
E Score DOLOPLUS.

QCM 57

Mme F., 45 ans, est tétraplégique (déficit sensitivomoteur complet) de niveau C5. Elle ne tolère pas plus de 2 heures par jour de position assise au fauteuil roulant électrique et passe donc une grande partie de la journée au lit en décubitus dorsal. Si elle développait des escarres, quelles en seraient les localisations les plus probables ?
A Occiput.
B Sacrum.
C Ischions.
D Trochanter.
E Talons.

QCM 58

Chez un patient alité, le risque de développer une escarre est favorisé par :
A L'existence de troubles sensitifs.
B L'existence d'un syndrome inflammatoire.
C Une dénutrition.
D Une mauvaise installation.
E Une paralysie flasque.

QCM 59

Quelles sont les complications locorégionales menaçant un patient avec une escarre sacrée de stade 2 en l'absence d'un traitement efficace ?
A Ostéite sacrée.
B Fistule.
C Décollement sous-cutané et/ou profond.
D Retard, absence de cicatrisation.
E Abcès profond.

QCM 60

Monsieur P. est hospitalisé pour rééducation post-AVC ischémique droit. Il développe une escarre sèche de stade 2. Quels types de pansement pouvez-vous mettre ?
A Hydrocolloïde.
B Hydrogel.
C Hydrocellulaire.
D Alginate.
E Interface.

QCM 61

Lors de votre consultation, vous voyez Monsieur G., diabétique, qui présente une escarre du talon de stade 3. Quels auraient été les moyens pour prévenir une escarre dès l'apparition d'une rougeur au talon ?
A Massage quotidien des talons avec de la crème hydratante.
B Coussin ou botte de décharge.
C Nutrition adaptée.
D Verticalisation précoce et reprise de la marche avec appui complet.
E Verticalisation précoce avec semelles thermomoulées pour décharge du talon.

QCM 62

Une escarre de stade 2 se caractérise par :
A Un érythème.
B Une nécrose.
C Une phlyctène.
D Une abrasion.
E Une ulcération profonde touchant les tendons.

QCM 63

L'orthophoniste :

A Réalise des actes remboursés par la Sécurité sociale sur prescription médicale.
B Rééduque les troubles du langage oral.
C Rééduque les troubles du langage écrit.
D Rééduque les troubles de la déglutition.
E Ne prend en charge que des enfants.

QCM 64

L'orthoprothésiste :

A Est un auxiliaire médical.
B Agit sur prescription d'un médecin.
C Fabrique uniquement des prothèses de membre inférieur.
D Réalise la plupart de ses appareillages après un moulage soit par plâtre soit par système numérisé.
E Certaines prescriptions d'appareillage ne peuvent être faites que par des médecins spécialistes (orthopédistes, médecins de médecine physique et de réadaptation).

QCM 65

L'ergothérapeute :

A Est un auxiliaire médical.
B Ne doit pas intervenir auprès d'un patient sans prescription médicale.
C Doit respecter le secret médical comme tout intervenant paramédical.
D A pour principale action la rééducation des membres inférieurs en contexte fonctionnel.
E Peut réaliser des orthèses des membres supérieurs.

QCM 66

Parmi les professionnels ci-dessous installés en secteur libéral, lesquels produisent des soins remboursés par la Sécurité sociale ?

A Ergothérapeutes.
B Kinésithérapeutes.
C Neuropsychologues.
D Orthophonistes.
E Psychologues cliniciens.

QCM 67

Quels sont les rôles des ergothérapeutes dans un service de médecine physique et de réadaptation (MPR) ?

A Travail de renforcement moteur des membres supérieurs.
B Travail fonctionnel des membres supérieurs.
C Bilan et rééducation des troubles du langage.
D Travail d'autonomisation des activités de vie quotidienne.
E Organisation d'une visite à domicile pour préparer le retour à domicile.
F Réentraînement à l'effort.

QCM 68

Le (les) rôle(s) de l'ergothérapeute est (sont) :

A De choisir un fauteuil roulant
B De réaliser des orthèses ou petites aides techniques.
C De proposer des aménagements pour le domicile.
D D'évaluer et de rééduquer le patient aux activités de la vie quotidienne.
E De rééduquer le souffle.

QCM 69

Quels sont les rôles de l'orthophoniste dans un service de MPR ?

A Rééducation des troubles de déglutition.
B Travail d'autonomisation des activités de vie quotidienne.
C Rééducation des troubles du langage.
D Bilan de troubles du langage.
E Rééducation des troubles cognitifs.

QCM 70

Monsieur Y., 32 ans, vous consulte pour un premier bilan d'une inégalité de longueur des membres inférieurs dans le cadre d'une poliomyélite antérieure aiguë. Votre interrogatoire et votre examen clinique vous permettent de retenir l'indication au port d'une paire de semelles orthopédiques de compensation. Quel(s) professionnel(s) de santé a ou ont la compétence pour réaliser un tel appareillage ?

A Orthoprothésiste.
B Podo-orthésiste.
C Kinésithérapeute.
D Pédicure-podologue.
E Médecin MPR.

QCM 71

La prescription médicale de soins de kinésithérapie :

A Est nécessaire pour que le patient soit remboursé.
B Peut comporter le diagnostic étiologique de l'affection en cause.
C Peut comporter le nombre total de séances.
D Peut comporter les objectifs de la prise en charge.
E Doit obligatoirement préciser la fréquence des séances.

QCM 72

Mme A., 65 ans, présente une hémiplégie droite spastique ainsi qu'une aphasie globale séquellaire d'un infarctus sylvien total gauche survenue il y a quelques jours. Quelle prise en charge rééducative doit-on lui proposer à la phase initiale ?

A Séances de kinésithérapie.
B Séances d'ergothérapie.
C Séances de chiropraxie.
D Séances d'orthophonie.
E Séances de balnéothérapie.

QCM 73

Les cibles thérapeutiques de la masso-kinésithérapie dans la gonarthrose sont :

A La douleur.
B L'hydarthrose.
C Les limitations d'amplitude.
D La faiblesse musculaire.
E L'instabilité articulaire.

QCM 74

Après un AVC, pour stimuler la récupération par plasticité cérébrale, il faut :

A Entraîner l'acquisition de l'autonomie à tout prix.
B Forcer le patient à utiliser les fonctions déficientes.
C Proposer des exercices les plus variés possibles.
D Proposer des exercices de plus en plus intenses.
E S'assurer que le patient est attentif aux exercices.

QCM 75

Un homme de 60 ans présente une hémiplégie gauche complète par accident vasculaire ischémique survenu 8 jours plus tôt. Parmi les propositions suivantes, quels sont les objectifs de votre prescription de kinésithérapie ?

A Lutter contre l'encombrement bronchique.
B Lutter contre la spasticité.
C Éviter une récidive.
D Améliorer la station debout.
E Éviter les raideurs articulaires.

QCM 76

Un homme de 60 ans présente une hémiplégie gauche complète par accident vasculaire ischémique survenu 8 jours plus tôt. Parmi les propositions suivantes, quelles sont les complications ostéoarticulaires qu'il faut redouter chez ce patient ?

A Survenue d'une arthrose du genou.
B Syndrome douloureux régional chronique de type 1 du membre supérieur.
C Installation d'une raideur en équin.
D Raideur de l'épaule gauche.
E Tendinopathie de la hanche.

QCM 77

Un homme de 45 ans, atteint de SEP, présente une troisième poussée qui se traduit par une paraparésie spastique. Parmi les propositions suivantes, quel(s) est (sont) le (les) objectif(s) de votre prescription de kinésithérapie ?

A Ralentir l'évolution de la SEP.
B Lutter contre la spasticité.
C Éviter une nouvelle poussée.
D Améliorer la station debout.
E Éviter les raideurs articulaires.

QCM 78

Quelles classes pharmacologiques ne sont pas un traitement de l'hyperactivité vésicale chez la femme ?

A Anticholinergique.
B β_3-stimulant.
C Alphabloquant.
D Toxine botulique.
E Anticholinestérasique.

QCM 79

Quels sont les mécanismes physiopathologiques de l'incontinence urinaire d'effort chez la femme ?

A Hyperactivité vésicale.
B Hypermobilité uréthrale.
C Incompétence sphinctérienne.
D Carence hormonale.
E Dyssynergie vésicosphinctérienne.

QCM 80

Vous revoyez en consultation Monsieur Z. opéré d'un hallux valgus douloureux. À 2 mois de l'intervention, il vous explique que la douleur est toujours présente et qu'elle semble s'être majorée. Vous suspectez un syndrome douloureux régional complexe de type 1 en phase chaude. Quels sont les éléments qui vous ont orienté ?

A La survenue après un traumatisme.
B L'atteinte régionale clinique.
C Des troubles de la sensibilité à type d'hypopallesthésie.
D La notion de prise d'isoniazide pour une tuberculose.
E Troubles trophiques et raideur de l'hallux.

QCM 81

En phase chaude d'un syndrome douloureux régional chronique de type 1 de la cheville droite secondaire à une fracture de cheville opérée, quel type de rééducation préconisez-vous ?

A Douce.
B Intensive.
C Active.
D Passive.
E Contre résistance.

QCM 82

Comment peut-on quantifier l'activité physique habituellement réalisée par un individu ?

A Par calorimétrie directe.
B Par un questionnaire.
C Par le port d'un podomètre.

D Par la mesure des plis cutanés.
E Par vidéosurveillance.

QCM 83

Les recommandations actuelles concernant l'activité physique chez les adultes sains de moins de 65 ans proposent la réalisation :

A D'une activité physique de type aérobie d'intensité modérée au moins 5 fois 30 minutes par semaine.
B D'une activité physique de type anaérobie d'intensité modérée au moins 5 fois 30 minutes par semaine.
C D'une activité physique de type aérobie d'intensité élevée au moins 3 fois 20 minutes par semaine.
D D'une activité physique de type aérobie d'intensité élevée au moins 5 fois 20 minutes par semaine.
E D'exercices de renforcement musculaire (contre résistance) au minimum 2 jours non consécutifs par semaine.

QCM 84

Quels repères simples peut-on donner à un sujet sain pour s'assurer qu'il réalise un exercice d'intensité modéré ?

A L'apparition de douleurs aux cuisses.
B Une fréquence cardiaque cible.
C Une consommation d'oxygène en MET.
D Un essoufflement ne permettant pas de réciter plus de 5 mots sans reprendre son souffle.
E Une intensité perçue entre 12 et 14 sur l'échelle de Borg.

QCM 85

Quelles sont les propositions exactes concernant la visite de non-contre-indication à la pratique sportive ?

A L'ECG de repos est conseillé à partir de 12 ans lors de la délivrance de la première licence.
B L'ECG de repos doit être réalisé par un cardiologue.
C L'ECG de repos peut présenter des particularités chez le sportif de haut niveau nécessitant un avis spécialisé.
D L'épreuve d'effort est systématique à partir de 18 ans.
E L'ECG de repos doit être renouvelé tous les ans.

QCM 86

Une orthèse :

A Peut se porter aux membres inférieurs, supérieurs et sur le tronc.
B Peut être fabriquée par un ergothérapeute.
C Remplace un segment de membre.
D Peut pallier une déficience.
E Ne peut pas être portée par des enfants.

QCM 87

Concernant les dispositifs médicaux :

A Les prothèses et orthèses du grand appareillage sont remboursées à 100 % par la Sécurité sociale.
B La prescription de l'acquisition de fauteuil roulant électrique est possible par un médecin généraliste.
C La prescription d'orthèse de série de genou nécessite un spécialiste de médecine physique et de réadaptation ou chirurgien orthopédiste.
D Les corsets pour déformation rachidienne sont fabriqués par les orthoprothésistes.
E La délivrance d'un dispositif médical comporte les consignes d'utilisation et d'entretien.

QCM 88

Concernant les orthèses :

A Les orthèses d'immobilisation sont des orthèses dynamiques.
B Les orthèses dites de repos sont des traitements orthopédiques d'immobilisation prescrits uniquement par les chirurgiens orthopédiques.
C Une orthèse-releveur de pied est une orthèse suro-pédieuse.
D Une orthèse-releveur de pied a pour objectif principal la suppléance à la phase d'oscillation de la marche.
E Les orthèses font toutes partie du grand appareillage.

QCM 89

Concernant les prothèses :

A L'abandon est plus fréquent au membre supérieur qu'au membre inférieur.
B Leur bon usage nécessite une rééducation associée et adaptée.
C Tous les amputés sont appareillés.
D L'emboîture est faite de série.
E La prescription des composants dépend prioritairement du projet de vie.

QCM 90

Une première prescription de grand appareillage, qui sera réalisée par un orthoprothésiste ou un podo-orthésiste, peut être faite par :

A Le médecin généraliste.
B Le médecin de médecine physique et de réadaptation.
C Le neurologue.

D L'endocrinologue.
E Toutes ces réponses sont vraies.

QCM 91

Monsieur F. est hospitalisé dans votre service pour appareillage et rééducation à la marche post-amputation transtibiale gauche sur artériopathie oblitérante des membres inférieurs de stade IV. Après le choix de la prothèse avec le médecin, qui réalisera et ajustera la prothèse de ce patient ? *(Une seule réponse.)*

A L'orthoprothésiste.
B Le podo-orthésiste.
C L'ergothérapeute.
D Le kinésithérapeute.
E Le revendeur de matériel.

QCM 92

Les situations suivantes sont des contre-indications à effectuer une cure thermale dans une station thermale à orientation rhumatologique :

A Lombalgie avec sciatalgie aiguë.
B Gonarthrose chez un patient âgé de plus de 80 ans.
C Association d'une HTA bien stabilisée.
D Fibromyalgie.
E Polyarthrite rhumatoïde en poussée.

QCM 93

Sur le formulaire de prescription de cure thermale, le médecin traitant indique :

A L'orientation thérapeutique de la cure (par exemple, rhumatologie).
B La station proposée.
C L'absence de contre-indication.
D Les techniques thermales à pratiquer.
E Les soins de masso-kinésithérapie à effectuer pendant la cure.

QCM 94

Quelles sont les modalités de prescription d'une cure thermale ?

A L'ordonnance est à adresser à la MDPH.
B Une demande de cure s'adresse à l'assurance maladie.
C La cure est prise en charge à 100 % pour un patient en ALD.
D Les transports peuvent être pris en charge pour les patients en ALD.
E La cure dure environ 6–8 semaines.

QCM 95

Vous voyez en consultation un patient avec ce type d'appareillage.

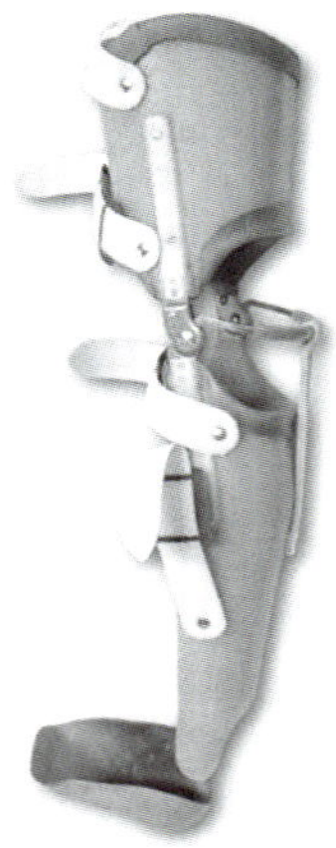

Citez les réponses exactes.

A Il s'agit d'une prothèse cruro-pédieuse.
B Il s'agit d'une orthèse cruro-jambière.
C Cet appareillage permet un verrouillage du genou.
D Cet appareillage est aussi appelé genouillère articulée.
E Il peut être prescrit en cas de déficit moteur du quadriceps.

QROC 1

La flexion de la hanche d'un patient coxarthrosique est limitée à 80°. À quel élément de la classification internationale des déficiences, incapacités et handicap cela correspond-il ?

QROC 2

Quelle activité est évaluée par le test des 6 minutes ?

QROC 3

Pour quel type d'atteinte articulaire utilise-t-on l'indice algofonctionnel de Lequesne ?

Réponses

QCM 1

Faux : E.

QCM 2

Vrai : A, C, E.

QCM 3

Vrai : A, B, D, E.

QCM 4

Vrai : A, B, D.

QCM 5

Vrai : C, D.

QCM 6

Vrai : C, D, F.

QCM 7

Vrai : A, C, E, F.

QCM 8

Vrai : D.

QCM 9

Vrai : D.

QCM 10

Vrai : A, B, D, E.

QCM 11

Vrai : A, C, D.

QCM 12

Vrai : C.

QCM 13

Vrai : C.
Acceptable : B.
Inacceptable : A.

QCM 14

Vrai : B.

QCM 15

Vrai : B, C.
Chez un sujet qui marche avec capacité d'autosondage, il convient de privilégier la continence : donc anticholinergique + autosondage.

QCM 16

Vrai : A, B, C.

QCM 17

Vrai : B et C.

QCM 18

Vrai : E.

QCM 19

Vrai : D.

QCM 20

Vrai : D.

QCM 21

Vrai : A, B, D.

QCM 22

Vrai : A, C.

QCM 23

Vrai : E.

QCM 24

Vrai : A, B, C, D, E

QCM 25

Vrai : A, B, C, D, E.

QCM 26

Vrai : D.

QCM 27

Vrai : B.

QCM 28
Vrai : A, B.

QCM 29
Vrai : E.

QCM 30
Vrai : B, C, D, E

QCM 31
Vrai : D, E.

QCM 32
Vrai : A, B, C, D, E, F.

QCM 33
Vrai : B.

QCM 34
Vrai : A, D, E.

QCM 35
Vrai : B, C.

QCM 36
Vrai : A, B, C, D.

QCM 37
Vrai : B, C, D, E.

QCM 38
Vrai : C, D, E.

QCM 39
Vrai : A, C.

QCM 40
Vrai : B, D, F.

QCM 41
Vrai : C.

QCM 42
Vrai : B.

QCM 43
Vrai : A, D, E, F.

QCM 44
Vrai : B, D, E.

QCM 45
Vrai : A, C.

QCM 46
Vrai : C, D.

QCM 47
Vrai : B, D, E.

QCM 48
Vrai : A, C, D.

QCM 49
Vrai : C, E.

QCM 50
Vrai : A, B, E.

QCM 51
Vrai : B, C, E.

QCM 52
Vrai : C.

QCM 53
Vrai : A, C, D.

QCM 54
Vrai : A, B, D, E.

QCM 55
Vrai : B, D, F.

QCM 56
Vrai : A et C.

QCM 57
Vrai : A, B, E.

QCM 58
Vrai : A, B, C, D, E.

QCM 59
Vrai : A, B, C, D, E.

QCM 60
Vrai : A, B, E.

QCM 61
Vrai : B, C, E.

QCM 62
Vrai : C, D.

QCM 63
Vrai : A, B, C, D.

QCM 64
Vrai : A, B, D, E.

QCM 65
Vrai : A, B, C, E.

QCM 66
Vrai : B, D.

QCM 67
Vrai : A, B, D, E.

QCM 68
Vrai : A, B, C, D.

QCM 69
Vrai : A, C, D, E.

QCM 70
Vrai : B, D.

QCM 71
Vrai : A, C, D.

QCM 72
Vrai : A, B, D.

QCM 73
Vrai : A, C, D, E.

QCM 74
Vrai : B, C, D, E.

QCM 75
Vrai : A, B, D, E.

QCM 76
Vrai : B, C, D.

QCM 77
Vrai : B, D, E.

QCM 78
Vrai : C, E.

QCM 79
Vrai : B, C, D.

QCM 80
Vrai : A, B, D.

QCM 81
Vrai : A, C.

QCM 82
Vrai : B, C.

QCM 83
Vrai : A, C, E.

QCM 84
Vrai : B, D, E.

QCM 85
Vrai : A, C.

QCM 86
Vrai : A, B, D.

QCM 87
Vrai : A, D, E.

QCM 88
Vrai : C, D.

QCM 89
Vrai : A, B, E.

QCM 90
Vrai : B, C, D.

QCM 91
Vrai : A.

QCM 92
Vrai : A, E.

QCM 93
Vrai : A, B, C.

QCM 94
Vrai : B, C, D.

QCM 95
Vrai : C, E.

QROC 1
Une déficience (articulaire).

QROC 2
La marche.

QROC 3
L'arthrose (coxarthrose, gonarthrose).

CHAPITRE

17

Test de concordance de script (TCS)

Isabelle Richard, Mickaël Dinomais

Les réponses sont issues d'un panel de dix experts universitaires de la discipline MPR. Les notes sont données en fonction de la répartition des réponses.

Validité des TCS :

- un item est retenu comme TCS si les réponses des experts sont réparties sur deux ou trois cotations adjacentes ;
- un item est non retenu comme TCS si les réponses des experts sont réparties sur plus de trois cotations ou sur des cotations non adjacentes ;
- un item est non retenu comme TCS mais peut être retenu comme une seule réponse si une cotation emporte 9 ou 10/10 avis des experts ou comme QCM si la répartition des experts se fait de façon égale ($n = 5$) sur deux cotations adjacentes.

Énoncés

TCS 1

Un patient de 74 ans présente une paraparésie spastique séquellaire d'une compression médullaire cervicarthrosique pour laquelle il a été opéré il y a 5 ans. Il présente par ailleurs un diabète insulinodépendant. À l'issue de la chirurgie et de la rééducation qui avait suivi, il avait pu retrouver une marche sur un périmètre d'environ 500 m avec une canne. La force musculaire était cotée à plus de 4 sur tous les groupes musculaires. Les réflexes restaient vifs avec un clonus inépuisable des triceps. Aux membres supérieurs, il ne persistait pas d'autre trouble qu'une amyotrophie de la loge thénar droite et une diminution de la force de serrage. Il vous consulte car il trouve que depuis quelques mois, il marche à nouveau moins bien.

Questions

Si vous pensiez à…	Et qu'alors vous trouvez…	Cette nouvelle information rend votre hypothèse…
1. Une récidive de la compression médullaire cervicale	Un signe de Lhermitte	−2 −1 0 +1 +2
2. Une récidive de la compression médullaire cervicale	Un déficit proprioceptif important des deux membres inférieurs	−2 −1 0 +1 +2
3. Une polyneuropathie diabétique	L'abolition des réflexes achilléens	−2 −1 0 +1 +2
4. Une polyneuropathie diabétique	Des douleurs à type de brûlure des pieds	−2 −1 0 +1 +2
Entourez la proposition qui vous semble adéquate : – 2 très peu probable – 1 moins probable 0 ni plus ni moins probable + 1 plus probable + 2 très probable		

TCS 2

Un patient de 25 ans a présenté un traumatisme grave du genou. Les lésions osseuses et ligamentaires ont été traitées chirurgicalement. Il existait aussi une atteinte du nerf sciatique poplité externe. À 4 mois du traumatisme, l'appui est autorisé, les lésions sont consolidées. Vous effectuez le bilan des déficiences en vue de la prescription de la kinésithérapie.

Questions

Si vous considériez l'utilité du traitement suivant…	Et qu'alors vous trouvez…	Cette nouvelle information rend le traitement…
1. Une mobilisation passive du genou	Une mobilité du genou possible entre la position d'extension complète et 30° de flexion	−2 −1 0 +1 +2
2. Le travail de l'équilibre unipodal et de l'équilibre dynamique	Une récupération du déficit de la loge antéro-externe, une force du quadriceps à 4 sur l'échelle MRC	−2 −1 0 +1 +2
Entourez la proposition qui vous semble adéquate : – 2 totalement inutile – 1 inutile 0 ni plus ni moins utile + 1 utile + 2 très utile		

TCS 3

Un patient de 27 ans présentant une paraplégie complète T5 consulte pour une escarre.

Questions

Si vous considériez l'utilité du traitement suivant…	Et qu'alors vous trouvez…	Cette nouvelle information rend le traitement…
1. Des pansements gras	Une zone désépidermisé, bourgeonnante au niveau du talon	−2 −1 0 +1 +2
2. Un traitement antibiotique	Une flore cutanée polymorphe sur un prélèvement réalisé au niveau de l'escarre	−2 −1 0 +1 +2
3. Une hospitalisation	Un syndrome dépressif franc	−2 −1 0 +1 +2
Entourez la proposition qui vous semble adéquate : – 2 totalement inutile – 1 inutile 0 ni plus ni moins utile + 1 utile + 2 très utile		

TCS 4

Un homme de 50 ans a présenté un déficit moteur et sensitif de l'hémicorps gauche survenu brutalement le 5 décembre 2009. Le bilan réalisé a conclu à un accident vasculaire ischémique du territoire sylvien droit. Vous le recevez le 5 janvier 2010 avec son épouse et la discussion porte avant tout sur le pronostic fonctionnel.

Questions

Si vous pensiez leur dire que…	Et qu'alors vous trouvez…	Cette nouvelle information rend votre annonce…
1. La récupération de la marche est habituelle après une hémiplégie vasculaire	Une extension possible contre pesanteur de la jambe gauche et un équilibre assis acquis ; le patient ne tient pas encore debout	−2 −1 0 +1 +2

2. La récupération de la marche est habituelle après une hémiplégie vasculaire	Une triple flexion de la jambe gauche, une déviation du tronc vers la gauche en position assise, une négligence visuo-spatiale	−2 −1 0 +1 +2
3. La récupération de la fonction du membre supérieur est improbable	Une possibilité de flexion du coude et de flexion des doigts	−2 −1 0 +1 +2
4. La récupération de la fonction du membre supérieur est improbable	Une possibilité d'extension des doigts et des mouvements du pouce	−2 −1 0 +1 +2

Entourez la proposition qui vous semble adéquate :
– 2 totalement non pertinente
– 1 non pertinente
0 ni plus ni moins pertinente
+ 1 pertinente
+ 2 très pertinente

TCS 5

Un homme de 50 ans a présenté un déficit moteur et sensitif de l'hémicorps gauche survenu brutalement le 5 décembre 2009. Le bilan réalisé a conclu à un accident vasculaire ischémique du territoire sylvien droit. Vous le recevez le 5 janvier 2010.

Questions

Si vous considériez l'utilité du traitement suivant…	Et qu'alors vous trouvez…	Cette nouvelle information rend le traitement…
1. Immobilisation du membre supérieur gauche dans une écharpe	Une motricité cotée à 3 en flexion de coude, flexion et extension des doigts	−2 −1 0 +1 +2
2. Une rééducation ergothérapique	Une négligence visuo-spatiale importante	−2 −1 0 +1 +2

Entourez la proposition qui vous semble adéquate :
– 2 totalement inutile
– 1 inutile
0 ni plus ni moins utile
+ 1 utile
+ 2 très utile

TCS 6

Une patiente présentant une paraparésie dans le cadre d'une sclérose en plaques se plaint de douleurs importantes des deux membres inférieurs.

Questions

Si vous pensiez à…	Et qu'alors la patiente vous rapporte que…	Cette nouvelle information rend votre hypothèse…
1. Des douleurs neuropathiques	Ses douleurs ont une intensité de 8/10 sur une EVA	−2 −1 0 +1 +2
2. Des douleurs neuropathiques	Ses douleurs sont comme des « coups de poignard » sous la plante des pieds	−2 −1 0 +1 +2

Entourez la proposition qui vous semble adéquate :
– 2 très peu probable
– 1 moins probable
0 ni plus ni moins probable
+ 1 plus probable
+ 2 très probable

TCS 7

Une patiente de 60 ans a été opérée il y a 20 jours pour la mise en place d'une prothèse totale de genou dans le contexte d'une gonarthrose. Le genou est douloureux et la flexion reste limitée à 30°.

Questions

Si vous pensiez à...	Et qu'alors vous trouvez...	Cette nouvelle information rend votre hypothèse...
1. Une algodystrophie	Un œdème du membre inférieur	−2 −1 0 +1 +2
2. Une algodystrophie	Une rougeur du genou	−2 −1 0 +1 +2

Entourez la proposition qui vous semble adéquate :
– 2 très peu probable
– 1 moins probable
0 ni plus ni moins probable
+ 1 plus probable
+ 2 très probable

TCS 8

Vous voyez en consultation un enfant de 4 ans présentant une paralysie cérébrale bilatérale spastique.

Question

Si vous considériez l'utilité de la prescription...	Et qu'alors vous trouvez...	Cette nouvelle information rend le traitement...
D'orthèses de posture suro-pédieuses	Des douleurs des mollets	−2 −1 0 +1 +2

Entourez la proposition qui vous semble adéquate :
– 2 totalement inutile
– 1 inutile
0 ni plus ni moins utile
+ 1 utile
+ 2 très utile

TCS 9

Vous voyez en consultation un enfant de 4 ans né à 28 semaines d'aménorrhée. Les parents ont reçu des informations concernant la surveillance nécessaire de cet enfant.

Questions

Si vous évoquiez...	Et qu'alors vous trouvez...	Cette nouvelle information rend votre hypothèse...
1. Une paralysie cérébrale	Des difficultés praxiques	−2 −1 0 +1 +2
2. Une paralysie cérébrale	Des réflexes ostéotendineux vifs	−2 −1 0 +1 +2
3. Une paralysie cérébrale	Un équin de cheville droite	−2 −1 0 +1 +2

Entourez la proposition qui vous semble adéquate :
– 2 très peu probable
– 1 moins probable
0 ni plus ni moins probable
+ 1 plus probable
+ 2 très probable

TCS 10

Un patient de 62 ans a présenté il y a 6 semaines un accident vasculaire ischémique dans le territoire de l'artère cérébrale moyenne droite. Il présente une hémiplégie gauche. Il se plaint de douleurs de son membre supérieur gauche et en particulier de sa main.

Questions

Si vous pensiez à…	Et qu'alors vous trouvez…	Cette nouvelle information rend votre hypothèse…
1. Un syndrome douloureux régional chronique (SDRC)	Une limitation de l'amplitude d'abduction d'épaule à 30°	−2 −1 0 +1 +2
2. Un syndrome douloureux régional chronique (SDRC)	Un œdème de la main	−2 −1 0 +1 +2
3. Un syndrome douloureux régional chronique (SDRC)	Des radiographies d'épaule normales	−2 −1 0 +1 +2
Entourez la proposition qui vous semble adéquate : – 2 très peu probable – 1 moins probable 0 ni plus ni moins probable + 1 plus probable + 2 très probable		

Corrigés

TCS 1

	– 2	– 1	0	+ 1	+ 2
Question 1	0	0	0,2	1	0,2
Question 2	0	0	0,2	1	0,2
Question 3	0	0	0,1	1	0,3
Question 4	0	0	0,1	1	0,1

TCS 2

	– 2	– 1	0	+ 1	+ 2
Question 1	0	0	0	0,4	1
Question 2	0	0	0,2	0,2	1

TCS 3

	– 2	– 1	0	+ 1	+ 2
Question 1	0	0	0,1	0,4	1
Question 2	1	0,1	0,2	0	0
Question 3	0	0	0,1	1	0,2

TCS 4

	– 2	– 1	0	+ 1	+ 2
Question 1	0	0	0	0,4	1
Question 2	1	0,2	0,1	0	0
Question 3	0	1	0,1	0,2	0
Question 4	1	0,4	0	0	0

TCS 5

	– 2	– 1	0	+ 1	+ 2
Question 1	0,4	1	0,1	0	0
Question 2	0	0	0	0,3	1

TCS 6

	– 2	– 1	0	+ 1	+ 2
Question 1	0	0	1	0,4	0,1
Question 2	0	0	0	1	0,4

TCS 7

	– 2	– 1	0	+ 1	+ 2
Question 1	0	0	0,2	1	0
Question 2	0	0	0,3	1	0

TCS 8

	– 2	– 1	0	+ 1	+ 2
Question	0,1	0,1	1	0	0

TCS 9

	– 2	– 1	0	+ 1	+ 2
Question 1	0	0	0,1	1	0,1
Question 2	0	0	0,3	1	0
Question 3	0	0	0	1	0,4

TCS 10

	– 2	– 1	0	+ 1	+ 2
Question 1	0	0,2	1	0,2	0
Question 2	0	0	0	0,4	1
Question 3	0	0	0,2	1	0,1

Index

D

E

F

G

H

I

J

K

L

M

N

O

P

Q

R

S

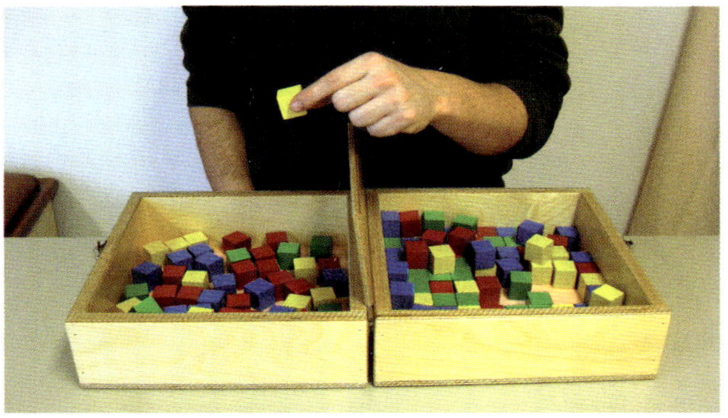

Fig. 2.7. Épreuve chronométrée (1 minute) du *Box and Blocks Test*.

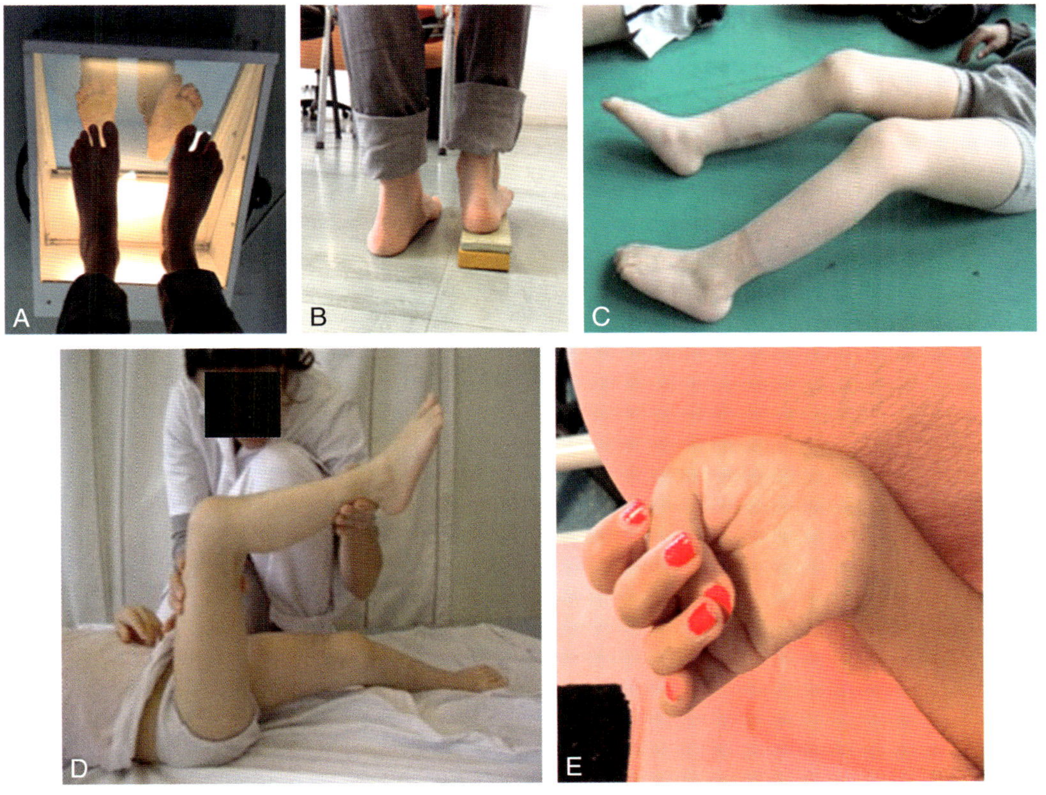

Fig. 4.3. Examen clinique.

A. Podoscopie : pied plat ou creux. **B.** Mesure de l'inégalité de longueur de membres inférieurs. **C.** Pied en équin et flessum de genou. **D.** Mesure des amplitudes articulaires : angle poplité. **E.** Déformation du membre supérieur : pouce adductus, inclinaison cubitale du poignet.

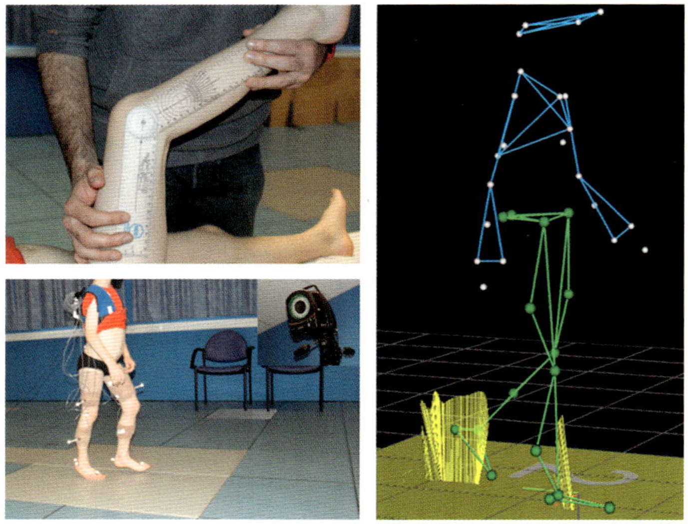

Fig. 4.4. Analyse quantifiée de la marche (AQM).

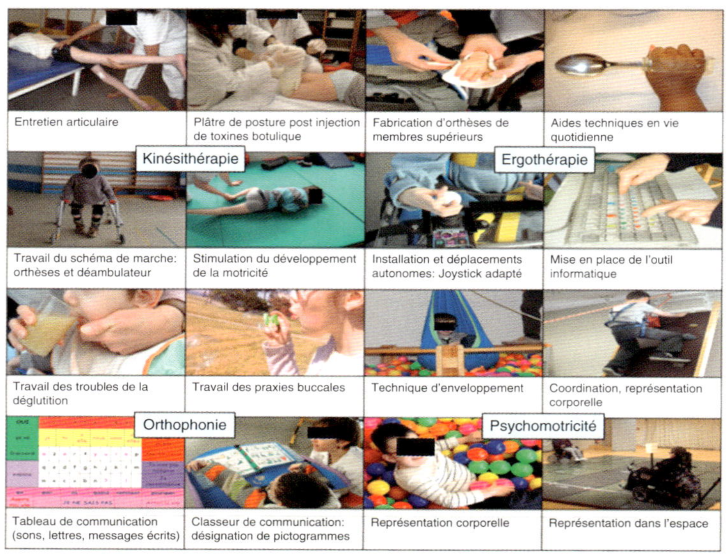

Fig. 4.6. Illustrations de prise en charge rééducative en pédiatrie.

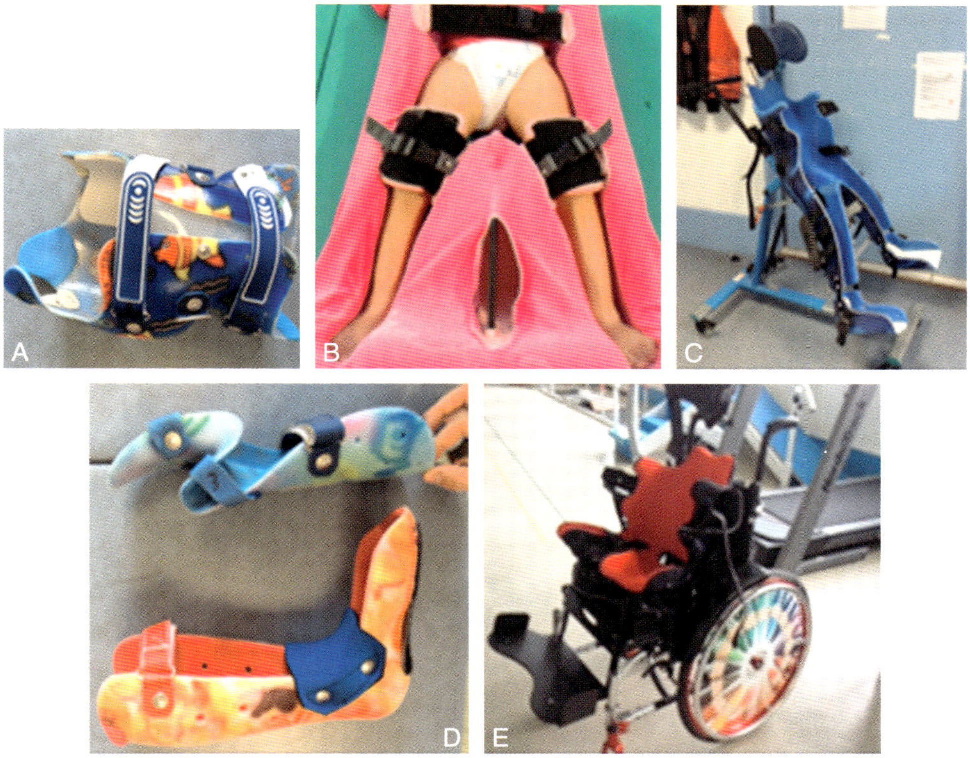

Fig. 4.7. Illustration d'appareillage en pédiatrie.

A. Corset lors de scolioses. **B.** Matelas mousse : installation de nuit. **C.** Coquille de verticalisation. **D.** Orthèse de posture nocturne de membre supérieur et de membre inférieur. **E.** Coquille de station assise.

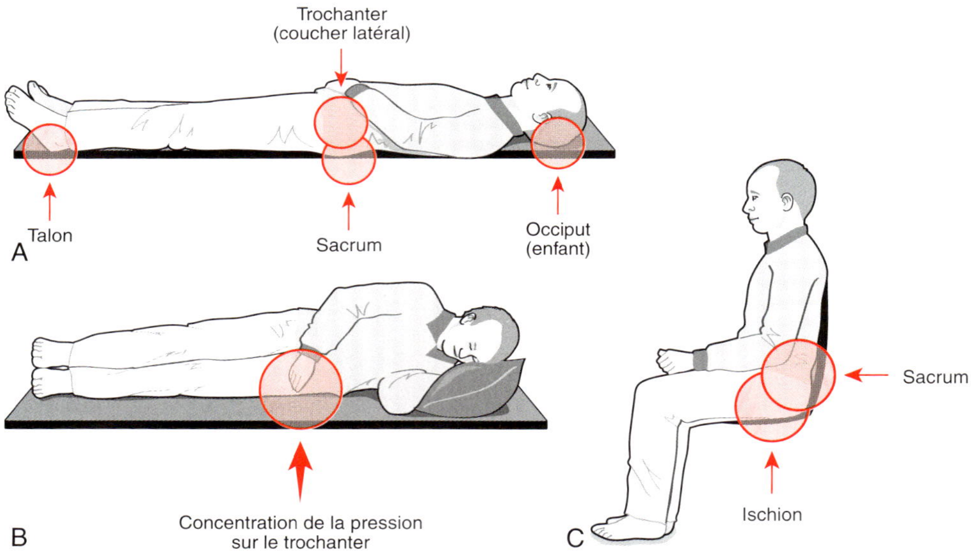

Fig. 5.1. Les principales localisations des escarres en décubitus dorsal, latéral et en position assise.

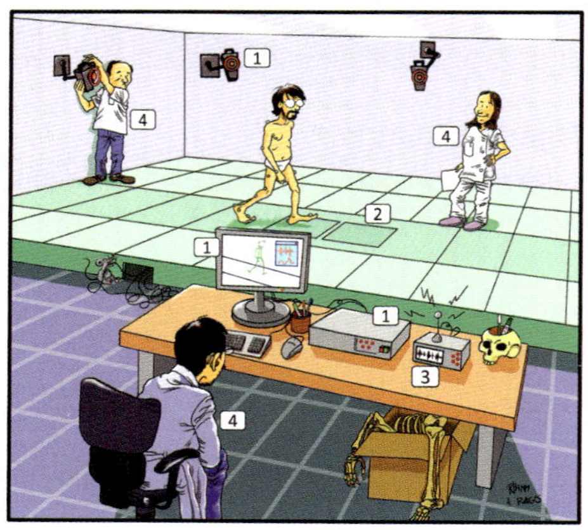

Fig. 8.5. Dispositif expérimental et principes de fonctionnement d'un laboratoire d'analyse du mouvement. Illustration représentant un exemple de configuration de matériel et de personnels d'un laboratoire d'analyse du mouvement.

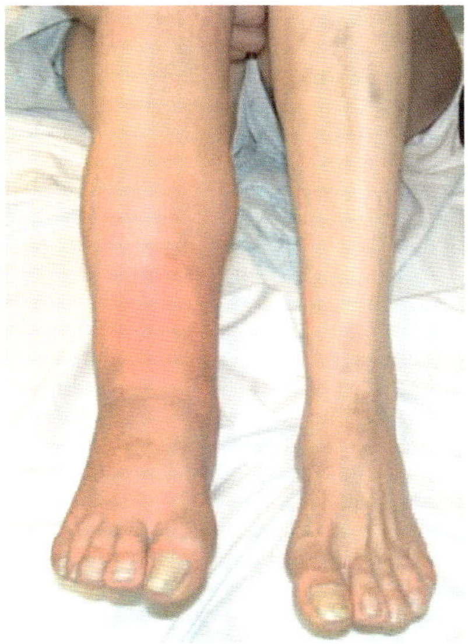

Fig. 10.1. **Œdème et rougeur lors d'un SDRC du pied.**

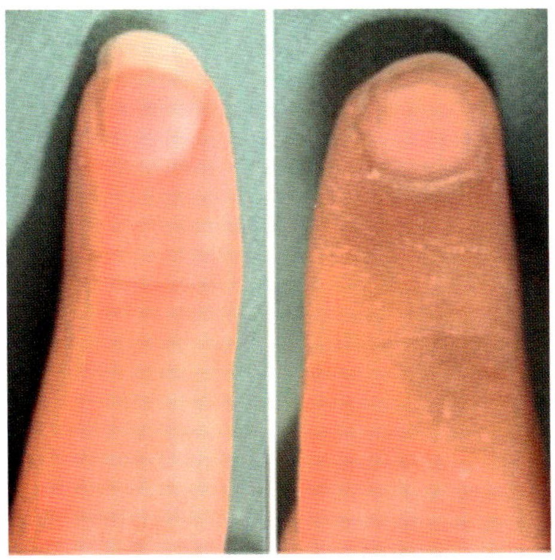

Fig. 10.2. **Troubles trophiques cutanés (peau sèche et squameuse) et des ongles (pousse ralentie) lors d'un SDRC de la main.**

À gauche, doigt normal. À droite, doigt atteint.

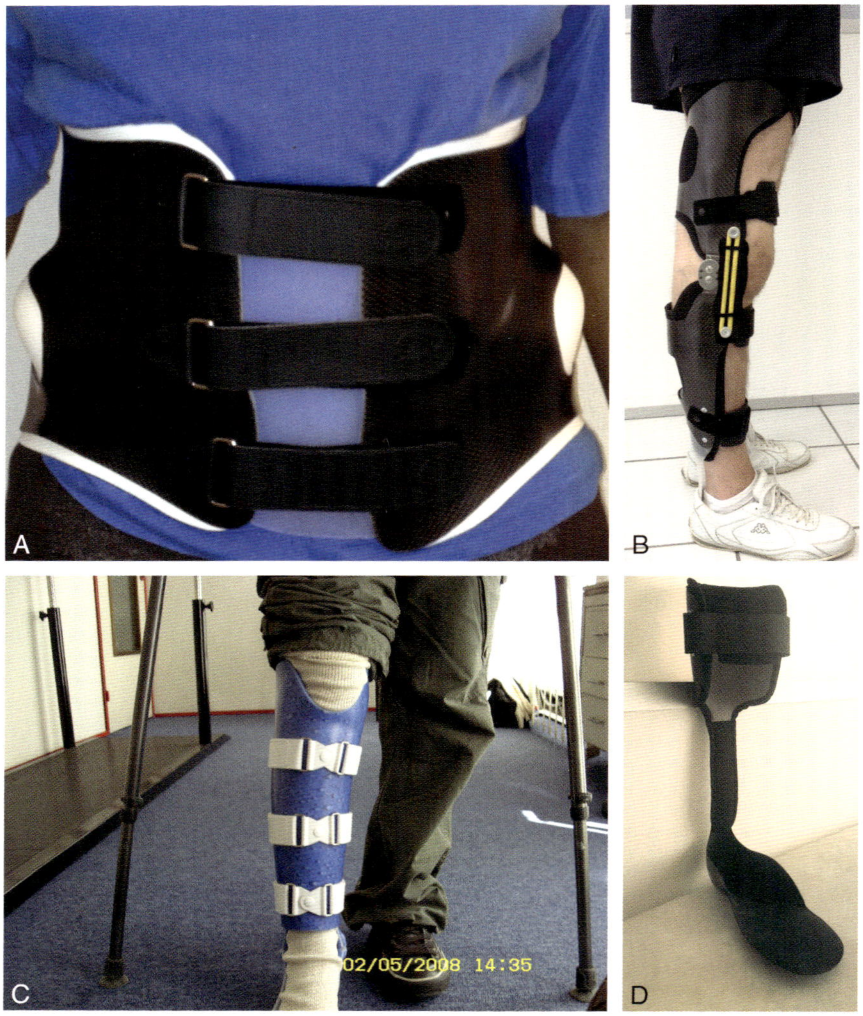

Fig. 11.1. Orthèses.

A. Orthèse de tronc ou corset. **B.** Orthèse cruro-pédieuse avec articulation de genou libre. **C.** Orthèse de semi-décharge. **D.** Orthèse suro-pédieuse.

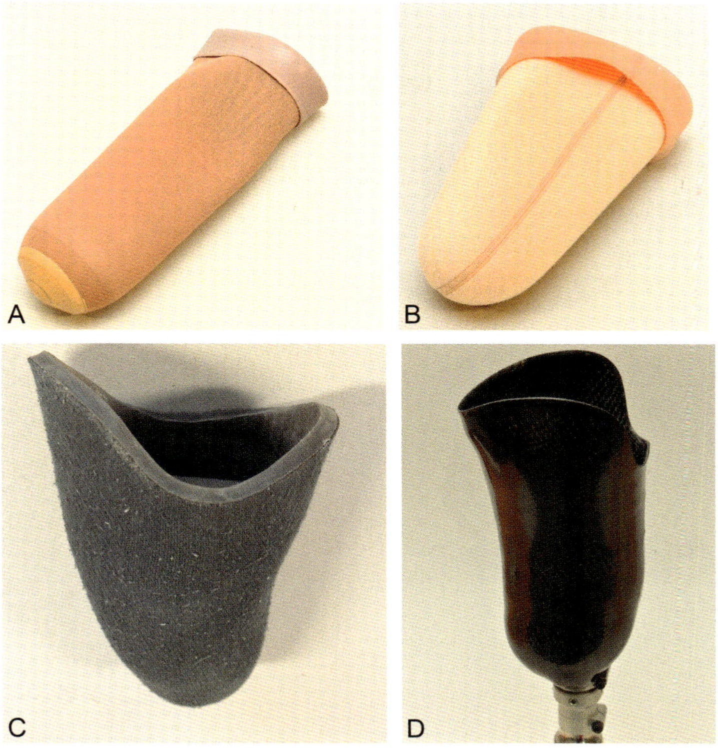

Fig. 11.2. Prothèses de membre inférieur : manchons et emboîture pour amputé tibial.
A. Gel silicone. **B.** Gel polyuréthane. **C.** Gel copolymère. **D.** Emboîture quelconque.

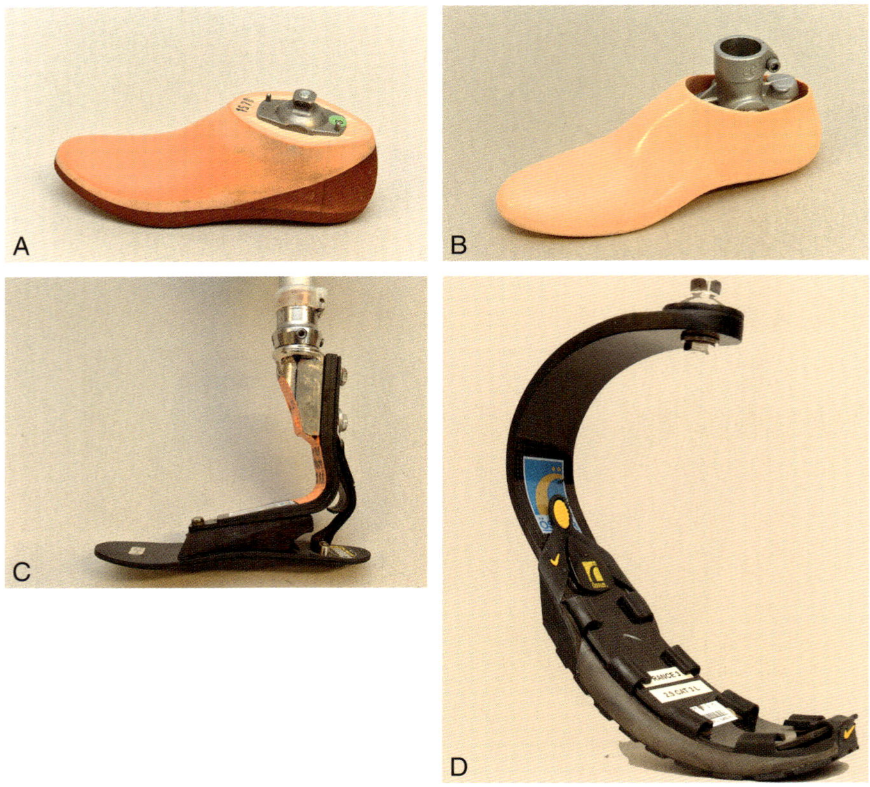

Fig. 11.3. Prothèses de membre inférieur : effecteur distal.
A. Pied SACH. **B.** Pied articulé. **C.** Pied à restitution. **D.** Lame de course.

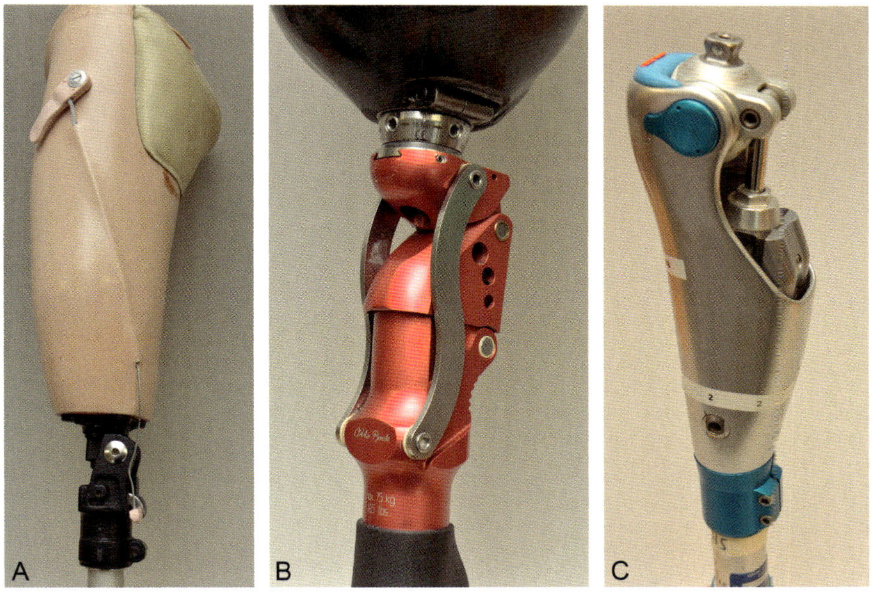

Fig. 11.4. Prothèses de membre inférieur : pièces de genou.
A. À verrou. **B.** Hydraulique ou pneumatique. **C.** Électronique (C-Leg, etc.).

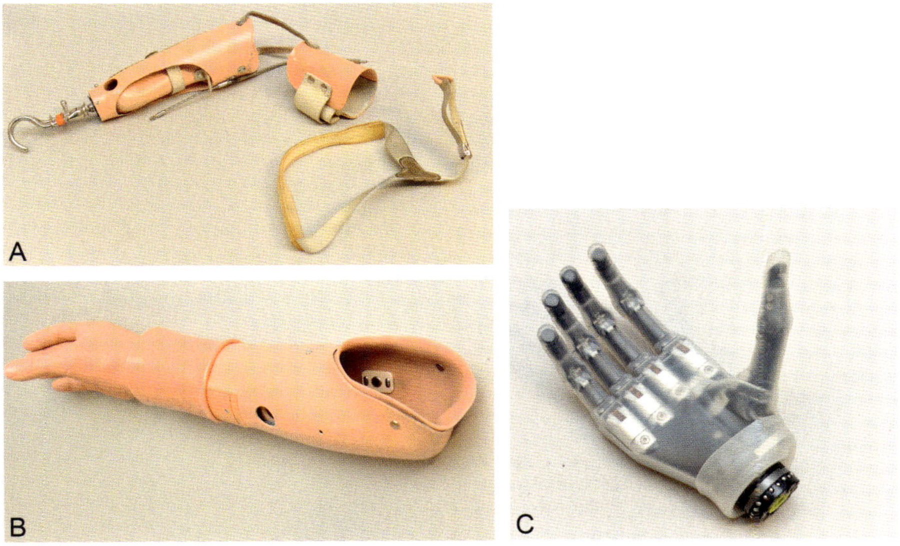

Fig. 11.5. Prothèses de membre supérieur.
A. Prothèse mécanique. **B.** Prothèse myoélectrique. **C.** Main polydigitale.

Elsevier Masson S.A.S - 62, rue Camille-Desmoulins
92442 Issy-les-Moulineaux Cedex
Dépôt Légal : aout 2015

Composition : SPI

Imprimé en Italie par Printer Trento